实用西医师
中成药手册

五官科分册

主编 丁淑华

中国中医药出版社
·北京·

图书在版编目（CIP）数据

实用西医师中成药手册·五官科分册/丁淑华主编. —北京：中国中医药出版社，2012.11
ISBN 978 - 7 - 5132 - 1148 - 2

Ⅰ.①实… Ⅱ.①丁… Ⅲ.①五官科学 - 中成药 - 用药法 - 指南 Ⅳ.①R286 - 62

中国版本图书馆 CIP 数据核字（2012）第 217017 号

中 国 中 医 药 出 版 社 出 版
北京市朝阳区北三环东路 28 号易亨大厦 16 层
邮政编码　100013
传真　010 64405750
河北欣航测绘院印刷厂印刷
各地新华书店经销

*

开本 850 × 1168　1/32　印张 11.5　字数 275 千字
2012 年 11 月第 1 版　2012 年 11 月第 1 次印刷
书　号　ISBN 978 - 7 - 5132 - 1148 - 2

*

定价 25.00 元
网址　www. cptcm. com

实用西医师中成药手册
五官科分册

编 委 会

主　编　丁淑华（南京中医药大学）

副主编　李志英（广州中医药大学）

　　　　忻耀杰（上海中医药大学）

编　委　（以姓氏笔画为序）

　　　　丁淑华（南京中医药大学）

　　　　丁　哲（南京中医药大学）

　　　　刘　岩（张仲景国医学院）

　　　　李志英（广州中医药大学）

　　　　忻耀杰（上海中医药大学）

　　　　冷　辉（辽宁中医药大学）

　　　　张珺珺（上海中医药大学）

　　　　胡　淳（湖南中医药大学）

　　　　洪　亮（江西中医学院）

　　　　高卫平（南京中医药大学）

　　　　滕　磊（上海中医药大学）

前　言

　　中医药是我国传统医药的重要组成部分，在中华民族繁衍
生息的过程中起到了无法替代的作用。虽然历经了千百年的演
变，但它依然是现代医疗体系中的重要一员。特别是中成药的
使用，由于其具有简、便、廉、验的特点，应用尤为广泛，不
但中医医师擅长应用，西医临床也经常应用其进行治疗，尤其
是对于一些西药疗效欠佳或副作用较大但需长期用药的疾病，
西医师往往会采用中成药进行治疗。

　　中成药（Traditional Chinese Medicine Patent Prescription）
是以中草药为原料，经加工制成的具有各种不同剂型的中药制
品，包括丸、散、膏、丹等各种剂型，随着科技的发展，也出
现了胶囊、片剂、针剂、注射剂等新剂型。然而，中成药的组
方配伍是在中医理论指导下进行的，因此中成药的使用也必须
在中医理论体系的指导下进行。但遗憾的是，西医医师作为临
床开具中成药处方的主力军，由于缺乏中医辨证论治的相关知
识，或者即使有所了解，也不能在临床上对病人进行中医的辨
证论治后再开具中成药处方，造成目前中成药滥用现象严重，
导致中成药在疾病的治疗中不能发挥其最大的效用，也因此产
生了中成药疗效不如西药的错误观点。

　　本套丛书的编写即是希望通过详细介绍各类常用中成药的
临床合理应用，来指导医师如何正确、有效使用中成药。由于

该丛书主要针对的是临床西医医师，因此，依据西医分科作为分册依据，共分为五册，即《实用西医师中成药手册·内科分册》、《实用西医师中成药手册·妇科分册》、《实用西医师中成药手册·儿科分册》、《实用西医师中成药手册·肿瘤科分册》、《实用西医师中成药手册·五官科分册》，每一分册以西医病名分章进行详细介绍每一疾病中成药的临床应用，并详细介绍每种中成药的药物组成、剂型与规格、功效主治、临床应用、药理作用、合理配伍、不良反应等相关信息。希望该套丛书的出版能够指导临床医师对中成药进行合理应用。

丛书编委会
2012 年 9 月

目　录

上篇　眼科

下篇　耳鼻咽喉科及口腔科

上篇　眼科

第一章 眼睑病

第一节 睑腺炎

睫毛毛囊或其附属腺体的急性化脓性炎症称为外睑腺炎；睑板腺的急性化脓性炎症称为内睑腺炎。睑腺炎未成脓者，退赤消肿，促其消散；已成脓者，促其溃脓或切开排脓，使其早愈。

1. 风热外袭

【临床表现】本病的初起阶段，眼睑局部有硬结，微有红肿痒痛。可兼见有头痛、发热、全身不适等证，舌苔薄白，脉浮数。

【治法】疏风清热。

【中成药一】银翘解毒片。

药物组成：薄荷、淡豆豉、淡竹叶、甘草、金银花、荆芥穗、桔梗、连翘、牛蒡子。

剂型和规格：糖衣片，每片0.55g。

功效和主治：疏风清热，解毒。用于眼睑局部有硬结，微有红肿痒痛。兼见有头痛、发热、全身不适，舌苔薄白，脉浮数等证。

用法和用量：芦根汤或温开水送服，1次4片，1日2次。

药物来源：《江苏省基本医疗保险药品目录》。

其他剂型：①银翘解毒液。口服，1次20ml，1日2~3次。②银翘散。芦根汤或温开水送服，1次1包，1日2~3次。③银翘解毒丸。芦根汤或温开水送服，1次1丸，1日2~3次。④银翘解毒浓缩丸。芦根汤或温开水送服，1次8丸，1日3次。

不良反应：内服致过敏休克：全身团块样丘疹，头晕，恶心，心悸，四肢麻木，口唇发绀，血压下降。

【中成药二】桑菊银翘散。

药物组成：薄荷、蝉蜕、川贝母、淡豆豉、淡竹叶、甘草、滑石、僵蚕、金银花、荆芥、桔梗、菊花、苦杏仁、连翘、芦根、绿豆、牛蒡子、桑叶。

剂型和规格：散剂，每袋装10g。

功效和主治：辛凉解表，清热解毒。用于眼睑局部有硬结，微有红肿痒痛。全身或可兼见有头痛、发热、全身不适等症，舌苔薄白，脉浮数。

用法和用量：口服，1次10g，1日2~3次。

药物来源：《江苏省基本医疗保险药品目录》。

2. 热毒上攻

【临床表现】眼睑局部硬结较大或硬结局部隐约可见黄白脓点，红肿热痛。可兼见口渴喜饮，便秘溲赤，苔黄，脉数等。

【治法】清热泻火解毒。

【中成药一】清热解毒颗粒。

药物组成：大青叶、地黄、黄连、金银花、连翘、石膏、水牛角、玄参、知母。

剂型和规格：颗粒剂，每袋18g。

功效和主治：清热解毒，泻火，养阴生津。用于热毒上攻所致的睑腺炎，眼睑局部硬结较大或硬结局部隐约可见黄白脓点，红肿热痛。或兼见口渴喜饮，便秘溲赤，苔黄脉数等。

用法和用量：开水送服，1次18g，1日3次，小儿酌减或遵医嘱。

药物来源：《江苏省基本医疗保险药品目录》。

注意事项：①风寒感冒，脏腑虚寒及虚热等证忌用。②孕妇和脾胃虚弱者慎用。

【中成药二】牛黄解毒丸。

药物组成：冰片、大黄、甘草、黄芩、桔梗、牛黄、石膏、雄黄。

剂型和规格：大蜜丸，每丸3g。

功效和主治：清热解毒。用于热毒上攻所致的睑腺炎，眼睑局部硬结较大或硬结局部隐约可见黄白脓点，红肿热痛，口渴喜饮，便秘溲赤，苔黄，脉数等。

用法和用量：口服，1次1丸，1日2~3次。

药物来源：《新编国家中成药》。

其他剂型：①牛黄解毒片。口服，小片1次3片，大片1次2片，1日2~3次。②牛黄解毒丸（水丸）。口服，1次2g，1日3次。

不良反应：个别患者可出现急性胃黏膜损害、大疱性药疹并肝功能损害，或支气管哮喘，长期服用致成瘾。

注意事项：①孕妇忌用。②脾胃虚弱者慎服。

3. 脾虚夹实

【临床表现】睑腺炎反复发作，或见面色无华，神倦乏力，舌淡苔薄白，脉细数。

【治法】健脾益气，扶正祛邪。

【中成药一】健脾八珍膏。

药物组成：白扁豆、白术、陈皮、党参、茯苓、莲子、茨实、山药、薏苡仁。

剂型和规格：膏剂，每块8.3g。

功效和主治：健脾益胃。用于睑腺炎反复发作，或见面色无华，神倦乏力，舌淡苔薄白，脉细数。

用法和用量：口服，1日2次，早晚饭前热水化开炖服，亦可干服。成人1次3~4块；婴儿1次1~2块，或遵医嘱。

药物来源：《新编国家中成药》。

【中成药二】参苓白术胶囊。

药物组成：白扁豆、白术、茯苓、甘草、桔梗、莲子、人参、山药、砂仁、薏苡仁。

剂型和规格：胶囊剂，每粒装0.5g。

功效和主治：健脾益气，补益肺胃。用于睑腺炎反复发作，但各种症状均不重，或见面色无华，神倦乏力，舌淡苔薄白，脉细数。

用法和用量：口服，1次3粒，1日3次。

药物来源：《江苏省基本医疗保险药品目录》。

其他剂型：①参苓白术颗粒。开水冲服，1次6g，1日3次。②参苓白术口服液。口服，1次10ml，1日2~3次，或遵医嘱。③参苓白术散。口服，1次6~9g，1日2~3次。④参苓白术片。口服，1次6~12片，1日2次，或遵医嘱。⑤参苓白术丸（水丸）。口服，1次6g，1日3次。

【中成药三】参苓健脾丸。

药物组成：白扁豆、白术、陈皮、党参、茯苓、甘草、谷芽、莲子肉、六神曲、麦芽、芡实、砂仁、山药、山楂、枳壳、薏苡仁。

剂型和规格：大蜜丸，每丸9g。

功效和主治：健脾益气，开胃消食。用于睑腺炎反复发作，或见面色无华，神倦乏力，舌淡苔薄白，脉细数。

用法和用量：口服，1次1丸，1日2次。

药物来源：《江苏省基本医疗保险药品目录》。

第二节　睑　缘　炎

睑缘炎是指睑缘皮肤、睫毛毛囊及其腺体的亚急性或急性炎症，包括鳞屑性睑缘炎、溃疡性睑缘炎和眦部睑缘炎。睑缘炎风热偏重者，祛风止痒，清热凉血为主；湿热偏盛者，清热除湿，祛风止痒为主；心火上炎者，清心泻火为主。

1. 风热偏重

【临床表现】睑缘红赤，睫毛根部有糠皮样脱屑，自觉灼热刺痒，干涩不适，舌红苔薄，脉浮数。

【治法】祛风止痒，凉血清热。

【中成药一】明目上清丸。

药物组成：薄荷、蝉蜕、车前子、陈皮、赤芍、当归、甘草、黄连、黄芩、蒺藜、荆芥，桔梗，菊花，连翘，麦冬，石膏，熟大黄，天花粉，玄参，栀子，枳壳。

剂型和规格：水丸，每瓶装9g。

功效和主治：清热散风，明目止痛。用于睑缘红赤，睫毛根部有糠皮样脱屑，兼见灼热刺痒，干涩不适，舌红苔薄，脉浮数。

用法和用量：口服，1次9g，1日2~3次。

药物来源：《新编国家中成药》。

其他剂型：明目上清片，口服，1次4片，1日2次。

注意事项：①孕妇忌服。②脾胃虚弱者慎用。

【中成药二】牛黄上清胶囊。

药物组成：牛黄、薄荷、菊花、荆芥穗、白芷、川芎、栀子、黄连、黄柏、黄芩、大黄、连翘、赤芍、当归、地黄、桔梗、甘草、石膏。

剂型和规格：胶囊，每粒装 0.3g。

功效和主治：清热散风，泻火止痛。用于睑缘红赤，睫毛根部有糠皮样脱屑，自觉灼热刺痒，干涩不适，舌红苔薄，脉浮数。

用法和用量：口服，1 次 3 粒，1 日 2 次。

药物来源：《江苏省基本医疗保险药品目录》。

其他剂型：①牛黄上清片。口服，1 次 4 片，1 日 2 次。②牛黄上清丸（大蜜丸）。口服，1 次 1 丸，1 日 2 次。

注意事项：①孕妇忌用。②脾胃虚弱者慎服。

【中成药三】白敬宇眼药。

药物组成：冰片、海螵蛸、炉甘石、硇砂、麝香、石决明、熊胆、珍珠。

剂型和规格：软膏，每管装 1.2g。

功效和主治：清热消肿止痒。用于睑缘红赤，睫毛根部有糠皮样脱屑，自觉灼热刺痒，干涩不适，舌红苔薄，脉浮数。

用法和用量：点于结膜囊内，1 日 3 次。

药物来源：《新编国家中成药》。

注意事项：孕妇慎用，忌食辛辣食物。

2. 湿热偏重

【临床表现】睑缘红赤溃烂，痛痒并作，眵泪胶黏，睫毛成束，或倒睫，睫毛脱落，舌质红，苔黄腻，脉濡数。

【治法】清热除湿，祛风止痒。

【中成药一】一清胶囊。

药物组成：大黄、黄连、黄芩。

剂型和规格：胶囊剂，每粒装 0.5g。

功效和主治：清热燥湿，泻火解毒。用于睑缘红赤溃烂，痛痒并作，眵泪胶黏，睫毛成束，或倒睫，睫毛脱落，舌质红，苔黄腻，脉濡数。

用法和用量：口服，1次2粒，1日3次。

药物来源：《江苏省基本医疗保险药品目录》。

其他剂型：一清颗粒，开水冲服，1次7.5g，1日3~4次。

注意事项：出现腹泻时，可酌情减量。

【中成药二】白敬宇眼药。

药物组成：冰片、海螵蛸、炉甘石、硇砂、麝香、石决明、熊胆、珍珠。

剂型和规格：软膏，每管装1.2g。

功效和主治：清热消肿止痒。用于睑缘红赤溃烂，痛痒并作，眵泪胶黏，睫毛成束，或倒睫，睫毛脱落，舌质红，苔黄腻，脉濡数。

用法和用量：点于结膜囊内，1日3次。

药物来源：《新编国家中成药》。

注意事项：①孕妇慎用。②忌食辛辣食物。

【中成药三】马应龙八宝眼膏。

药物组成：冰片、琥珀、炉甘石、硇砂、牛黄、硼砂、麝香、珍珠。

剂型和规格：软膏，每管装2.0g。

功效和主治：清热解毒，退赤去翳。用于睑缘红赤溃烂，痛痒并作，眵泪胶黏，睫毛成束，或倒睫，睫毛脱落，舌质红，苔黄腻，脉濡数。

用法和用量：点于结膜囊内，1日2~3次。

药物来源：《江苏省基本医疗保险药品目录》。

3. 心火上炎

【临床表现】眦部睑缘红赤糜烂，灼热刺痒，甚者眦部睑缘破裂出血、出脓；舌尖红，苔薄，脉数。

【治法】清心泻火。

【中成药一】清心牛黄片。

药物组成：阿胶、白蔹、白芍、白术、冰片、柴胡、川芎、大豆黄卷、大枣、当归、党参、防风、茯苓、干姜、甘草、琥珀、黄芩、桔梗、苦杏仁、六神曲、麦冬、牛黄、蒲黄、肉桂、山药、水牛角浓缩粉、雄黄。

剂型和规格：糖衣片，每片 0.25g。

功效和主治：清心化痰。用于眦部睑缘红赤糜烂，灼热刺痒，甚者眦部睑缘破裂出血、出脓，舌尖红，苔薄，脉数。

用法和用量：口服，1 次 4 片，1 日 2~3 次。

药物来源：《江苏省基本医疗保险药品目录》。

【中成药二】导赤丸。

药物组成：赤芍、大黄、木通、滑石、黄连、黄芩、连翘、天花粉、玄参、栀子。

剂型和规格：大蜜丸，每丸 3g。

功效和主治：清心泻火，利尿通便。用于眦部睑缘红赤糜烂，灼热刺痒，甚者眦部睑缘破裂出血、出脓，舌尖红，苔薄，脉数。

用法和用量：口服，1 次 1 丸，1 日 2 次，一周岁以内的小儿酌减。

药物来源：《江苏省基本医疗保险药品目录》。

注意事项：孕妇忌服。

【中成药三】白敬宇眼药。

药物组成：冰片、海螵蛸、炉甘石、硇砂、麝香、石决明、熊胆、珍珠。

剂型和规格：软膏，每管装 1.2g。

功效和主治：清热消肿止痒。用于眦部睑缘红赤糜烂，灼热刺痒，甚者眦部睑缘破裂出血、出脓，舌尖红，苔薄，脉数。

用法和用量：点于结膜囊内，1日3次。

药物来源：《新编国家中成药》。

注意事项：①孕妇慎用。②忌食辛辣食物。

第三节 病毒性睑皮肤炎

病毒性睑皮肤炎是指由病毒感染所致的眼睑皮肤病，包括眼睑带状疱疹、眼睑单纯性疱疹。中医治疗以祛风、清热、化湿为原则。

1. 脾经风热

【临床表现】眼睑皮肤痒痛，皮色红赤，起疱，渗出黏液，舌苔薄黄，脉浮数。

【治法】清脾热，除风邪。

【中成药一】黄连清胃丸。

药物组成：白芷、薄荷、赤芍、大黄、当归、防风、甘草、黄连、黄芩、荆芥、连翘、芒硝、牡丹皮、升麻、生地黄、石膏、天花粉、玄参、知母、栀子。

剂型和规格：水丸，每袋装10g。

功效和主治：清胃泻火解毒。用于眼睑皮肤痒痛，皮色红赤，起疱，渗出黏液，舌苔薄黄，脉浮数。

用法和用量：口服，1次10g，1日2次。

药物来源：《江苏省基本医疗保险药品目录》。

注意事项：孕妇忌服，脾胃虚寒者慎用。

【中成药二】牛黄清胃丸。

药物组成：冰片、薄荷、大黄、番泻叶、甘草、黄柏、黄芩、桔梗、菊花、连翘、麦冬、牛黄、牵牛子、石膏、玄参、栀子、枳实。

剂型和规格：大蜜丸，每丸6g。

功效和主治：清胃泻火，润燥通便。用于用于眼睑皮肤痒痛，皮色红赤，起疱，渗出黏液，舌苔薄黄，脉浮数。

用法和用量：口服，1次2丸，1日2次。

药物来源：《江苏省基本医疗保险药品目录》。

注意事项：①孕妇忌用。②脾胃虚弱者慎服。

【中成药三】牛黄上清胶囊。

药物组成：牛黄、薄荷、菊花、荆芥穗、白芷、川芎、栀子、黄连、黄柏、黄芩、大黄、连翘、赤芍、当归、地黄、桔梗、甘草、石膏。

剂型和规格：胶囊剂，每粒装0.3g。

功效和主治：清热泻火，散风止痛。用于用于眼睑皮肤痒痛，皮色红赤，起疱，渗出黏液，舌苔薄黄，脉浮数。

用法和用量：口服，1次3粒，1日2次。

药物来源：《江苏省基本医疗保险药品目录》。

其他剂型：①牛黄上清片。口服，1次4片，1日2次。②牛黄上清丸（大蜜丸）。口服，1次1丸，1日2次。

注意事项：①孕妇忌用。②脾胃虚弱者慎服。

2. 风火上攻

【临床表现】眼睑红赤如涂朱砂，焮痛难忍，水疱簇生，甚而溃烂，或伴发热寒战，舌质红，苔黄燥，脉数有力。

【治法】清热解毒，疏风散邪。

【中成药一】清火解毒丸。

药物组成：薄荷、赤芍、当归、地黄、防风、甘草、黄连、黄芩、荆芥、桔梗、连翘、牛蒡子、水牛角浓缩粉。

剂型和规格：水蜜丸，每丸1.9g。

功效和主治：清热解毒，消肿凉血。用于风火上攻所致眼睑红赤如涂朱砂，焮痛难忍，水疱簇生，甚而溃烂，或伴发热寒战，舌质红，苔黄燥，脉数有力。

用法和用量：开水冲服，1次1丸，1日1~2次。

药物来源：《新编国家中成药》。

注意事项：孕妇和脾胃虚弱者慎用。对风寒感冒、脏腑虚寒及虚热等症忌用。

【中成药二】防风通圣丸。

药物组成：白芍、白术、薄荷、川芎、大黄、当归、防风、甘草、滑石、黄芩、荆芥穗、桔梗、连翘、升麻、芒硝、石膏、栀子。

剂型和规格：水丸，每20丸1g。

功效和主治：解表通里，清热解毒。用于风火上攻所致眼睑红赤如涂朱砂，焮痛难忍，水疱簇生，甚而溃烂，或伴发热寒战，大便干结，舌质红，苔黄燥，脉数有力。

用法和用量：口服，1次6g，1日2次。

药物来源：《江苏省基本医疗保险药品目录》。

其他剂型：①防风通圣丸（大蜜丸）。口服，1次1丸，1日2次。②防风通圣丸（浓缩丸）。口服，1次8丸，1日2次。

不良反应：文献报道有内服致光敏皮炎样药疹。

注意事项：孕妇慎用。

【中成药三】连翘败毒丸。

药物组成：白鲜皮、白芷、蝉蜕、赤芍、大黄、防风、甘草、黄芩、金银花、桔梗、连翘、蒲公英、天花粉、玄参、浙贝母、栀子、紫花地丁。

剂型和规格：水丸，每袋9g。

功效和主治：清热解毒，消肿止痛。用于眼睑红赤如涂朱砂，燃痛难忍，水疱簇生，甚而溃烂，或伴发热寒战，舌质红，苔黄燥，脉数有力。

用法和用量：口服，1次9g，1日1次。

药物来源：《江苏省基本医疗保险药品目录》。

其他剂型：①连翘败毒片。口服，1次4片，1日2次。②连翘败毒膏。口服，1次15g，1日2次。

注意事项：孕妇忌服。

3. 风湿热毒

【临床表现】眼睑红肿燃痛，水疱簇生或生脓疱，极痒，甚至破溃糜烂，渗出黏液，或伴胸闷纳呆，口中黏腻，饮不解渴等症，舌质红，苔腻，脉滑数。

【治法】祛风除湿，泻火解毒。

【中成药一】湿毒清胶囊。

药物组成：白鲜皮、蝉蜕、丹参、当归、地黄、甘草、黄芩、苦参、土茯苓。

剂型和规格：胶囊剂，每粒装0.5g。

功效和主治：清热燥湿解毒，祛风止痒。用于风湿热毒所致眼睑红肿燃痛，水疱簇生或生脓疱，极痒，甚至破溃糜烂，渗出黏液，或伴胸闷纳呆，口中粘腻，饮不解渴等证，舌质红，苔腻，脉滑数。

用法和用量：口服，1次3~4粒，1日3次。

药物来源：《江苏省基本医疗保险药品目录》。

【中成药二】拨云锭。

药物组成：冰片、龙胆草浸膏、炉甘石、芒硝、没药、明矾、硼砂、乳香、麝香、玄明粉。

剂型和规格：锭剂，每锭0.17g。

功效和主治：清热解毒，明目退翳。用于眼睑红肿燃痛，水疱簇生或生脓疱，极痒，甚至破溃糜烂，渗出黏液，或伴胸闷纳呆,口中黏腻,饮不解渴等证,舌质红,苔腻,脉滑数。

用法和用量:含服,1次一锭,1日3次;外用,取适量,用少许蒸馏水或冷开水溶解,点入眼睑内或涂于患处,1日2~4次。

药物来源:《新编国家中成药》。

注意事项:①孕妇慎用。②忌食辛辣食物。

4. 肝脾毒热

【临床表现】眼睑红肿痒痛,水疱簇生或脓疱簇生,全身或可见头痛发热,口苦,尿黄便结,舌质红,苔黄,脉弦数。

【治法】清热除湿,散邪退翳。

【中成药一】龙胆泻肝颗粒。

药物组成:柴胡、车前子、当归、地黄、甘草、木通、黄芩、龙胆草、泽泻、栀子。

剂型和规格:颗粒剂,每袋装6g。

功效和主治:清肝胆湿热。用于肝脾毒热所致眼睑红肿痒痛,水疱簇生或脓疱簇生,全身或可见头痛发热,口苦,尿黄便结,舌质红,苔黄,脉弦数。

用法和用量:开水冲服,1次6g,1日2次。

药物来源:《江苏省基本医疗保险药品目录》。

其他剂型:①龙胆泻肝口服液。口服,1次10ml,1日3次。②龙胆泻肝片。口服,1次4~6片,1日2~3次。③龙胆泻肝丸(大蜜丸)。口服,1次1~2丸,1日2次。④龙胆泻肝丸(浓缩丸)。口服,1次8丸,1日2次。⑤龙胆泻肝丸(水丸)。口服,1次3~6g,1日2次。

注意事项:不宜长期服用。

【中成药二】一清胶囊。

药物组成:大黄、黄连、黄芩。

剂型和规格:胶囊剂,每粒装0.5g。

功效和主治：清热燥湿，泻火解毒。用于眼睑红肿痒痛，水疱簇生或脓疱簇生，患眼涩痛，畏光流泪，抱轮红赤或白睛混赤，黑睛生星翳或黑睛生翳溃烂，全身或可见头痛发热，口苦，尿黄便结，舌质红，苔黄，脉弦数。

用法和用量：口服，1次2粒，1日3次。

药物来源：《江苏省基本医疗保险药品目录》。

其他剂型：一清颗粒。开水冲服，1次7.5g，1日3～4次。

注意事项：出现腹泻时，可酌情减量。

第二章 泪 器 病

第一节 溢 泪

泪道排出泪液受阻，泪液不能顺利流入鼻腔而流出睑裂之外，称为溢泪。中医治疗以补虚为主。泪道阻塞者，一般手术治疗为主。

1. 肝血不足，外感风邪

【临床表现】目无赤痛或轻微赤痛，迎风流泪，或可兼见面色少华，头晕目眩，脉细。

【治法】补养肝血，兼祛风邪。

【中成药】复方石斛片。

药物组成：川芎、地黄、防风、茯苓、甘草、枸杞子、黄芩、蒺藜、菊花、决明子、苦杏仁、羚羊角、麦冬、牛膝、青葙子、人参、山药、石斛、熟地黄、水牛角浓缩粉、天冬、菟丝子、五味子、枳壳、当归、杜仲、知母、栀子。

剂型和规格：糖衣片，每片0.3g。

功效和主治：补益肝肾，养血明目。用于肝血不足，外感风邪所致的迎风流泪，或兼见面色少华，头晕目眩，脉细。

用法和用量：口服，1次4~6片，1日3次。

药物来源：《新编国家中成药》。

2. 气血不足，收摄失司

【临床表现】患眼不红不痛，泪下频频，泪水清冷稀薄，不耐久视，或兼见面色苍白，神疲体倦，健忘怔忡，舌淡苔薄，脉细弱。

【治法】益气养血，收摄止泪。

【中成药一】当归养血丸。

药物组成：阿胶、白芍、白术、当归、地黄、杜仲、茯苓、黄芪、牡丹皮、香附。

剂型和规格：水蜜丸，每袋 6g。

功效和主治：补养气血。用于气血不足，收摄失司所致泪下频频，泪水清冷稀薄，不耐久视，全身或可兼见面色苍白，神疲体倦，健忘怔忡，舌淡苔薄，脉细弱。

用法和用量：口服，1 次 6g，1 日 3 次。

药物来源：《新编国家中成药》。

【中成药二】参归养血口服液。

药物组成：党参、黄芪、当归、白术、茯苓、陈皮、甘草。

剂型和规格：口服液，每支 10ml。

功效和主治：益气养血，健脾。用于气血不足，收摄失司所致泪下频频，泪水清冷稀薄，不耐久视，或兼见面色苍白，神疲体倦，健忘怔忡，舌淡苔薄，脉细弱。

用法和用量：口服，1 次 10ml；7 岁以下 1 日 2 次，7 ~12 岁，1 日 3 次，或遵医嘱。

药物来源：《新编国家中成药》。

【中成药三】归脾片。

药物组成：白术、大枣、当归、党参、茯苓、甘草、黄芪、龙眼肉、木香、生姜、酸枣仁、远志。

剂型和规格：片剂，每片 0.45g。

功效和主治：益气养血，健脾安神。用于气血不足，收摄失司所致泪下频频，泪水清冷稀薄，不耐久视，兼见面色苍白，神疲体倦，健忘怔忡，舌淡苔薄，脉细弱。

用法和用量：口服，1次4~5片，1日3次。

药物来源：《江苏省基本医疗保险药品目录》。

其他剂型：①归脾膏。口服，1次9~15g，1日2次。②归脾合剂。口服，1次10~20ml，1日3次，用时摇匀。③归脾丸（蜜丸）。温开水或生姜水送服，水蜜丸1次6g，小蜜丸1次9g，大蜜丸1次1丸，1日3次。④归脾丸（浓缩丸）。口服，1次8~10丸，1日3次。⑤归脾液。口服，1次10ml，1日2~3次。

3. 肝肾两虚，约束无权

【临床表现】眼泪常流，拭之又生，清冷而稀薄，或兼见头昏耳鸣，腰膝酸软，脉细弱。

【治法】养肝益肾，固摄敛泪。

【中成药一】杞菊地黄胶囊。

药物组成：茯苓、枸杞子、菊花、牡丹皮、山药、山茱萸、熟地黄、泽泻。

剂型和规格：胶囊剂，每粒装0.3g。

功效和主治：补益肝肾，明目。用于眼泪常流，拭之又生，清冷而稀薄，或可兼见头昏耳鸣，腰膝酸软，脉细弱。

用法和用量：口服，1次5~6粒，1日3次。

药物来源：《江苏省基本医疗保险药品目录》。

其他剂型：①杞菊地黄丸（蜜丸）。口服，水蜜丸1次6g，小蜜丸1次9g，大蜜丸1次1丸，1日2次。②杞菊地黄片。口服，1次3~4片，1日3次。③杞菊地黄口服液。口服，1次10ml，1日2次。

【中成药二】明目地黄丸。

药物组成：白芍、当归、茯苓、枸杞子、蒺藜、菊花、牡丹皮、山药、山茱萸、石决明、熟地黄、泽泻。

剂型和规格：浓缩丸，每8丸相当于原药材3g。

功效和主治：补益肝肾，明目。用于眼泪常流，拭之又生，清冷而稀薄，或兼见头昏耳鸣，腰膝酸软，脉细弱。

用法和用量：口服，1次8~10丸，1日3次。

药物来源：《江苏省基本医疗保险药品目录》。

其他剂型：明目地黄丸（蜜丸）。口服，水蜜丸1次6g；小蜜丸1次9g；大蜜丸1次1丸，1日2次。

【中成药三】复明片。

药物组成：车前子、槟榔、地黄、谷精草、茯苓、枸杞子、关木通、决明子、黄连、蒺藜、菊花、羚羊角、牡丹皮、熟地黄、菟丝子、夏枯草、泽泻、木贼、女贞子、人参、山药、山茱萸、石斛、石决明。

剂型和规格：糖衣片，每片0.3g。

功效和主治：补益肝肾，明目。用于眼泪常流，拭之又生，清冷而稀薄，全身可兼见头昏耳鸣，腰膝酸软，脉细弱。

用法和用量：口服，1次5片，1日3次。

药物来源：《江苏省基本医疗保险药品目录》。

注意事项：忌食辛辣之品。

【中成药四】明目羊肝丸。

药物组成：车前子、茺蔚子、地肤子、防风、茯苓、枸杞子、黄芩、决明子、苦杏仁、麦冬、青葙子、肉桂、玉竹、熟地黄、葶苈子、菟丝子、五味子、细辛、羊肝、泽泻。

剂型和规格：大蜜丸，每丸9g。

功效和主治：补益肝肾，明目。用于眼泪常流，拭之又生，清冷而稀薄，全身可兼见头昏耳鸣，腰膝酸软，脉细弱。

用法和用量：口服，1次1丸，1日3次。

药物来源：《新编国家中成药》。

注意事项：忌食辛辣之品。

第二节　急性泪囊炎

急性泪囊炎是泪囊的急性化脓性炎症。急性泪囊炎未成脓时，以疏风清热解毒为治法，采用内服中药、热敷、药物敷等方法治疗；已成脓时，宜切开排脓。

1. 风热上攻

【临床表现】患眼泪囊区红肿疼痛，或可见头痛泪多，恶寒发热，舌苔薄黄，脉浮数。

【治法】疏风清热。

【中成药一】银翘解毒片。

药物组成：薄荷、淡豆豉、淡竹叶、甘草、金银花、荆芥穗、桔梗、连翘、牛蒡子。

剂型和规格：糖衣片，每片 0.55g。

功效和主治：疏风清热，解毒。用于风热上攻所致大眦附近、睛明穴下方红肿疼痛，或可见头痛泪多，恶寒发热，舌苔薄黄，脉浮数。

用法和用量：芦根汤或温开水送服，1 次 4 片，1 日 2 次。

药物来源：《江苏省基本医疗保险药品目录》。

其他剂型：①银翘解毒液。口服，1 次 20ml，1 日 2 ~ 3 次。②银翘散。芦根汤或温开水送服。1 次 1 包，1 日 2 ~ 3 次。③银翘解毒丸。芦根汤或温开水送服。1 次 1 丸，1 日 2 ~ 3 次。④银翘解毒浓缩丸。芦根汤或温开水送服，1 次 8 丸，1 日 3 次。⑤银翘解毒水丸。芦根汤或温开水送服，1 次 5g，1 日 2 ~ 3 次。⑥银翘解毒颗粒。用芦根汤或温开水送服，1 次

10g，1日2~3次。

【中成药二】京制牛黄解毒片。

药物组成：白芷、冰片、薄荷、蚕砂、川芎、大黄、防风、甘草、黄柏、黄连、黄芩、金银花、荆芥穗、桔梗、菊花、连翘、蔓荆子、牛黄、石膏、旋覆花、栀子。

剂型和规格：片剂，每片0.6g。

功效和主治：清热散风，解毒止痛。用于风热上攻所致大眦附近、睛明穴下方红肿疼痛，全身或可见头痛泪多，恶寒发热，舌苔薄黄，脉浮数。

用法和用量：口服，1次2片，1日2次。

药物来源：《新编国家中成药》。

不良反应：可能出现急性胃黏膜损害，或大疱性药疹并肝功能损害，或支气管哮喘；长期服用可致成瘾。

注意事项：孕妇和脾胃虚弱者慎用。

【中成药三】牛黄上清胶囊。

药物组成：牛黄、薄荷、菊花、荆芥穗、白芷、川芎、栀子、黄连、黄柏、黄芩、大黄、连翘、赤芍、当归、地黄、桔梗、甘草、石膏。

剂型和规格：胶囊剂，每粒装0.3g。

功效和主治：清热散风，泻火止痛。用于患眼大眦附近、睛明穴下方红肿疼痛，全身或可见头痛泪多，恶寒发热，舌苔薄黄，脉浮数。

用法和用量：口服，1次3粒，1日2次。

药物来源：《江苏省基本医疗保险药品目录》。

其他剂型：①牛黄上清片。口服，1次4片，1日2次。②牛黄上清丸（大蜜丸）。口服，1次1丸，1日2次。

注意事项：①孕妇忌用。②脾胃虚弱者慎服。

2. 热毒炽盛

【临床表现】患眼泪囊区红肿高起，坚硬痛甚而拒按，红肿或蔓延至面颊及眼睑，或可见身热口渴，大便燥结，舌质红，苔黄燥，脉洪数。

【治法】清热解毒，消瘀散结。

【中成药一】清热解毒颗粒。

药物组成：大青叶、地黄、黄连、金银花、连翘、石膏、水牛角、玄参、知母。

剂型和规格：颗粒剂，每袋18g。

功效和主治：清热解毒，泻火，养阴生津。用于热毒炽盛所致大眦附近、睛明穴下方红肿高起，坚硬痛甚而拒按，红肿或蔓延至面颊及眼睑，或可见身热口渴，大便燥结，舌质红，苔黄燥，脉洪数。

用法和用量：开水送服，1次18g，1日3次，小儿酌减或遵医嘱。

药物来源：《江苏省基本医疗保险药品目录》。

注意事项：①风寒感冒，脏腑虚寒及虚热等证忌用。②孕妇和脾胃虚弱者慎用。

【中成药二】黄连清胃丸。

药物组成：白芷、薄荷、赤芍、大黄、当归、防风、甘草、黄连、黄芩、荆芥、连翘、芒硝、牡丹皮、升麻、生地黄、石膏、天花粉、玄参、知母、栀子。

剂型和规格：水丸，每袋10g。

功效和主治：清胃泻火解毒。用于热毒炽盛所致大眦附近、睛明穴下方红肿高起，坚硬痛甚而拒按，红肿或蔓延至面颊及眼睑，或可见身热口渴，大便燥结，舌质红，苔黄燥，脉洪数。

用法和用量：口服，1次10g，1日2次。

药物来源:《江苏省基本医疗保险药品目录》。

不良反应:尚未发现。

注意事项:①孕妇忌服。②脾胃虚寒者慎用。

【中成药三】一清胶囊。

药物组成:大黄,黄连,黄芩。

剂型和规格:胶囊剂,每粒装0.5g。

功效和主治:清热泻火解毒。用于患眼泪囊区皮肤红肿坚硬痛甚而拒按,红肿或蔓延至面颊及眼睑,或可见身热口渴,大便燥结,舌质红,苔黄燥,脉洪数。

用法和用量:口服,1次2粒,1日3次。

药物来源:《江苏省基本医疗保险药品目录》。

其他剂型:一清颗粒。开水冲服,1次1袋,1日3~4次。

注意事项:孕妇忌服。

3. 正虚邪留

【临床表现】患眼泪囊区轻度红肿,压痛,但未溃破;或溃后瘘口难收,脓汁稀少而不绝,或可见面色㿠白,神疲食少,舌淡苔薄,脉弱无力。

【治法】托里排毒。

【中成药一】生肌八宝散。

药物组成:冰片、赤石脂、蜂蜡、龙骨、炉甘石、轻粉、石膏、血竭。

剂型和规格:散剂,每瓶装3g。

功效和主治:生肌收敛。用于正虚邪留所致患眼大眦附近,睛明穴下方微红微肿,并微有压痛,溃后瘘口难收,脓汁稀少而不绝,或可见面色㿠白,神疲食少,舌淡苔薄,脉弱无力。

用法和用量:外用,1次少许撒患处,用膏药盖贴或包扎。

药物来源：《新编国家中成药》。

【中成药二】生肌散。

药物组成：冰片、赤石脂、儿茶、龙骨、没药、轻粉、乳香、象皮、血竭。

剂型和规格：散剂，每瓶装 3g。

功效和主治：生肌收敛。用于正虚邪留之急性泪囊炎，证见泪囊区轻度红肿，压痛，但未溃破；或溃后瘘口难收，脓汁稀少而不绝，或可见面色㿠白，神疲食少，舌淡苔薄，脉弱无力。

用法和用量：外用，1 次少许撒患处，用膏药盖贴或包扎。

药物来源：《江苏省基本医疗保险药品目录》。

注意事项：①本品为外用药，切忌入口。②溃疡初期禁用。

第三章　结膜和巩膜病

第一节　细菌性结膜炎

细菌性结膜炎风重者以祛风为主，热重者以清热为主，风热并重者宜祛风清热。局部使用滴眼液、熏洗等法。

1. 风热外袭

【临床表现】眼睑肿胀，白睛红赤，痒痛兼作，眵多胶结，羞明畏光流泪。全身或可见头痛鼻塞，便秘尿黄，舌红苔黄，脉浮数或脉数有力。

【治法】祛风清热。

【中成药一】银翘解毒片。

药物组成：薄荷、淡豆豉、淡竹叶、甘草、金银花、荆芥穗、桔梗、连翘、牛蒡子。

剂型和规格：糖衣片，每片0.55g。

功效和主治：疏风清热，解毒。用于眼睑肿胀，白睛红赤，痒痛兼作，眵多胶结，羞明畏光流泪。或兼见头痛鼻塞，便秘尿黄，舌红苔黄，脉浮数或脉数有力。

用法和用量：芦根汤或温开水送服，1次4片，1日2次。

药物来源：《江苏省基本医疗保险药品目录》。

其他剂型：①银翘解毒液。口服，1次20ml，1日2～3

次。②银翘散。芦根汤或温开水送服，1次1包，1日2～3次。③银翘解毒丸。芦根汤或温开水送服，1次1丸，1日2～3次。④银翘解毒浓缩丸。芦根汤或温开水送服，1次8丸，1日3次。⑤银翘解毒水丸。芦根汤或温开水送服，1次5g，1日2～3次。⑥银翘解毒颗粒。芦根汤或温开水送服，1次10g，1日2～3次。⑦银翘合剂。芦根汤或温开水送服，1次10ml，1日2～3次。⑧银翘解毒冲剂。芦根汤或温开水送服，1次1袋，1日3次，重证者加服1次。⑨银翘解毒合剂。芦根汤或温开水送服，1次10ml，1日2～3次，用时摇匀。

不良反应：可出现过敏休克，全身团块样丘疹，头晕，恶心，心悸，四肢麻木，口唇发组，血压下降等。

【中成药二】京制牛黄解毒片。

药物组成：白芷、冰片、薄荷、蚕砂、川芎、大黄、防风、甘草、黄柏、黄连、黄芩、金银花、荆芥穗、桔梗、菊花、连翘、蔓荆子、牛黄、石膏、旋覆花、栀子。

剂型和规格：片剂，每片0.6g。

功效和主治：清热散风，解毒止痛。用于眼睑肿胀，白睛红赤，痒痛兼作，眵多胶结，羞明畏光流泪。或可见头痛鼻塞，便秘尿黄，舌红苔黄，脉浮数或脉数有力。

用法和用量：口服，1次2片，1日2次。

药物来源：《江苏省基本医疗保险药品目录》。

不良反应：文献报道内服可能致急性胃黏膜损害，或大疱性药疹并肝功能损害，或支气管哮喘，长期服用或可成瘾。

注意事项：孕妇和脾胃虚弱者慎用。

【中成药三】明目上清丸。

药物组成：薄荷、蝉蜕、车前子、陈皮、赤芍、当归、甘草、黄连、黄芩、蒺藜、荆芥、桔梗、菊花、连翘、麦冬、石膏、熟大黄、天花粉、玄参、栀子、枳壳。

剂型和规格：水丸，每瓶装 9g。

功效和主治：清热散风，明目止痛。用于眼睑肿胀，白睛红赤，痒痛兼作，眵多胶结，羞明畏光流泪。或兼见头痛鼻塞，便秘尿黄，舌红苔黄，脉浮数或脉数有力。

用法和用量：口服，1 次 9g，1 日 2~3 次。

药物来源：《江苏省基本医疗保险药品目录》（2005 年版）。

其他剂型：明目上清片。口服，1 次 4 片，1 日 2 次。

注意事项：①孕妇忌服。②素体脾胃虚弱者慎用。

第二节　病毒性结膜炎

病毒性结膜炎早期治以祛风清热，病重者治以泻火解毒。局部使用滴眼液、涂眼药膏、熏洗眼等。

1. 初感疬气

【临床表现】病初起，患眼碜涩灼热，结膜骤然红赤，眼眵稀薄，羞明畏光，眼睑微肿。全身或可见发热头痛，鼻塞流涕，耳前颌下可扪及肿核，舌质红，苔薄黄，脉浮数。

【治法】疏风散邪，兼以清热。

【中成药一】银翘解毒片。

药物组成：薄荷、淡豆豉、淡竹叶、甘草、金银花、荆芥穗、桔梗、连翘、牛蒡子。

剂型和规格：糖衣片，每片 0.55g。

功效和主治：疏风清热，解毒。用于病初起，患眼涩痛灼热，白睛骤然红赤，眼眵稀薄，羞明畏光，眼睑微肿。全身或可见发热头痛，鼻塞流涕，耳前颌下可扪及肿核，舌质红，苔薄黄，脉浮数。

用法和用量：芦根汤或温开水送服，1次4片，1日2次。

药物来源：《江苏省基本医疗保险药品目录》。

其他剂型：①银翘解毒液。口服，1次20ml，1日2～3次。②银翘散。芦根汤或温开水送服，1次1包，1日2～3次。③银翘解毒丸。芦根汤或温开水送服，1次1丸，1日2～3次。④银翘解毒浓缩丸。芦根汤或温开水送服，1次8丸，1日3次。⑤银翘解毒水丸。芦根汤或温开水送服，1次5g，1日2～3次。⑥银翘解毒颗粒。芦根汤或温开水送服，1次10g，1日2～3次。⑦银翘合剂。芦根汤或温开水送服，1次10ml，1日2～3次。⑧银翘解毒冲剂。芦根汤或温开水送服，1次1袋，1日3次，重证者加服1次。

不良反应：可有过敏休克，全身团块样丘疹，头晕，恶心，心悸，四肢麻木，口唇发绀，血压下降等不良反应。

【中成药二】桑菊银翘散。

药物组成：薄荷、蝉蜕、川贝母、淡豆豉、淡竹叶、甘草、滑石、僵蚕、金银花、荆芥、桔梗、菊花、苦杏仁、连翘、芦根、绿豆、牛蒡子、桑叶。

剂型和规格：散剂，每袋装10g。

功效和主治：辛凉解表，清热解毒。用于病初起，患眼涩痛灼热，白睛骤然红赤，眼眵稀薄，羞明畏光，眼睑微肿。兼见发热头痛，鼻塞流涕，耳前颌下可扪及肿核，舌质红，苔薄黄，脉浮数。

用法和用量：口服，1次10g，1日2～3次。

药物来源：《江苏省基本医疗保险药品目录》。

2. 热毒炽盛

【临床表现】患眼灼热疼痛，眼睑红肿，白睛赤丝鲜红满布，眼眵稀薄或黑睛生翳。全身或可见头痛口渴烦躁，便秘尿黄，苔黄，脉数。

【治法】清热泻火，解毒散邪。

【中成药一】一清胶囊。

药物组成：大黄，黄连，黄芩。

剂型和规格：胶囊剂，每粒装 0.5g。

功效和主治：清热泻火解毒。用于患眼灼热疼痛，眼睑红肿，白睛赤丝鲜红满布，眼眵稀薄或黑睛生翳。或见头痛口渴烦躁，便秘尿黄，苔黄，脉数。

用法和用量：口服，1 次 2 粒，1 日 3 次。

药物来源：《江苏省基本医疗保险药品目录》。

其他剂型：一清颗粒：开水冲服，1 次 1 袋，1 日 3 ~ 4 次。

注意事项：孕妇忌服。

【中成药二】清开灵颗粒。

药物组成：猪去氧胆酸、黄芩苷、水牛角、珍珠母粉。

剂型和规格：颗粒剂，每袋装 3g。

功效和主治：清热解毒，镇静安神。用于患眼灼热疼痛，眼睑红肿，白睛赤丝鲜红满布，眼眵稀薄或黑睛生翳。或见头痛口渴烦躁，便秘尿黄，苔黄，脉数。

用法和用量：口服，1 次 3 ~ 6g，1 日 2 ~ 3 次，儿童酌减或遵医嘱。

药物来源：《江苏省基本医疗保险药品目录》。

其他剂型：清开灵胶囊。口服，1 次 2 ~ 4 粒，1 日 3 次，儿童酌减或遵医嘱。

注意事项：①对风寒感冒，脏腑虚寒及虚热等证忌用。②脾胃虚弱者慎用。

【中成药三】抗病毒胶囊。

药物组成：板蓝根、广藿香、连翘、芦根、生地黄、石菖蒲、石膏、郁金、知母。

剂型和规格：胶囊剂，每粒装 0.3g。

功效和主治：清热解毒，凉血祛湿。用于患眼灼热疼痛，眼睑红肿，白睛赤丝鲜红满布，眼眵稀薄或黑睛生翳。头痛口渴烦躁，便秘尿黄，苔黄脉数。

用法和用量：口服，成人1次4~6粒，3岁至7岁1次2粒，2岁以下1次1粒；1日3次。

药物来源：《江苏省基本医疗保险药品目录》。

其他剂型：抗病毒口服液，口服，1次10ml，1日2~3次（早饭前和午饭、晚饭后各服1次）。

3. 疫热伤络

【临床表现】患眼灼热疼痛，眼睑红肿，结膜充血，眵泪黏稠或角膜混浊，或出现结膜出血。

【治法】清热凉血，解毒散邪。

【中成药一】抗病毒胶囊。

药物组成：板蓝根、广藿香、连翘、芦根、生地黄、石菖蒲、石膏、郁金、知母。

剂型和规格：颗粒剂，每粒装0.3g。

功效和主治：清热解毒，凉血祛湿。用于疫热伤络所致患眼灼热疼痛，眼睑红肿，白睛赤丝鲜红满布，眼眵稀薄或黑睛生翳，白睛或睑内有点状或片状溢血。

用法和用量：口服，成人1次4~6粒，3岁至7岁1次2粒，2岁以下1次1粒；1日3次。

药物来源：《江苏省基本医疗保险药品目录》。

其他剂型：抗病毒口服液，口服，1次10ml，1日2~3次（早饭前和午饭、晚饭后各服1次）。

【中成药二】清解冲剂。

药物组成：金银花、金钱草、柴胡、夏枯草、连翘、石膏、牡丹皮、蒲公英。

剂型和规格：散剂，每包装9.5g（含生药7.5g）。

功效和主治：清热解毒，凉血散结。用于疫热伤络所致患眼灼热疼痛，眼睑红肿，白睛赤丝鲜红满布，眼眵稀薄或黑睛生翳，白睛或睑内有点状或片状溢血。

用法和用量：开水冲服，成人1次2包，1日2~3次，儿童酌减或遵医嘱。

药物来源：《新编国家中医药》。

其他剂型：①清解颗粒。开水冲服，成人1次2包，1日2~3次，儿童酌减或遵医嘱。②清解片。口服，成人1次3片，1日2~3次，儿童酌减或遵医嘱。

注意事项：①孕妇和脾胃虚弱者慎用。②风寒感冒，脏腑虚寒及虚热等证忌用。

【中成药三】清火解毒丸。

药物组成：薄荷、赤芍、当归、地黄、防风、甘草、黄连、黄芩、荆芥、桔梗、连翘、牛蒡子、水牛角浓缩粉。

剂型和规格：水蜜丸，每丸1.9g。

功效和主治：清热解毒，消肿凉血。用于疫热伤络所致患眼灼热疼痛，眼睑红肿，白睛赤丝鲜红满布，眼眵稀薄或黑睛生翳，白睛或睑内有点状或片状溢血。

用法和用量：用开水冲服，1次1丸，1日1~2次。

药物来源：《新编国家中医药》。

注意事项：①孕妇和脾胃虚弱者慎用。②风寒感冒，脏腑虚寒及虚热等证忌用。

第三节　沙　　眼

沙眼是由沙眼衣原体引起的一种慢性传染性结膜角膜炎，治疗以局部治疗为主，局部给对衣原体敏感的药物，症状明显者配合中药治疗，以疏风清热、解毒凉血等为治法。

1. 风热客睑

【临床表现】眼微痒不适，干涩有眵，睑结膜充血，有少量颗粒，色红而坚，状如花椒；舌尖红，苔薄黄，脉浮数。

【治法】疏风清热。

【中成药】银翘解毒片。

药物组成：金银花 200g，连翘 200g，薄荷 120g，荆芥 80g，淡豆豉 100g，牛蒡子（炒）120g，桔梗 120g，淡竹叶 80g，甘草 100g。

剂型与规格：片剂，每片 0.6g。

药理研究：本品主要有抗菌、抗病毒、抗炎、抗过敏，增强机体免疫功能等作用。①抗菌与抗病毒：本方对多种病菌及病毒均有抑制作用。②消炎、抗过敏：本方有较强的非特异性消炎作用，对多型变态反应有明显的抗过敏作用，例如对大鼠蛋清足跖肿胀、组胺所致小鼠皮肤毛细血管通透性亢进的抑制作用较强，对天花粉所致大鼠、小鼠被动皮肤过敏反应有明显的抑制作用。③增强机体免疫功能：本方能增强小鼠巨噬细胞的吞噬功能。④毒性试验：大鼠长期服用各剂量银翘解毒片均未见明显毒性反应。

功效与主治：疏风清热解毒。用于风热所致的沙眼，证见眼微痒不适，眦部红赤，有少量颗粒；舌边、舌尖红，舌苔薄黄或薄白，脉浮数等。

用法与用量：口服，1 次 4 片，1 日 3 次。

药物来源：《中华人民共和国药典》。

其他剂型：①银翘解毒颗粒。每袋装 15g，1 次 1 袋，1 日 3 次，重症加服 1 次。②银翘解毒蜜丸。每丸 3g，1 次 1 丸，1 日 2~3 次。③银翘解毒合剂。每瓶 100ml，1 次 10ml，1 日 3 次，用时摇匀。④银翘解毒浓缩丸。每丸 0.15g，1 次 0.75~

0.90g，1日3次。

不良反应：极少数患者服本品后可能出现麻疹样皮疹。

注意事项：①用药期间忌食油腻及生冷食品。②风寒表证（感冒）忌用。

2. 热毒壅盛

【临床表现】眼灼热痒痛，羞明流泪，沙涩难睁，眼眵较多，睑结膜充血明显，颗粒丛生，并见粟样颗粒，赤脉下垂，可见舌红苔黄，脉数。

【治法】清热解毒，除风散邪。

【中成药一】三黄片。

药物组成：大黄300g，盐酸小檗碱5g，黄芩浸膏21g（相当于黄芩苷15g）。

剂型与规格：糖衣片：每片含量相当于大黄0.3g，盐酸小檗碱5mg，黄芩苷15mg。本品每片大黄以大黄素（$C_{15}H_{10}O_5$）和大黄酚（$C_{15}H_{10}O_4$）总量计，不得少于1.55mg。

药理研究：主要有抑菌、抗炎、止血等作用。①抑菌：本方对金黄色葡萄球菌、甲（乙）型链球菌、白喉杆菌、痢疾杆菌、大肠埃希菌、铜绿假单胞菌、伤寒杆菌、变形杆菌、白色念珠菌等有明显抑菌作用，尤以对前3种细菌最为显著。②抗炎：给小鼠灌服三黄片混悬液，可明显抑制二甲苯所致耳郭肿胀，明显降低腹腔毛细血管通透性及醋酸的致炎作用。③止血：大黄能增加血小板数，促进凝血。

功效与主治：清热解毒，泻火通便。用于三焦热盛所致沙眼，证见眼灼热痒痛，眼眵较多，颗粒丛生；舌红苔黄，脉数等。

临床应用：用于三焦热盛所致的头晕眼红，口鼻生疮，咽疼齿痛，胃热心烦，小便短赤，大便秘结等。

用法与用量：口服，1次4片，1日2次。小儿酌减。

药物来源：《中华人民共和国药典》。

注意事项：①孕妇忌用，脾胃虚寒者慎用。②治疗出血证宜凉开水送服，应用时不宜过量。

【中成药二】清胃黄连丸。

药物组成：黄连80g，石膏80g，桔梗80g，甘草40g，知母80g，玄参80g，地黄80g，牡丹皮80g，天花粉80g，连翘80g，栀子200g，黄柏200g，黄芩200g，赤芍80g。

剂型与规格：大蜜丸，每丸9g。

功效与主治：清胃泻火。用于脾胃热盛所致的沙眼，证见眼灼热痒痛，眼眵较多，颗粒丛生，口舌生疮；舌红苔黄，脉数等。

用法与用量：口服，1次9g，1日2次。

药物来源：《中华人民共和国药典》。

注意事项：①孕妇忌服。②忌食辛辣、荤腥食物。

第四节　泡性结膜炎

泡性结角膜炎是一种由微生物蛋白质引起的迟发型变态反应性结膜炎。西医治疗以局部糖皮质激素点眼为主，中医治疗以治肺为本：初起泻肺利气散结；反复发作，则以润肺益气为主。

1. 肺阴不足

【临床表现】隐涩微疼，眼眵干结，结膜反复出现半透明结节样小病灶，周围轻度出血，可伴有干咳咽干；舌质红，少苔或无苔，脉细数。

【治法】养阴润肺。

【中成药】养阴清肺丸。

药物组成：生地 200g，麦冬 120g，玄参 200g，贝母 80g，丹皮 80g，薄荷 50g，白芍 80g，甘草 40g。

剂型与规格：大蜜丸，每丸 9g。

药理研究：动物实验证实，感染白喉的实验动物服用本方，能明显改善其神经系统症状，增进食欲，延长存活时间。并发现养阴清肺口服液对白喉毒素能"中和"与解毒，而且对白喉杆菌也有抑制作用。

功效与主治：养阴润肺，清肺利咽。用于阴虚肺燥所致的疱性结膜炎，证见眼眵干结，白睛生表层小疱；兼见干咳咽干；舌质红，少苔或无苔，脉细数等。

用法与用量：口服，1 次 1 丸，1 日 2 次。

药物来源：《中华人民共和国药典》。

其他剂型：①养阴清肺颗粒。口服，1 次 15g，1 日 2 次。②养阴清肺糖浆。口服，1 次 20ml，1 日 2 次。③养阴清肺膏。口服，1 次 10~20ml，1 日 2~3 次。④养阴清肺口服液。每支 10ml，1 次 1 支，1 日 2~3 次。

注意事项：①孕妇慎用。②服药期间，禁食辛辣油腻食品。

2. 肺脾亏虚

【临床表现】结膜半透明结节样小疱周围充血轻微，日久难愈，或反复发作；疲乏无力，食欲不振，腹胀不舒；舌质淡，苔薄白，脉细无力。

【治法】益气健脾。

【中成药一】参苓白术散。

药物组成：人参 100g，茯苓 100g，白术（炒）100g，山药 100g，白扁豆（炒）75g，莲子 50g，薏苡仁（炒）50g，砂仁 50g，桔梗 50g，甘草 100g。

剂型与规格：散剂，每袋装 12g。

药理研究：主要有调节胃肠运动，改善代谢和提高免疫等作用。①调节胃肠运动：本品煎剂小剂量对肠管呈现兴奋作用，能解除肾上腺素对肠管的部分抑制；大剂量则抑制肠管的收缩，并能拮抗氯化钡和毛果芸香碱引起的肠管痉挛性收缩。当肠管处于抑制状态时，小剂量可促进其活动；而当肠管处于强烈兴奋状态时，大剂量则可抑制之。总的看来，这种双向作用，以抑制作用为主，兴奋作用为辅，故为胃肠活动的调整剂。②改善代谢：临床应用本品治疗气虚之胃肠病（慢性胃炎、慢性结肠炎、胃或十二指肠溃疡），治疗前，患者尿中肌酐、尿酸、尿素氮均明显低于正常值，治疗后明显升高，并可提高患者的免疫功能，改善血液流变学的指标。

功效与主治：补脾胃，益肺气。用于肺脾两虚所致的泡性结膜炎，证见白睛小疱周围赤脉轻微，或反复发作；疲乏无力，食欲不振，食少便溏、腹胀不舒；舌质淡，苔薄白，脉细无力等。

临床应用：用于中心性浆液性脉络膜视网膜病变（脾虚湿泛证），泡性结膜炎（肺脾亏虚证）等。

用法与用量：口服，1 次 6～9g，1 日 2 次。

药物来源：《中华人民共和国药典》。

其他剂型：①参苓白术散剂。口服，1 次 6～9g，1 日 1～2 次。②参苓白术片剂。口服，1 次 6～12 片，1 日 2 次。③参苓白术口服液。1 次 10ml，1 日 2～3 次。④参苓白术水丸。口服，1 次 6g，1 日 2 次。

注意事项：①本品稍偏温燥，阴虚火旺者慎用。②孕妇、高血压及感冒热证者忌用。

【中成药二】六君子丸。

药物组成：党参 200g，白术（麸炒）200g，茯苓 200g，半夏（制）200g，陈皮100g，甘草100g。

剂型与规格：水丸，每袋装9g。

药理研究：具有调节胃肠运动、抗胃溃疡、增强免疫等作用。

功效与主治：补脾益气，燥湿化痰。用于肺脾两虚所致的泡性结膜炎，证见白睛小疱周围赤脉轻微，或反复发作；疲乏无力，食欲不振，气虚痰多、腹胀便溏；舌质淡，苔薄白，脉细无力等。

用法与用量：口服，1次9g，1日2次。

药物来源：《广西药品标准》。

第五节 干 眼 症

干眼症是指以泪液的量或质的异常引起的泪膜不稳定和眼表面损害，从而导致眼部不适症状的一类疾病。干眼症又称角结膜干燥症。其治疗首先要消除引起干眼的一切诱因。对于轻症干眼症患者，局部使用人工泪液，结合中药辨证施治，调整机体内环境，必要时戴硅胶眼罩、湿房镜或潜水镜可获较好的临床效果。对重症干眼症患者，除局部治疗外，配合手术治疗及中药辨证施治。

1. 肺阴不足

【临床表现】结膜干燥无光泽，干涩磨痛；口干鼻燥，大便干结；舌红少津，脉细数。

【治法】滋阴润肺。

【中成药】养阴清肺丸。

药物组成：生地200g，麦冬120g，玄参200g，贝母80g，丹皮80g，薄荷50g，白芍80g，甘草40g。

剂型与规格：大蜜丸，每丸 9g。

功效与主治：养阴润肺。用于肺阴不足所致的结膜干燥证，证见目珠干燥无光泽，干涩磨痛；口干鼻燥，大便干结；舌红少津，脉细数等。

用法与用量：口服，1 次 1 丸，1 日 2 次。

药物来源：《中华人民共和国药典》。

其他剂型：①养阴清肺颗粒。口服，1 次 15g，1 日 2 次。②养阴清肺糖浆。口服，1 次 20ml，1 日 2 次。③养阴清肺膏。口服，1 次 10～20ml，1 日 2～3 次。④养阴清肺口服液。每支 10ml，1 次 1 支，1 日 2～3 次。

注意事项：①孕妇慎用。②服药期间，禁食辛辣油腻食品。

2. 肝肾阴虚

【临床表现】眼珠干燥乏泽，角膜生翳，干涩畏光，视物模糊，视疲劳；口干唇燥裂，失眠多梦，头晕耳鸣；舌质红，少苔或无苔，脉沉细。

【治法】滋补肝肾。

【中成药】杞菊地黄丸。

药物组成：熟地黄 160g，山茱萸 80g，山药 80g，泽泻 60g，牡丹皮 60g，茯苓 60g，枸杞子 40g，菊花 40g。

剂型与规格：大蜜丸，每丸 9g。

药理研究：本品可增强免疫功能，抗衰老。

功效与主治：滋肾养肝。用于肝肾阴虚所致的干眼症，证见目珠干燥乏泽，黑睛生翳，干涩畏光，视物模糊，视疲劳；或失眠多梦，头晕耳鸣，腰酸腿软；舌质红，少苔或无苔，脉细等。

临床应用：常用于肝肾阴虚所致的干眼症、中心性浆液性脉络膜视网膜病变、青光眼、年龄相关性白内障、视神经乳头炎等病证。

用法与用量：水蜜丸 1 次 6g，小蜜丸 1 次 9g，1 日 2 次；空腹温开水送服。大蜜丸 1 次 1 丸，1 日 2 次。

药物来源：《中华人民共和国药典》。

不良反应：个别病例服用杞菊地黄丸后可发生过敏反应，如四肢及全身出现疱疹、瘙痒或轻度蚁走感，或伴有轻度发热等，停药并用抗过敏药治疗后，症状可完全消失。

3. 气阴两虚

【临床表现】眼珠干燥无光泽，干涩，畏光，眼疲劳，视物模糊；口干唇裂，神疲无力；舌体瘦薄、苔少而干，脉虚数。

【治法】益气养阴。

【中成药】生脉饮。

药物组成：人参 100g，麦冬 200g，五味子 100g。

剂型与规格：口服液，每支 10ml（相当于总药材 4.0g，蔗糖含量为 1.8g）。

药理研究：生脉饮对心脏血管功能、免疫功能等均有改善作用。①改善心功能：不论在离体动物心乳头肌或在体情况下，实验研究所得结果均证明生脉饮确能增强心肌收缩力，心脏泵血功能改善。②改善微循环：给家兔耳缘静脉推注生脉液，能显著降低实验性心源性休克家兔的肠系膜微循环障碍，降低死亡率。另外，本品对甲皱微循环有良好的改善作用；使甲皱底色由暗红转为橘红，出血点消失，毛细血管形态及管袢内血流恢复正常。③药理实验研究表明，生脉液还具有抗氧化、抗炎、改善肝功能、镇静、解热、镇痛诸作用。

功效与主治：益气养阴生津。用于气阴两虚所致的干眼症，证见目珠干燥无光泽，干涩，畏光，眼疲劳，视物模糊；口干唇裂，咽干口渴，体倦乏力；舌体瘦薄、苔少而干，脉虚数等。

临床应用：临床报道杞菊地黄汤合生脉饮治疗干眼症，有促进泪液分泌、延长泪膜破裂时间的作用。治疗组45例（90只眼），对照组41例（82只眼）外滴泪然眼药水，结果治疗组有效率73.3%，对照组有效率24.9%。

用法与用量：口服，1次10ml，1日2次。

药物来源：《中华人民共和国药典》。

注意事项：①本品为主治气阴两虚证方剂，对外邪未解、暑病热盛或久咳肺虚、气阴未伤者均不宜用。②若阴虚明显者与六味地黄丸合用。

第六节　巩　膜　炎

巩膜炎是巩膜基质的炎症，其病因复杂，治疗比较棘手，中西医结合治疗有协同作用。中医药治疗能够有效地减轻症状，缩短病程，减少复发。由于热毒壅盛、脉络瘀滞是本病主要病机特点，因此治疗中应注重清热解毒、凉血散瘀之法的应用。

1. 火毒蕴结

【临床表现】发病较急，眼痛难睁，目痛拒按，羞明流泪，视物不清；巩膜表层有局限性结节样隆起，结节周围球结膜水肿；伴口苦咽干，气粗烦躁，便秘溲赤；舌红，苔黄，脉数有力。

【治法】泻火解毒，凉血散结。

【中成药一】一清颗粒。

药物组成：黄连165g，大黄500g，黄芩250g。

剂型与规格：颗粒剂，每袋装7.5g（相当于生药7.32g）。

药理研究：有抗菌、泻下、消炎作用。方中黄连含小檗碱，具有抗菌、抗病毒、抗炎等作用；黄芩含黄芩苷、黄芩素，有广谱抗菌、抗炎、抗过敏、解热等作用；大黄含蒽醌衍生物，具有泻下、抗感染、活血等作用。

功效与主治：泻火解毒。用于火毒蕴结所致巩膜炎，证见眼痛难睁，目痛拒按，羞明流泪，视物不清；白睛结节大而隆起，周围血脉紫赤怒张；伴口苦咽干，气粗烦躁，便秘溲赤；舌红，苔黄，脉数有力等。

用法与用量：口服，1次1袋，1日3~4次。

药物来源：《中华人民共和国药典》。

注意事项：孕妇忌服，久病、体弱者慎用。

【中成药二】导赤丸。

药物组成：连翘120g，黄连60g，栀子（姜炒）120g，木通60g，玄参120g，天花粉120g，赤芍60g，大黄60g，黄芩120g，滑石120g。

剂型与规格：蜜丸，每丸3g。

药理研究：主要有抗炎、抗菌、利尿、解毒等作用。①抗炎：生地黄、木通、甘草有抗炎作用。②抗菌：木通对革兰阳性杆菌及阴性杆菌有抑制作用，其提取物及甘草酸钠体外亦有抗菌作用。③利尿：木通煎剂给家兔静脉注射或灌胃均有利尿作用。④解毒：小鼠实验证明甘草浸膏及甘草酸有解毒作用。

功效与主治：清热泻火，利尿通便。用于心经蕴热所致巩膜炎，证见白睛结节发生于两眦睑裂部位，周围血脉紫赤怒张；伴见咽喉疼痛，口舌生疮，心胸烦热，小便短赤，大便秘结；舌红，脉数等。

临床应用：主要用于属心经蕴热所致眦角睑缘炎、翼状胬肉、角膜炎、带状疱疹等。

用法与用量：口服，1次1丸，1日2次；周岁以内小儿酌减。

药物来源：《中华人民共和国药典》。

其他剂型：散剂。可水煎，分2次服下。

注意事项：忌辛辣、刺激、油腻等食物。

2. 肺阴不足

【临床表现】病情反复发作，病至后期，眼感酸痛，干涩流泪，视物欠清，白睛结节不甚高隆，色紫暗，压痛不明显；口咽干燥，或潮热颧红，便秘不爽；舌红少津，脉细数。

【治法】养阴清肺，兼以散结。

【中成药】养阴清肺丸。

药物组成：生地200g，麦冬120g，玄参200g，贝母80g，丹皮80g，薄荷50g，白芍80g，甘草40g。

剂型与规格：大蜜丸，每丸9g。

功效与主治：养阴润肺。用于肺阴不足所致的巩膜炎，证见病至后期，干涩流泪，白睛结节不甚高隆，色紫暗，压痛不明显；口干鼻燥，或潮热颧红，大便干结；舌红少津，脉细数等。

用法与用量：口服，1次1丸，1日2次。

药物来源：《中华人民共和国药典》。

其他剂型：①养阴清肺颗粒。口服，1次15g，1日2次。②养阴清肺糖浆。口服，1次20ml，1日2次。③养阴清肺膏。口服，1次10～20ml，1日2～3次。④养阴清肺口服液。每支10ml，1次1支，1日2～3次。

注意事项：孕妇慎用。服药期间，禁食辛辣油腻食品。

第四章 角 膜 病

第一节 单纯疱疹病毒性角膜炎

单纯疱疹病毒性角膜炎是指由单纯疱疹病毒感染引起的角膜感染。中西医结合治疗在临床已广泛开展，最常见的方法是西药抗病毒滴眼液局部点眼，中药内服，从而收到疗效高，疗效短、复发率低的结果。

1. 风热客目

【临床表现】患眼碜痛，羞明流泪，睫状充血，角膜浅层点状混浊、或多或少、或疏散或密聚；伴恶风发热，鼻塞，口干咽痛；苔薄黄，脉浮数。

【治法】疏风清热。

【中成药一】柴胡注射液。

药物组成：柴胡。

剂型与规格：注射剂，每支2ml（相当于生药4g）。

药理研究：主要有解热、抗炎及增强免疫、抑制呼吸道合胞病毒等作用。①解热：腹腔注射北柴胡总挥发油对啤酒酵母混悬液所致大鼠发热有明显退热作用。有实验证明耳静脉注射柴胡全草制备的注射液对三联疫苗（百日咳、白喉及破伤风疫苗）所致家兔发热有明显的降温作用。②抗炎：腹腔注射北柴胡总挥发油，对大鼠角叉莱胶性足跖肿胀具有明显的抗炎作用。③实验还表明，北柴胡注射液对两次免疫小鼠抗绵羊红细胞抗体的形成有显著的促进作用。④柴胡注射液在细胞培养中有抑制呼吸道合胞病毒的作用。

功效与主治：清热解表。用于风热所致的单纯性疱疹病毒角膜炎，证见羞明流泪，抱轮红赤，黑睛浅层点状混浊；伴恶风发热，鼻塞，口干咽痛；苔薄黄，脉浮数等。

临床应用：①治疗单纯性疱疹病毒角膜炎，用柴胡注射加生理盐水配制成10%眼液滴眼，每小时1次，1次1~2滴，隔日球结膜下注射，1次0.3~0.5ml；同时给予肌内注射（1次2ml，1日1~2次）。治疗18例，均有效。②用新制柴连汤加减，内服外熏，并联合柴胡注射液结膜下注射，治疗单纯性疱疹病毒角膜炎186例（214只眼），取得了满意的疗效。

用法与用量：肌内注射，1次2~4ml，1日1~2次。

不良反应：部分患者可出现过敏性反应，如药疹、哮喘，以至过敏性休克。

【中成药二】板蓝根颗粒。

药物组成：板蓝根。

剂型与规格：颗粒剂，含糖型：每袋装5g、10g；无糖型：每袋装3g。

药理研究：主要有抗菌、抗病毒、抗内毒素、抗炎、增强免疫的作用。①抗菌、抗病毒：板蓝根抗菌谱广。体外试验证明，板蓝根煎剂对金黄色葡萄球菌、甲型链球菌、肺炎链球菌、脑膜炎双球菌、流感杆菌、大肠埃希菌、痢疾杆菌、白喉杆菌、钢绿假单胞菌等常见致病菌均有不同程度的抑制作用。100%板蓝根煎剂有延缓京科68-1株和腺病毒-7型所致的细胞病变作用。对乙型肝炎表面抗原也有一定抑制作用。②抗炎：板蓝根对致炎剂所致炎症反应有明显抑制作用。③增强免疫功能：腹腔注射板蓝根多糖能明显增加正常小鼠脾重，提高白细胞数及淋巴细胞数；对氢化可的松所致免疫功能抑制有明显对抗作用。

功效与主治：清热解毒。用于风热或热毒所致的单纯性疱疹病毒角膜炎，证见羞明流泪，抱轮红赤，黑睛浅层点状混浊；伴恶风发热，鼻塞，口干咽痛；苔薄黄，脉浮数等。

临床应用：用于热毒蕴结成风热证之急性结膜炎、单纯疱疹病毒性角膜炎等。

用法与用量：颗粒：口服、开水冲服，1次5~10g（含糖型）或1次3~6g（无糖型），1日3~4次。

药物来源：《中华人民共和国药典》。

其他剂型：①板蓝根注射液。每支2ml，相当于生药1g。肌内注射，1次2ml，1日1~2次。②板蓝根胶囊。每粒0.3g，成人1次4粒，1日3次。8~16岁1次3粒，3岁1次2粒；2岁以下1次1粒，或遵医嘱。

不良反应：偶可引起溶血反应。注射剂（肌内注射）有多例过敏反应报道，轻则皮疹、皮炎，重则过敏性休克；偶见肾脏损害。注射部位有疼痛感。

注意事项：非实火热毒者忌服。

2. 肝胆火炽

【临床表现】患眼涩痛，灼热畏光，热泪频流，混合充血，角膜呈树枝状或地图状混浊；兼见口苦咽干，溺黄；舌红苔黄，脉弦数。

【治法】清肝泻火。

【中成药】·当归龙荟丸。

药物组成：当归（酒炒）100g，龙胆（酒炒）100g，芦荟50g，青黛50g，栀子100g，黄连（酒炒）100g，黄芩（酒炒）100g，黄柏（盐炒）100g，大黄（酒炒）50g，木香25g，麝香 5g。

剂型与规格：水丸，每片 0.5g。

功效与主治：清肝泻火通便。用于肝胆火炽所致的单纯性疱疹病毒角膜炎，证见眼涩痛，灼热热泪，黑睛生翳，呈树枝状或地图状；或口苦咽干，便秘；舌红苔黄，脉数等。

用法与用量：口服，1 次 6g，1 日 2 次。

药物来源：《中华人民共和国药典》。

其他剂型：当归龙荟片剂，口服，1 次 4 片，1 日 2 次。

注意事项：①忌烟戒酒，不饮咖啡，浓茶等兴奋类饮料。②孕妇禁用。③脾虚便溏者慎用。

【中成药二】黄连羊肝丸。

药物组成：黄连 20g，胡黄连 40g，黄芩 40g，黄柏 20g，龙胆 20g，柴胡 40g，青皮（醋炒）40g，木贼 40g，密蒙花 40g，茺蔚子 40g，决明子（炒）40g，石决明（煅）40g，夜明砂 40g，鲜羊肝 160g。

剂型与规格：大蜜丸，每丸 9g。

药理研究：主要有抗炎、抑菌、降压作用。①抗炎、抑菌：决明子、蜜蒙花、黄芩、黄连、黄柏、胡黄连、龙胆等药有抗炎作用，对多种细菌都有抑制和杀灭作用。②降压：决明子、黄芩、黄柏、龙胆等有降压作用。

功效与主治：泻火明目。用于肝火旺盛所致的的单纯性疱疹病毒角膜炎，证见眼涩痛，灼热热泪，黑睛生翳，呈树枝状或地图状；或口苦咽干，便秘；舌红苔黄，脉数等。

临床应用：采用黄连羊肝丸治疗病毒性角膜炎 280 例（300 眼），连续服用 12～48d，同时应用抗病毒眼液点眼，结果：治愈 275 眼，有效 16 眼，无效 9 眼，总有效率 97%。临床主要用于肝火炽盛上炎所致的结膜炎、角膜炎等眼部感染及夜盲、雀盲、青光眼等。

用法与用量：口服，1次1丸，1日1~2次。

药物来源：《中国华人民共和药典》。

3. 湿热犯目

【临床表现】患眼眵泪胶黏，睫状充血，角膜呈地图状浸润，或角膜实质层圆盘状浸润，或病情缠绵，反复发作；多伴头重胸闷，口黏纳呆，便溏；舌红苔黄腻，脉濡数。

【治法】清热除湿。

【中成药一】龙胆泻肝丸。

药物组成：龙胆草120g，柴胡120g，黄芩60g，栀子（炒）60g，泽泻120g，木通60g，车前子（盐炒）60g，当归（酒炒）60g，地黄120g，甘草（蜜炙）60g。

剂型与规格：①水丸：每30g约600粒；②大蜜丸：每丸6g。

药理研究：主要有抑菌、抗炎、抗过敏、增强免疫功能等作用。①抑菌：体内外实验表明，本方煎液对乙型链球菌有一定的抑制作用。②抗炎：本药对醋酸所致炎性反应及蛋清所致大鼠足跖肿胀均有明显抑制作用。③抗过敏：本方煎液对大鼠被动皮肤过敏反应有显著抑制作用。④增强免疫功能：本方能增加动物胸腺重量，促进淋巴细胞转化，增强腹腔巨噬细胞的吞噬功能。

功效与主治：清肝胆，除湿热。用于湿热犯目所致的单纯性疱疹病毒角膜炎，证见患眼眵泪胶黏，黑睛深层生翳，呈圆盘状混浊、肿胀，或病情缠绵，反复发作；伴头重胸闷，口黏纳呆，便溏；舌红苔黄腻，脉濡数等。

临床应用：常用于湿热犯目所致的眼睑带状疱疹，角膜溃疡，急性虹膜睫状体炎，青光眼睫状体炎综合征、睑腺炎等。

用法与用量：①水丸，1次3~6g，1日2次；②大蜜丸，1次1~2丸，1日2次。

药物来源：《中华人民共和国药典》。

其他剂型：①龙胆泻肝颗粒。开水冲服，1次6g，1日2次。②龙胆泻肝片剂。口服，1次4～6片，1日2～3次。

不良反应：龙胆泻肝丸中的木通，应用木通科的木通，但目前部分厂家却用马兜铃科的关木通，关木通中的马兜铃酸有明显的肾脏毒性，有肾功能损害的不良反应，不宜长期使用。对老年人、儿童、孕妇、肝肾功能异常者慎用，治疗期间注意肾功能监测。

注意事项：用药期间，忌食辛辣之物。

【中成药二】抗病毒口服液。

药物组成：板蓝根、石膏、知母、连翘、生地、郁金、石菖蒲、广藿香、芦根。

剂型与规格：口服液，每支10ml。

药理研究：主要有解热、抗炎、抗病毒作用。①抗病毒：抗病毒口服液经稀释4倍后用细胞培养法和鸡胚法均有抑制流感甲－Ⅲ型病毒、新城鸡瘟病毒的作用。在整体动物试验中，对流感甲－Ⅲ型病毒感染小鼠（对照组）100%肺炎死亡；而注射抗病毒口服液（5.0g/kg）小鼠降低死亡率47%。②对兔眼结膜炎模型抗炎作用：抗病毒口服液对家兔细菌性结膜炎具有明显抗炎作用，连续给药4d后细菌转阴率＞90%，其结膜充血及水肿症状比模型组明显减轻。抗病毒口服液对刺激性兔眼结膜炎具有明显抗炎作用，给药1d后眼结膜充血、水肿症状明显减轻，给药4d后，其炎症已基本消失。

功效与主治：清热祛湿，凉血解毒。用于风热或湿热所致的单纯性疱疹病毒角膜炎，证见患眼眵泪胶黏，黑睛深层生翳，或病情缠绵，反复发作；伴头重胸闷，口黏纳呆；舌红苔黄腻，脉滑数等。

临床应用：主要用于病毒感染所致的感冒、流行性感冒、上呼吸道炎症、支气管炎、腮腺炎、流行性结膜炎、角膜炎等病毒性疾患。

用法与用量：口服，1 次 10ml，1 日 2～3 次。

药物来源：《中华人民共和国药典》。

其他剂型：抗病毒胶囊。口服，成人 1 次 4～6 粒；8～16 岁少年 1 次 3 粒；3～7 岁儿童 1 次 2 粒；2 岁以下儿童 1 次 1 粒；1 日 3 次。

注意事项：临床症状较重、病程较长或合并有细菌感染的患者，应用时加服其他药物治疗。

4. 阴虚夹风

【临床表现】眼内干涩不适，羞明较轻，抱轮微红，黑睛生翳日久，迁延不愈或时愈时发；常伴口干咽燥；舌红少津，脉细或细数。

【治法】滋阴祛风。

【中成药】知柏地黄丸。

药物组成：熟地黄 160g，山茱萸（制）80g，山药 80g，泽泻 60g，牡丹皮 60g，茯苓 60g，知母 40g，黄柏 40g。

剂型与规格：大蜜丸，每丸 9g。

药理研究：实验研究表明，本方除有降血糖、降血压作用外，尚有抗菌、抗炎、镇静作用。此外，知柏地黄丸可明显提高血清 IL－2、IL－6、IgG 及脾指数水平；增加脾脏淋巴小结、淋巴细胞和巨噬细胞的数量，且其剂量组效果优于六味地黄丸，可见知柏地黄丸能增强肾上腺皮质激素所致肾阴虚幼龄大鼠的免疫功能。

功效与主治：滋阴降火。用于阴虚火旺所致的单纯性疱疹病毒角膜炎，证见眼内干涩不适，黑睛生翳日久，迁延不愈或时愈时发；常伴口干咽燥，小便短赤；舌红少津，脉细或细数等。

用法与用量：口服，大蜜丸1次1丸，水蜜丸1次6g，小蜜丸每9g，1日2次。

药物来源：《中华人民共和国药典》。

注意事项：脾虚便溏者慎用。

第二节　细菌性角膜炎

细菌性角膜炎是由细菌感染引起的化脓性角膜炎症。中西医结合治疗可以减轻症状，缩短病程，减少并发症的发生。早中期辨证，以实证为主，初期风热壅盛者，治以祛风清热解毒。中期肝胆火炽者，治以清肝泻火解毒；热盛腑实者，治以清热解毒、泻火通便。后期可虚实兼夹，治以补虚泻实，退翳明目。

1. 风热壅盛

【临床表现】病初起，黑睛生翳，溃陷小而浅，其上覆盖薄脂，抱轮红赤，羞明流泪，眼痛头痛；舌苔薄黄，脉浮数。

【治法】祛风清热。

【中成药一】双黄连口服液。

药物组成：金银花375g，黄芩375g，连翘750g。

剂型与规格：口服液：每支装10ml（相当生药15g）。

药理研究：主要有抗菌、抗病毒、增强免疫、抗炎等作用。①抗菌、抗病毒：体外抑菌试验结果表明，双黄连对金黄色葡萄球菌、表皮葡萄球菌、溶血性链球菌、肺炎克雷伯菌、变形杆菌、伤寒杆菌、大肠埃希菌、铜绿假单胞菌、宋内志贺菌等均有抑制作用，尤其对金黄色葡萄球菌、表皮葡萄球菌和变形杆菌的抑制作用较强。此外，还证明本药有较好的抗流感病毒作用，对呼吸道合胞病毒、副流感病毒均有直接抑制作用。②增强免疫：本药可增强家兔淋巴细胞产生干扰素的能力，促进小鼠溶血素形成；双黄连气雾剂能增强人外周血和家兔血杀伤细胞（NK）活性。③抗炎：双黄连口服液对二甲苯致小鼠耳郭肿胀、蛋清性大鼠足趾肿胀、H^+致小鼠腹腔毛细血管通透性提高均具明显的抑制作用。

功效与主治：辛凉解表，清热解毒。用于风热所致的细菌性角膜炎，证见病初起，黑睛生翳，溃陷小而浅，羞明流泪，眼痛头痛；舌苔薄黄，脉浮数等。

用法与用量：口服，1次20ml，1日3次，小儿酌减或遵医嘱。

药物来源：《中华人民共和国药典》。

其他剂型：双黄连颗粒。口服或开水冲服，成人1次5g，1日3次；6个月以下，1次1.0~1.5g；6个月至1岁，1次1.5~2.0g；1~3岁，1次2.0~2.5g；3岁以上儿童酌量或遵医嘱。

不良反应：报道有过敏性皮疹、过敏性休克、胃肠道反应。

【中成药二】银黄口服液。

药物组成：金银花提取物（绿原酸）2.4g，黄芩提取物（黄芩苷）24g。

剂型与规格：口服液，每支10ml（含绿原酸不得少于0.108g，含黄芩苷不得少于0.216g）。

药理研究：主要有抑菌、抗炎、抗变态反应等作用。①抑菌：体外抗菌实验表明，本药对金黄色葡萄球菌、表皮葡萄球菌、溶血性链球菌、肺炎球菌均有抑制作用。体内抗菌实验，小鼠灌胃给药，1日1次，连续3d，于给药第2天用链球菌悬液腹腔注射感染动物，感染后18h开始观察存活情况，不同剂量各组与生理盐水组比较均有显著差异。②抗炎：给动物灌服不同剂量的银黄口服液连续 3d 后，对二甲苯所致小鼠耳郭肿胀、蛋清致大鼠足跖肿胀以及角叉菜胶致足跖肿胀，均有明显抑制作用。③抗变态反应：黄芩具有特异性升高肺和支气管的环磷腺苷水平，抑制抗原与 IgE 结合，抑制肥大细胞释放组胺而成为有效的抗变态反应药，能抑制由同种及异种抗体所引起的被动变态反应。

功效与主治：清热解毒，辛凉解表。用于风热所致的细菌性角膜炎，证见病初起，黑睛生翳，溃陷小而浅，羞明流泪，眼痛头痛；舌苔薄黄，脉浮数等。

用法与用量：口服，1 次 10～20ml，1 日 3 次，小儿酌减。

药物来源：《中华人民共和国药典》。

不良反应：银黄口服液口服未见不良反应及过敏反应的报道；银黄注射液临床应用，有个别病例发生过敏反应，极少数可出现过敏性休克。

其他剂型：①银黄片剂。口服，1 次 2～4 片，1 日 3～4 次。②银黄胶囊。口服，1 次 2～4 粒，1 日 3～4 次。③银黄注射液。肌内注射，1 次 2～4ml，1 日 2 次。

2. 肝胆火炽

【临床表现】黑睛溃陷扩大加深，凝脂大片，黄液上冲，白睛混赤，胞睑红肿，头目疼痛剧烈，热泪如汤；全身兼有口苦咽干，溲赤便秘；舌红，苔黄，脉数。

【治法】清肝泻火。

【中成药一】龙胆泻肝丸。

药物组成：龙胆草 120g，柴胡 120g，黄芩 60g，栀子（炒）60g，泽泻 120g，木通 60g，车前子（盐炒）60g，当归（酒炒）60g，地黄 120g，甘草（蜜炙）60g。

剂型与规格：①水丸：每 30g 约 600 粒；②大蜜丸：每

丸 6g。

功效与主治：清肝泻火。用于肝胆火炽的所致的细菌性角膜炎，证见黑睛溃陷扩大加深，凝脂大片，黄液上冲，白睛混赤，胞睑红肿，头目疼痛剧烈，热泪如汤；全身兼有口苦咽干，溲赤便秘；舌红苔黄，脉弦数。

用法与用量：①水丸，1 次 3~6g，1 日 2 次；②大蜜丸，1 次 1~2 丸，1 日 2 次。

药物来源：《中华人民共和国药典》。

其他剂型：①龙胆泻肝颗粒。开水冲服，1 次 6g，1 日 2 次。②龙胆泻肝片剂。口服，1 次 4~6 片，1 日 2~3 次。

不良反应：龙胆泻肝丸中的木通，应用木通科的木通，但目前部分厂家却用马兜铃科的关木通，关木通中的马兜铃酸有明显的肾脏毒性，有肾功能损害的不良反应，不宜长期使用。对老年人、儿童、孕妇、肝肾功能异常者慎用，治疗期间注意肾功能监测。

注意事项：用药期间，忌食辛辣之物。

【中成药二】当归龙荟丸。

药物组成：当归（酒炒）100g，龙胆（酒炒）100g，芦荟 50g，青黛 50g，栀子 100g，黄连（酒炒）100g，黄芩（酒炒）100g，黄柏（盐炒）100g，大黄（酒炒）50g，木香 25g，麝香 5g。

剂型与规格：水丸，每丸 0.5g。

功效与主治：清肝泻火通便。用于肝胆火炽所致的细菌性角膜炎，证见黑睛溃陷扩大加深，凝脂大片，黄液上冲，白睛混赤，胞睑红肿，头目疼痛剧烈，热泪如汤；全身兼有口苦咽干，溲赤便秘；舌红苔黄，脉弦数。

用法与用量：口服，1 次 6g，1 日 2 次。

药物来源：《中华人民共和国药典》。

注意事项：①忌烟戒酒，不饮咖啡，浓茶等兴奋类饮料。②孕妇禁用。③脾虚便溏者慎用。

其他剂型：当归龙荟片剂。口服，1次4片，1日2次。

3. 热盛腑实

【临床表现】黑睛溃陷大而深，凝脂大片，黄液上冲，瞳神紧小，胞睑红肿，白睛混赤，头目疼痛剧烈，羞明难睁，热泪如汤，眵多色黄或黄绿。全身可兼有发热口渴，便秘溲赤；舌红苔黄厚，脉数。

【治法】清热解毒泻火。

【中成药一】防风通圣丸。

药物组成：防风50g，荆芥穗25g，薄荷50g，麻黄50g，大黄50g，芒硝50g，栀子25g，滑石300g，桔梗100g，石膏100g，川芎50g，当归50g，白芍50g，黄芩100g，连翘50g，甘草200g，白术（炒）25g。

剂型与规格：水丸，每20丸1g。

功效与主治：解表通里，清热解毒。用于热盛腑实所致的细菌性角膜炎，证见黑睛溃陷大而深，凝脂大片，黄液上冲，瞳神紧小，白睛混赤，头目疼痛剧烈，羞明难睁，热泪如汤；全身可兼有口苦而渴，便秘溲赤；舌红苔黄厚，脉数等。

用法与用量：口服，1次6g，1日2次。

药物来源：《中华人民共和国药典》。

注意事项：体衰便溏者、孕妇慎用。

【中成药二】黄连上清丸。

药物组成：黄连10g，栀子（姜制）80g，连翘80g，蔓荆子（炒）80g，防风40g，荆芥穗80g，白芷80g，黄芩80g，菊花160g，薄荷40g，大黄320g，黄柏（酒炒）40g，桔梗80g，川芎40g，石膏40g，旋覆花20g，甘草40g。

剂型与规格：大蜜丸，每丸6g。

药理研究：主要有抗感染、解热、镇静等作用。①抗感染：黄连、黄芩、黄柏、栀子、防风、白芷、菊花、大黄对细菌、病毒、真菌、原虫等有抑制作用。②解热镇静：黄连、黄芩、黄柏、防风、连翘、石膏有不同程度的解热镇静作用。

功效与主治：清热通便，散风止痛。用于火热上炎所致的细菌性角膜炎，证见黑睛溃陷大而深，凝脂大片，黄液上冲，瞳神紧小，头目疼痛剧烈，热泪如汤。全身可兼有口苦而渴，便秘溲赤；舌红苔黄，脉滑数等。

用法与用量：口服，1次1~2丸，1日2次。

药物来源：《中华人民共和国药典》。

其他剂型：黄连上清片剂。口服，1次6片，1日2次。

注意事项：①忌食辛辣刺激食物。②孕妇慎用。③脾胃虚寒者禁用。

【中成药三】清热解毒口服液。

药物组成：生石膏670g，知母54g，地黄80g，甜地丁67g，金银花134g，麦冬54g，黄芩67g，玄参107g，连翘67g，龙胆草67g，栀子67g，板蓝根67g。

剂型与规格：口服液，每支10ml。本品每支含黄芩按黄芩苷（$C_{21}H_{18}O_{11}$）计，不得少于10mg。

药理研究：主要有抗菌、增强免疫功能等作用。①抗菌：口服液及其主要成分连翘、黄芩、金银花对金黄色葡萄球菌、白色葡萄球菌、肺炎链球菌、乙型溶血性链球菌、白喉杆菌、伤寒杆菌、大肠埃希菌、枯草杆菌等均有一定的抑菌作用，尤其对呼吸道感染的常见细菌作用较强。②增强免疫功能：本药对环磷酰胺病理组所致功能低下的小鼠外周血白细胞、IgG均有明显的提高作用；且对这类小鼠溶血素抗体形成具有明显的提高作用。

功效与主治：疏风解表，清热解毒。用于热毒或风热所致细菌性角膜炎，证见黑睛溃陷大而深，凝脂大片，头目疼痛剧烈，热泪如汤；全身可兼烦躁口渴，便秘溲赤；舌红苔黄，脉数等。

用法与用量：口服，1 次 10 ~ 20ml，1 日 3 次；或遵医嘱。

药物来源：《中国华人民共和药典》。

注意事项：阳虚便溏者不宜使用。

第三节　真菌性角膜炎

真菌性角膜炎是一种由真菌引起的感染性角膜病变。在西医抗真菌治疗的同时给予中药内服，治疗宜清热祛湿，湿重于热者，以祛湿为主，清热为辅；热重于湿者，以清热为主，化湿为辅，从而提高疗效。

1. 湿重于热

【临床表现】患眼畏光流泪，疼痛较轻，混合充血，角膜溃疡灶呈灰白色，表面污浊无光泽、如豆腐渣样外观，边界不规则，呈伪足样向周围伸展；多伴不思饮食，口淡无味；舌苔白腻而厚，脉缓。

【治法】祛湿清热。

【中成药】四妙丸。

药物组成：苍术（炒）125g，黄柏（炒）250g，牛膝125g，薏苡仁250g。

剂型与规格：水丸，每15 粒 1g。

功效与主治：清热利湿。用于湿热所致的真菌性角膜炎，证见患眼疼痛较轻，黑睛溃疡、表面稍隆起、如豆腐渣样堆积；多伴不思饮食，口淡无味；舌苔白腻而厚，脉缓等。

用法与用量：口服，1次6~9g，1日2次。

药物来源：《江苏省药品标准》。

注意事项：虚寒证者忌服。

2. 热重于湿

【临床表现】患眼磣涩不适，疼痛畏光，流泪黏稠，角膜溃疡灶呈灰白色，表面污浊无光泽、如豆腐渣样外观，边界不规则，呈伪足样向周围伸展，伴前房积脓；溺黄便秘；舌红苔黄腻，脉濡数。

【治法】清热化湿。

【中成药】龙胆泻肝丸。

药物组成：龙胆草120g，柴胡120g，黄芩60g，栀子60g，泽泻120g，木通60g，车前子（盐炒）60g，当归（酒炒）60g，地黄120g，甘草（蜜炙）60g。

剂型与规格：①水丸：每30g约600粒；②大蜜丸：每丸6g。

功效与主治：清热除湿。用于湿热所致的真菌性角膜炎，证见患眼疼痛，流泪黏稠，黑睛生翳、表面隆起、状如豆腐渣；常伴溺黄便秘；舌红苔黄腻，脉滑数等。

用法与用量：①水丸，1次3~6g，1日2次；②大蜜丸，1次1~2丸，1日2次。

药物来源：《中华人民共和国药典》。

其他剂型：①龙胆泻肝颗粒。开水冲服，1次6g，1日2次。②龙胆泻肝片。口服，1次4~6片，1日2~3次。

不良反应：龙胆泻肝丸中的木通，应用木通科的木通，但目前部分厂家却用马兜铃科的关木通，关木通中的马兜铃酸有明显的肾脏毒性，有肾功能损害的不良反应，不宜长期使用。对老年人、儿童、孕妇、肝肾功能异常者慎用，治疗期间注意肾功能监测。

注意事项：用药期间，忌食辛辣之物。

第四节 角膜软化症

角膜软化症是在以缺乏维生素 A 为主的高度营养不良引起的角结膜上皮干燥的基础上进而发生的角膜基质软化和坏死的眼病。首先针对病因的全身治疗是关键，合理饮食也非常重要。由于本病发展快，病情重，需中西医结合治疗，迅速控制病情，挽救视力，辨证需注意掌握治病求本原则，肝脾亏虚者，宜健脾益气，消积明目；脾虚肝热者，宜健脾清肝，退翳明目；中焦虚寒者，宜温中散寒，补益脾胃。

1. 肝脾亏虚

【临床表现】夜盲，结膜干涩，频频眨目，结膜、角膜无光泽；多兼食少纳差，面色萎黄；舌淡红，苔薄白，脉细。

【治法】健脾益气，消积明目。

【中成药】参苓白术散。

药物组成：人参 100g，茯苓 100g，白术（炒）100g，山药 100g，白扁豆（炒）75g，莲子 50g，薏苡仁（炒）50g，砂仁 50g，桔梗 50g，甘草 100g。

剂型与规格：散剂，每袋 12g。

功效与主治：补脾胃。用于脾气虚弱所致的角膜软化症，证见夜盲，白睛干涩，频频眨目，白睛、黑睛无光泽；多兼食少纳差，面色萎黄；舌淡红，苔薄白，脉细等。

用法与用量：1 次 6～9g，1 日 2 次。

药物来源：《中华人民共和国药典》。

其他剂型：①参苓白术片。口服，1 次 6～12 片，1 日 2 次。②参苓白术口服液。口服，1 次 10ml，1 日 2～3 次。

③参苓白术丸。口服，1次6g，1日2次。

2. 脾虚肝热

【临床表现】头眼疼痛，畏光流泪，结膜干燥，睫状充血，角膜混浊或溃烂，甚至前房积脓，严重者可致角膜组织坏死、穿破，眼内容物脱出，虹膜嵌顿、眼球萎缩等恶候；多伴有腹胀便溏，烦躁不安；舌红苔薄，脉虚数。

【治法】健脾清肝，退翳明目。

【中成药】肥儿丸。

药物组成：肉豆蔻（煨）50g，木香20g，六神曲（炒）100g，麦芽（炒）50g，胡黄连100g，槟榔50g，使君子仁100g。

剂型与规格：大蜜丸，每丸3g。

药理研究：主要有助消化、驱虫和抗菌作用。

功效与主治：健胃消积，驱虫。用于脾虚疳积所致的角膜软化症，证见白睛干燥，黑睛混浊或溃烂；多伴有腹胀便溏，面黄肌瘦，烦躁不安；舌红苔薄，脉虚数等。

临床应用：用于脾虚食积虫积证之蛔虫、绦虫所引起的虫积腹痛、消化不良、食少、泄泻、面黄肌瘦，目劄，角膜软化症等。报道用肥儿丸加减治疗目劄102例，配合局部对证治疗，适当使用抗生素、激素或抗病毒眼药水滴眼，1天4次，结果：痊愈94例，好转8例。

用法与用量：口服，1次1~2丸，1日1~2次；3岁以内的小儿酌减。

药物来源：《中华人民共和国药典》。

注意事项：①本品为驱虫消积药，不可作为补品长期服用，非因脾虚食积虫积所致消化不良不宜用。②忌生冷、油腻食物。

3. 中焦虚寒

【临床表现】头眼疼痛，畏光流泪，结膜干燥，睫状充血，角膜混浊或溃烂，多伴面白无华，四肢不温，大便频泄；舌淡苔薄，脉细弱。

【治法】温中散寒，补益脾胃。

【中成药】附子理中丸。

药物组成：附子（制）100g，党参200g，白术（炒）150g，干姜100g，甘草100g。

剂型与规格：大蜜丸，每丸9g；水蜜丸，每袋装18g。

药理研究：主要有消炎、镇痛、抗溃疡、强心、抗休克、增强机体免疫、增强抗疲劳和耐寒能力等作用。将大黄合剂导致脾虚的小鼠分为附子理中丸治疗组和对照组，分别放入盛有4℃冷水的玻璃容器内，进行游泳疲劳试验和耐寒试验，结果治疗组游泳时间较对照组有明显延长，表明本方能显著增强脾虚动物的体力和抗寒能力。

功效与主治：温中健脾。用于脾胃虚寒所致的角膜软化症，证见白睛干燥，抱轮微红，黑睛灰白混浊或溃烂；多伴面白无华，手足不温，大便频泄；舌淡苔薄，脉细弱等。

用法与用量：口服，水蜜丸1次6g，大蜜丸1次1丸，1日2~3次。

药物来源：《中华人民共和国药典》。

注意事项：孕妇慎服。

第五章　白内障和玻璃体混浊

第一节　年龄相关性白内障

年龄相关性白内障又称为老年性白内障，是中老年开始发生的晶状体混浊，随着年龄增加，患病率明显增高。中医主要针对圆翳内障患者肝肾两亏、脾气虚弱等年老体衰之本进行辨证论治，通常对本病的初期或未成熟期以及不愿意行手术治疗的白内障患者采用中医药的治疗方法。

1. 肝热上扰

【临床表现】视物不清，视力缓降，目涩胀，晶状体混浊；或头昏痛，口苦咽干，便结；舌红苔薄黄，脉弦或弦数。

【治法】清热平肝，明目退障。

【中成药】拨云退翳丸。

药物组成：密蒙花80g，蒺藜（盐炒）60g，菊花20g，木贼80g，蛇蜕12g，蝉蜕20g，荆芥穗40g，蔓荆子80g，薄荷20g，当归60g，川芎60g，黄连20g，地骨皮40g，花椒28g，楮实子20g，天花粉24g，甘草12g。

剂型与规格：大蜜丸，每丸9g。

药理研究：主要有抑菌、解热、抑制醛糖还原酶作用。现代研究认为醛糖还原酶是导致糖尿病性白内障的重要原因，密蒙花、蒺藜、菊花有明显抑制醛糖还原酶的作用。

功效与主治：散风清热，明目退障。用于风热或肝热上扰所致的白内障，证见视物不清，晶珠混浊，目涩胀；舌红苔薄黄，脉弦数等。

用法与用量：口服，1次1丸，1日2次。

药物来源：《中华人民共和国药典》。

注意事项：①本品不适用于肝肾不足之白内障。②忌食辛辣刺激食物。

2. 肝肾不足

【临床表现】视物昏花，视力缓降，晶状体混浊；兼见头昏耳鸣，少寐健忘，腰酸腿软，口干；舌红苔少，脉细。

【治法】补益肝肾，明目退障。

【中成药一】杞菊地黄丸。

药物组成：熟地黄160g，山茱萸80g，山药80g，泽泻60g，牡丹皮60g，茯苓60g，枸杞子40g，菊花40g。

剂型与规格：大蜜丸，每丸9g。

功效与主治：滋肾养肝。用于肝肾阴虚所致的年龄相关性白内障初期或中期，证见视物昏花，视力缓降，晶珠混浊；或头昏耳鸣，少寐健忘，腰酸腿软；舌红苔少，脉细等。

临床应用：常用于中心性浆液性脉络膜视网膜病变、青光眼、年龄相关性白内障、视神经乳头炎等肝肾阴虚者。

用法与用量：水蜜丸1次6g，小蜜丸1次9g，1日2次；空腹温开水送服。大蜜丸1次1丸，1日2次。

药物来源：《中华人民共和国药典》。

不良反应：个别病例服用杞菊地黄丸后可发生过敏反应，如四肢及全身出现疱疹、瘙痒或轻度蚁走感，或伴有轻度发热等，停药并用抗过敏药治疗后，症状可完全消失。

【中成药二】明目地黄丸。

药物组成：熟地黄160g，山茱萸（制）80g，牡丹皮60g，山药80g，茯苓60g，泽泻60g，枸杞子60g，菊花60g，当归60g，白芍60g，蒺藜60g，石决明（煅）80g。

剂型与规格：大蜜丸，每丸9g。

功效与主治：补益肝肾，益精明目。用于肝肾阴虚引起的年龄相关性白内障，证见视物昏花，视力缓降，晶珠混浊；或头晕失眠，腰膝酸软，舌红，少苔，脉细等。

临床应用：①用于视网膜色素变性，有人用本药配合针灸治疗视网膜色素变性29例，结果视力有效率为86.2%；视野有效率为89.7%。②用本药联合戴镜、弱视综合治疗仪治疗大龄儿童弱视，并与戴镜、弱视综合治疗仪治疗进行比较，结果在视力、视敏度方面与对照相组相比有显著差异。

用法与用量：水蜜丸，1次6g；小蜜丸，1次9g；大蜜丸，1次1丸。1日2次。

药物来源：《中华人民共和国药典》。

其他剂型：明目地黄丸（浓缩丸）。口服：1次8～10丸，1日3次。

注意事项：①因本病是慢性眼疾，须长期服用，久用易造成患者脾胃更虚，湿热愈重，故脾虚气衰或脾胃湿热者慎用。②服药期间忌食萝卜。

【中成药三】复明片。

药物组成：车前子，槟榔，地黄，谷精草，茯苓，枸杞子，关木通，决明子，黄连，蒺藜，菊花，羚羊角，牡丹皮，熟地黄，菟丝子，夏枯草，泽泻，木贼，女贞子，人参，山药，山茱萸，石斛，石决明。

剂型和规格：糖衣片，每片0.3g。

功效和主治：补益肝肾，明目。用于肝肾不足所致的年龄相关性白内障初期或中期，证见视物模糊，晶珠混浊；或头晕失眠，腰膝酸软，舌红，少苔，脉细等。

用法和用量：口服，1次5片，1日3次。

药物来源：《江苏省基本医疗保险药品目录》。

注意事项：忌食辛辣之品。

【中成药四】石斛夜光丸。

药物组成：石斛30g，人参120g，山药45g，茯苓120g，甘草30g，肉苁蓉30g，枸杞子45g，菟丝子45g，地黄60g，熟地黄60g，五味子30g，天冬120g，麦冬60g，苦杏仁45g，防风30g，川芎30g，枳壳（炒）30g，黄连30g，牛膝45g，菊花45g，蒺藜（盐炒）30g，青葙子30g，决明子45g，水牛角浓缩粉60g，羚羊角30g。

剂型与规格：水蜜丸，每丸6g；小蜜丸，每丸9g；大蜜丸，每丸9g。

药理研究：具有防治白内障、改善微循环、调节免疫功能、抗疲劳作用、提高机体适应性、抗炎、解热、镇痛、抑菌、解毒等作用。①防治白内障：在注射半乳糖前，将石斛夜光丸给大鼠灌胃，作为预防给药实验结果，给药组糖性白内障早、中期病变的动物发生数明显少于模型对照组，表明石斛夜光丸对大鼠糖性白内障的中期病变有一定的防治作用而对晚期白内障大鼠未见明显作用。②改善微循环：给家兔注射高分子右旋糖酐后各组兔都出现不同程度的弥散性血管内凝血，以对照组为最明显，表现为血流速度减慢、毛细血管交叉点减少动静脉口径缩小、血液呈暗红色以及血管周围出现充血、水肿。使用石斛夜光丸后，发现该药可部分抑制弥散性血管内凝血，与对照组比较，血流速度增加。③调节免疫功能：石斛夜光丸对用免疫抑制药泼尼松处理的封闭群小鼠的脾脏指数，有明显的增生作用，对胸腺重量也有增加的作用。④抗疲劳作用：石斛夜光丸给小鼠灌胃，给药高剂量组能明显延长小鼠持续性游泳时间。

功效与主治：滋阴补肾，清肝明目。用于肝肾两亏、阴虚火旺引起的年龄相关性白内障初期或中期，证见视物昏花，视力缓降，晶珠混浊；或头晕腰酸；舌红苔少，脉细等。

临床应用：用于肝肾阴虚证之白内障，青光眼、视网膜脉络膜炎、视神经炎等，以及肝肾阴虚证之闭经、神经性头痛、耳鸣耳聋、更年期综合征等。

用法与用量：口服，水蜜丸1次6g，小蜜丸1次9g，大蜜丸1次1丸。1日2次。

药物来源：《中华人民共和国药典》。

注意事项：①忌食辛辣之物。②脾胃虚弱者慎用。

3. 脾气虚弱

【临床表现】视物模糊，视力缓降，或视近尚明而视远模糊，晶状体混浊；伴面色萎黄，少气懒言，肢体倦怠；舌淡苔白，脉缓弱等。

【治法】益气健脾，利水渗湿。

【中成药一】四君子丸。

药物组成：党参200g，白术（炒）200g，茯苓200g，甘草（蜜炙）100g。

剂型与规格：水丸，每瓶装100g。

药理研究：主要有调节胃肠运动、增强免疫等作用。①调节胃肠运动：可使脾虚豚鼠在体胃肠肌电快波出现率明显减少，并且回肠的快波频率和振幅也有明显降低。②提高免疫功能：本方能使大黄造型"脾虚"的小鼠腹腔巨噬细胞吞噬活力恢复并增强；对体液免疫也有一定增强作用。实验研究表明，四君子煎剂可促进代谢（提高小鼠肝糖原和RNA含量）、促进造血功能，并有护肝和促进微循环作用。

功效与主治：益气健脾。用于脾胃气虚所致的年龄相关性白内障初期或中期，证见视物模糊，晶珠混浊；伴面色萎黄，少气懒言，肢体倦怠，胃纳不佳；舌淡苔白，脉缓弱等。

用法与用量：口服，1次3~6g，1日3次。

药物来源：《中华人民共和国药典》。

注意事项：阴虚血热者慎用。

【中成药二】补中益气丸。

药物组成：黄芪（蜜炙）200g，党参60g，甘草（蜜炙）100g，白术（炒）60g，当归60g，升麻60g，陈皮60g，柴胡60g。

剂型与规格：大蜜丸，每丸9g；水蜜丸，每袋装6g；小蜜丸，每袋装9g。

药理研究：主要有调节胃肠运动、抗胃溃疡、调节免疫功能、促进代谢等作用。①调节免疫：给幼年小鼠灌服补中益气口服液，连续14d能明显增加脾脏湿重；皮下注射本方（5d，每天2次），可对抗可的松引起胸腺萎缩；给气虚小鼠1日灌服本方，连用1周后能显著提高外周血T细胞的百分率。②促进代谢：本方可提高机体细胞活性和促进机体代谢，促进蛋白质合成，达到消除虚证的效果；增强大黄造型"脾虚"大鼠饥饿时的血糖调节能力；明显提高小鼠常压缺氧的耐受性和延长亚硝酸中毒小鼠的存活时间。

功效与主治：补中益气。用于脾胃气虚所致的年龄相关性白内障初期或中期，证见视物模糊，晶珠混浊；伴面色萎黄，体倦乏力，食少腹胀，胃纳不佳；舌淡苔白，脉缓弱等。

临床应用：用于脾虚证：用本方口服液治疗脾虚证105例，1次10ml，1日3次，2周为1个疗程，连服2个疗程，显效率72.24%。其中脾气虚证45例，显效率为82.22%；脾阳虚证19例，显效68.48%；脾虚挟湿证16例，显效率68.75%；脾不统血证12例、显效率75%；脾虚下陷证13例，显效率69.23%。

用法与用量：水蜜丸，1次6g；大蜜丸，1次1丸（9g）；小蜜丸，1次9g；1日2~3次，空腹服。

药物来源：《中华人民共和国药典》。

其他剂型：①补中益气片剂。每片0.55g，口服，1次4~5片，1日3次。②补中益气口服液。口服，1次10ml，1日2~3次。糖尿病患者不宜服此剂型。③补中益气合剂。口服，1次10~15ml，1日3次。④煎膏。口服，温开水冲服，1次10g，1日2次。

注意事项：阴虚发热及内热炽盛者忌用。

【中成药三】障眼明片。

药物组成：肉苁蓉、山茱萸、枸杞子、党参、黄芪、蕤仁肉、甘草、升麻、石菖蒲、密蒙花、蔓荆子、川芎、菊花等。

剂型与规格：片剂，每片0.21g。

功效与主治：益肝肾，健脾明目。用于肝肾不足，脾虚气弱所致的年龄相关性白内障初期或中期，证见视物模糊，晶珠混浊；伴体倦乏力，胃纳不佳；舌淡苔白，脉缓弱等。

临床应用：临床观察380例老年性白内障患者（750只眼），服药期限最短3个月，最长1年半。服药后视力提高3行以上者（显效）有132只眼；视力提高2行以上者332只眼，提高一行或保持原来水平者218只眼，总有效率为90.93%。

用法与用量：口服，1次4片，1日3次；温开水送服。

药物来源：《中华人民共和国药典》。

第二节　玻璃体混浊

玻璃体混浊分为三类：因炎症引起者，称玻璃体炎症性混浊；因出血引起者，称玻璃体出血性混浊；因退行性病变引起者，称玻璃体退变性混浊。现代中医认为退行性混浊多以补益为治法，炎性混浊多以清利为治法，出血性混浊多以活血祛瘀为治法。

1. 肝肾亏损

【临床表现】眼前似有飞蚊，逐渐增多，眼干涩，玻璃体内有点状、条状或块状混浊物漂浮，或可见玻璃体内有大量雪花样白色点状物飘荡；头晕耳鸣，腰酸遗泄，易疲劳，舌红，少苔，脉细。

【治法】补益肝肾。

【中成药】明目地黄丸。

药物组成：熟地黄 160g，山茱萸（制）80g，牡丹皮 60g，山药 80g，茯苓 60g，泽泻 60g，枸杞子 60g，菊花 60g，当归 60g，白芍 60g，蒺藜 60g，石决明（煅）80g。

剂型与规格：大蜜丸，每丸 9g。

功效与主治：补益肝肾，益精明目。用于肝肾阴虚引起的玻璃体混浊，证见眼前似有飞蚊，眼干涩，玻璃体有混浊物漂浮；头晕失眠，腰膝酸软，舌红，少苔，脉细等。

用法与用量：口服，水蜜丸，1 次 6g；小蜜丸，1 次 9g；大蜜丸，1 次 1 丸。1 日 2 次。

药物来源：《中华人民共和国药典》。

其他剂型：明目地黄丸（浓缩丸）。口服：1 次 8~10 丸，1 日 3 次。

注意事项：①因本病是慢性眼疾，须长期服用，久用易造成患者脾胃更虚，湿热愈重，故脾虚气衰或脾胃湿热者慎用。②服药期间忌食萝卜。

【中成药二】首乌丸。

药物组成：制何首乌360g，地黄20g，牛膝（酒制）40g，桑椹子182g，女贞子（酒制）40g，墨旱莲235g，桑叶（制）40g，菟丝子（酒蒸）80g，金樱子259g，补骨脂（盐炒）40g，豨莶草（制）80g，金银花（制）20g，黑芝麻16g。

剂型与规格：水蜜丸，每50粒3g；每袋装6g。

药理研究：实验研究结果表明，本品有抗脂质过氧化、降低脂褐质含量、降血脂和抗自由基等作用。

功效与主治：补肝肾、强筋骨。用于肝肾阴虚引起的玻璃体混浊，证见眼前似有飞蚊，眼干涩，玻璃体有混浊物漂浮；或头晕耳鸣，腰酸肢麻，须发早白；舌红苔少，脉细等。

用法与用量：口服，1次6g，1日2次。

药物来源：《中华人民共和国药典》。

不良反应：文献报道1例首乌丸致肝功能损害。

注意事项：脾胃虚弱者慎用。

2. 气血亏虚

【临床表现】自觉视物昏花，眼前黑影飘动，时隐时现，不耐久视，睛珠涩痛，玻璃体内有点状、条状或块状混浊物漂浮；或见面白无华，头晕心悸，少气懒言；舌淡，脉细等。

【治法】益气补血。

【中成药一】八珍丸。

药物组成：党参100g，白术100g，茯苓100g，甘草50g，当归150g，白芍100g，川芎75g，熟地黄150g。

剂型与规格：水蜜丸，每袋装6g；大蜜丸，每丸9g。

药理研究：实验研究证明：①能兴奋造血系统功能，主要表现为加速网织红细胞的成熟过程，血红蛋白显著增加；②具有免疫增强作用，使网状内皮系统吞噬活性增强，并有诱导小鼠干扰素的作用；③升高肝糖原，改善肝解毒功能。

功效与主治：补气养血。用于气血两虚所致的玻璃混浊，证见视物昏花，眼前黑影飘动，不耐久视，睛珠涩痛，玻璃体混浊；或见面色苍白或萎黄，头晕心悸，四肢倦怠或乏力；舌淡，脉细等。

用法与用量：口服。水蜜丸，1次6g，大蜜丸，1次1丸，1日2次；浓缩丸1次8丸，1日3次。

药物来源：《中华人民共和国药典》。

其他剂型：①八珍胶囊。每粒装0.4g，口服，1次3粒，1日2次。②八珍颗粒。每袋装8g或3.5g（无糖型）。糖尿病患者可服用无糖型颗粒。开水冲服，1次1袋，1日2次。③八珍煎膏。每瓶250g，口服，1次15g，1日2次。④八珍袋泡茶。开水泡服，1次2袋，1日2次。⑤合剂。每支10ml，每瓶100ml或500ml。口服，1次10ml，1日2次。

注意事项：①有热证者忌用。②忌过劳、寒凉。

【中成药二】十全大补丸。

药物组成：党参80g，当归120g，黄芪（蜜炙）80g，熟地120g，茯苓80g，白芍（酒炒）80g，白术（炒）80g，川芎40g，甘草（蜜炙）40g，肉桂20g。

剂型与规格：水蜜丸，每袋装6g；或大蜜丸，每丸9g。

药理研究：主要有增强免疫，改善及促进造血功能，并有一定抗衰老等作用。①增强免疫：本方能明显促进特异性免疫功能和非特异性免疫功能。实验证明，它能诱导抗体生成，促进B细胞有丝分裂，增强吞噬细胞活性及细胞杀菌功能和抗感染能力。②改善及促进造血功能：实验证实，本方能明显加速失血性贫血或缺铁性贫血的红细胞、血红蛋白的增殖作用，增强骨髓的造血功能。临床观察也表明，本方具有纠正和减轻手术后低蛋白血症和贫血的作用。③有一定的抗衰老作用：可清除动物体内活性氧自由基团。

功效与主治：温补气血。用于气血两虚所致的玻璃混浊，证见视物昏花，眼前黑影飘动，不耐久视，睛珠涩痛，玻璃体混浊；或见面色苍白，头晕心悸，精神倦怠，四肢不温；舌淡，脉细等。

用法与用量：口服。水蜜丸，1次6g，1日2～3次；大蜜丸，1次1丸（9g），1日2～3次；浓缩丸，1次8～10丸，1日3次。

药物来源：《中华人民共和国药典》。

其他剂型：①十全大补口服液。每瓶10ml或100ml。口服，1次10ml，1日2～3次。②十全大补膏滋。温开水冲服，1次10～15g，1日2次。③十全大补酒。口服，1次15～30ml，1日2次。④十全大补颗粒。开水冲服，1次15g，1日2次；或用本品30g，加白酒250ml化开，1次10～20ml，1日2次。糖尿病患者不宜服用此剂型。

注意事项：①外感发热、内有实热者不宜服用。②感冒病人暂停使用。

3. 气滞血瘀

【临床表现】自觉视力骤降或眼前黑花，检查玻璃体呈点状、条状、块状红色混浊，视网膜上有出血灶，重者则可使眼底的红光反射消失；或情志不舒，胸闷胁胀，口苦；舌有瘀斑或紫暗；苔黄，脉弦涩。

【治法】行气活血。

【中成药一】血府逐瘀口服液。

药物组成：柴胡、当归、地黄、赤芍、红花、桃仁、枳壳、甘草、川芎、牛膝、桔梗。

剂型与规格：口服液，每支 10ml。

药理研究：主要有改善微循环、抑制血小板聚集、改善血液流变性、抗缺氧、抗炎、镇痛等作用。①改善微循环：用 10% 高分子右旋糖酐（0.5ml/100g 体重）作静脉注射，造成大鼠急性微循环障碍，经小肠推注本品水煎液后 20min，观察肠系膜循环及血压变化。结果发现，本品可使细动脉及细静脉口径明显扩张，毛细血管开放数明显增多，血流速度加快，红细胞聚集及白细胞贴壁、滚动及堆积现象明显改善，血液停滞现象消失。②抑制血小板聚集：本品能抑制 ADP 诱导家兔血小板聚集，促使血小板解集；而对凝血酶时间及血凝时间无明显影响。③改善血液流变性：给高脂血症家兔饲本品浓缩煎剂，3 周后其全血黏度明显低于对照组；血细胞比容及红细胞电泳速度也见明显改善。在临床服用本品的患者各项血液流变学指标均见明显改善。此外，实验观察结果表明，本品具有抗心肌缺血、抗炎、镇痛、抗缺氧、降血脂及增强腹腔巨噬细胞吞噬活性等作用。

功效与主治：活血祛瘀，行气止痛。用于气滞血瘀所致的玻璃混浊，证见病程已久，眼前黑花，玻璃体暗红混浊，视网膜上有出血灶，重者则可使眼底的红光反射消失；或情志不舒，胸闷胁胀，口苦，舌有瘀斑或紫暗；苔黄，脉弦涩等。

临床应用：临床报道用西药加血府逐瘀口服液治疗视网膜静脉阻塞 60 例，其效果优于西药对照组。

用法与用量：口服，1 次 10～20ml，1 日 2 次。

药物来源：《中国华人民共和药典》。

其他剂型：①血府逐瘀冲剂。口服，1 次 1 袋；1 日 3 次，温开水冲服。②血府逐瘀胶囊。口服，1 次 6 粒，1 日 2 次。

注意事项：孕妇忌服。

【中成药二】复方丹参片。

药物组成：丹参450g，三七141g，冰片8g。

剂型与规格：片剂，每片以丹参酮ⅡA（$C_{19}H_{18}O_3$）计，不得少于0.20mg。

药理研究：主要有扩张冠状动脉、抗血栓、抗心肌缺血、缺氧等作用。①扩张冠脉：离体豚鼠心脏灌流实验结果表明，复方丹参片浸膏溶液（0.1~0.2ml）能显著增加其冠脉流量，随浓度增加而作用增强；对缺氧引起的心力衰竭灌流心脏，浸膏溶液也有增加冠脉流量的作用。②复方丹参片给大鼠多次灌胃给药，明显延长大鼠血栓形成时间，剂量增加，作用增强。③抗心肌缺血、缺氧：给小鼠灌胃或腹腔注射复方丹参片浸膏，均能显著延长小鼠常压耐缺氧时间，并能对抗垂体后叶素引起大鼠缺血性心电图T波改变。

功效与主治：活血化瘀，理气止痛。用于气滞血瘀所致的玻璃混浊，证见病程已久，眼前黑花，玻璃体暗红混浊，视网膜上有出血灶；舌有瘀斑或紫暗；苔黄，脉弦涩等。

临床应用：用于治疗眼底血管性疾病，如视网膜中央动脉阻塞、视网膜动脉硬化、视神经炎、视神经萎缩等。

用法与用量：口服，1次3片，1日3次。

药物来源：《中华人民共和国药典》。

其他剂型：①复方丹参滴丸。每丸25mg，每丸含丹参以丹参素（$C_9H_{10}O_5$）计，不得少于0.08mg。口服或舌下含服，1次10丸，1日3次，或遵医嘱。②复方丹参胶囊。每粒装0.3g，口服，1次3粒，1日3次。③软胶囊。每粒装0.55g，口服，1次3粒，1日3次。④复方丹参口服液。每支10ml，口服，1次1支，1日3次。

不良反应：个别病人服后有胃肠不适和作呕，引起局限性过敏。

注意事项：孕妇慎用。

【中成药三】血塞通注射液。

药物组成：三七总皂苷。

剂型与规格：注射液：①2ml：100mg；②2ml：200mg；③5ml：250mg；④10ml：500mg。

药理研究：主要有增加心脑血流量、提高机体耐缺氧能力、延长凝血时间等作用。①增加心脑血流量：本品可扩张心脑血管、改善血流动力学，因而使心脑血管流量增加，疏通被阻塞血管。②提高机体耐缺氧能力：对缺氧所致的脑损伤具有保护作用，并能对抗脑缺血，降低其卒中指数，减轻脑水肿；提高心肌细胞耐缺氧能力，并能对抗再供氧造成的损害，同时减少心肌耗氧量；能缓解缺血心电图 S－T 段抬高或下移，降低缺血心肌释放心肌磷酸激酶和乳酸脱氢酶升高，明显减少心肌梗死范围。③抗血小板聚集：本品能抑制由 ADP 引起的家兔血小板聚集，亦抑制由花生四烯酸诱导产生的血小板聚集。本品有延长凝血时间的作用；抑制血栓形成（抑制率为 92.1%）。

功效与主治：活血祛瘀，通脉活络。用于气滞血瘀所致的玻璃混浊，证见病程已久，眼前黑花，玻璃体暗红混浊，视网膜上有出血灶，重者则可使眼底的红光反射消失；舌有瘀斑或紫暗；苔黄，脉弦涩等。

临床应用：用于视网膜中央静脉栓塞，糖尿病性视网膜病变中瘀血阻络证。报道以桂枝茯苓丸为主方配合血塞通注射液静脉滴注治疗 31 例视网膜静脉阻塞患者，结果：临床治愈 13 例，显效 9 例，有效 6 例，无效 3 例，总有效率为 90.32%。但治疗时间相对较长。

用法与用量：肌内注射，1 次 100mg，1 日 1~2 次；静脉滴注，1 次 200~400mg，以 5%~10% 葡萄糖液 250~500ml 稀释后，缓慢滴注，1 日 1 次。

其他剂型：①血塞通片剂。口服，1 次 50～100mg，1 日 3 次。②血塞通胶囊。口服，1 次 100mg，1 日 3 次。③血塞通颗粒。开水冲服，1 次 1～2 袋，1 日 3 次。

不良反应：①个别患者出现咽干、头昏和心慌；停药后均能恢复正常。②头面部发潮红，轻微头胀痛是本品地正常药效反应。③有致过敏性休克，迟发性过敏性反应，应立即停药，并进行相应处理；还有皮疹等皮肤过敏反应。

注意事项：孕妇慎用。禁用于脑出血急性期，以及对三七过敏反应者。

第六章 青 光 眼

第一节 急性闭角型青光眼

急性闭角型青光眼的治疗应迅速收缩瞳孔，降低眼压，及时选择手术治疗，手术前、后用中药配合治疗，对减少手术反应和保护视神经有重要的辅助作用。主要以清肝泻火、降火逐痰。疏肝解郁为治法。

1. 肝火炽盛

【临床表现】头痛如劈，目珠胀硬，视力骤降；眼压升高，眼睑红肿，结膜充血水肿，角膜雾状混浊，前房浅，瞳孔散大；伴有恶心、呕吐等全身症状；舌质红，舌苔黄，脉弦数。

【治法】清肝泻火。

【中成药一】当归龙荟丸。

药物组成：柴胡、当归（酒炒）、芦荟、青黛、栀子、黄连（酒炒）、黄芩（酒炒）、黄柏（盐炒）、大黄（酒炒）、木香、麝香。

剂型与规格：水丸，每丸 0.5g。

药理研究：本方单味药具有抗肿瘤、镇静、抗菌及致泻作用。

功效与主治：清肝泻火。用于肝火炽盛引起的急性闭角型青光眼，兼见恶心、呕吐等全身症状；舌质红，舌苔黄，脉弦数。

用法与用量：口服，1次6g，1日2次。

药物来源：《中华人民共和国药典》。

其他剂型：当归龙荟片。口服，1次4片，1日2次。临床常与羚羊角口服液配合使用。

注意事项：①忌烟戒酒，不饮咖啡，浓茶等兴奋类饮料。②孕妇禁用。③本品药性苦寒，用于肝经实火证，非实火上盛者勿用。

【中成药二】泻青丸（《小儿药证直决》）。

药物组成：龙胆草，大黄，栀子，当归，川芎，防风，青黛，羌活。

剂型与规格：蜜丸，每丸3g。

药理研究：具有降血压、扩张血管、抗菌消炎、解热抗惊、镇痛镇静等作用。其中龙胆草、当归、羌活、防风有抗炎作用；龙胆草、栀子、当归、川芎有镇静作用；当归、羌活、防风有镇痛作用。

功效与主治：清肝泻火。用于肝火炽盛引起的急性闭角型青光眼，兼见恶心、呕吐等全身症状；舌质红，舌苔黄，脉弦数。

用法与用量：口服，1次2丸，1日2次。临床常与羚羊角口服液配合使用。

药物来源：《中华人民共和国药典》。

注意事项：本品寒凉，孕妇、肝血不足、阴虚阳亢者禁用。

2. 痰火郁结

【临床表现】头眼胀痛，视力锐减，眼压升高，混合充血，角膜雾状混浊，前房浅，瞳孔散大；动则眩晕，呕吐痰涎；舌质红，舌苔黄，脉弦滑。

【治法】降火逐痰。

【中成药】礞石滚痰丸（《丹溪心法附余》）。

药物组成：金礞石，沉香，黄芩，熟大黄。

剂型与规格：水丸，每50粒3g，每袋装18g。

药理研究：具有祛痰平喘，解热镇静、抑菌及抗病毒等作用。

功效与主治：降火逐痰。用于痰火郁结引起的急性闭角性青光眼，兼动则眩晕，呕吐痰涎；舌质红，舌苔黄，脉弦滑。

用法与用量：口服，1次9g，1日3次。临床常与羚羊角口服液配合使用。

药物来源：《中华人民共和国药典》。

其他剂型：礞石滚痰片，每片0.32g，1次8片，1日1~2次，空腹温开水送服。

注意事项：①孕妇、非实热顽痰者、对本品或其成分过敏者忌服。②服药期间禁房事；忌荤腥、生痰动火之品及忧郁忿怒。③本品药性峻猛，易耗气伤血，切勿久服，应病除即止。

3. 肝郁气滞

【临床表现】头眼剧烈疼痛，视力骤降，眼压升高，混合充血，角膜水肿，前房浅，瞳孔散大；伴有胸闷嗳气、恶心、呕吐，口干口苦；舌质红，舌苔黄，脉弦数。

【治法】清热疏肝解郁。

【中成药】加味逍遥丸。

药物组成：柴胡，当归，白芍，白术，茯苓，甘草，牡丹皮，栀子（姜炙），薄荷。

剂型与规格：水丸，每100粒6g。

药理研究：具有调节中枢神经、清热抗炎和保肝利胆等作用。方中柴胡、牡丹皮有明显解热作用；甘草、柴胡、牡丹皮有抗炎作用；而当归、栀子、牡丹皮则有抗菌作用。

功效与主治：清热疏肝解郁。用于气火上逆引起的急性闭角型青光眼，兼见胸闷嗳气、恶心、呕吐，口干口苦；舌质红，舌苔黄，脉弦数。

用法与用量：口服，1 次 6g，1 日 2～3 次。

药物来源：《中华人民共和国药典》。

其他剂型：①加味逍遥片。口服，1 次 6 片，1 日 2～3次。②加味逍遥口服液。口服，1 次 10ml，1 日 2～3 次。

注意事项：①孕妇忌服；虚寒体质者慎用。②忌食生冷肥腻之品，切勿劳碌气恼。

第二节　开角型青光眼

开角型青光眼的治疗关键是尽可能阻止青光眼病程的进展。先以西药控制眼压，无效时可考虑手术治疗，同时辅以温阳化气，利水渗湿、滋阴养血，柔肝息风、疏肝解郁和补益肝肾的中药保护视功能。

1. 痰湿内停

【临床表现】早期偶有视物昏矇，或瞳孔稍大，眼底视盘的杯盘比增大，或双眼视盘的杯盘比差值异常，严重者视盘颜色苍白，视野缺损，甚至呈管状，眼压增高；或伴头昏目眩，欲呕恶；舌质淡，舌苔白腻，脉滑。

【治法】温阳化气，利水渗湿。

【中成药】五苓散（《伤寒论》）。

药物组成：茯苓、泽泻、猪苓、白术、肉桂。

剂型与规格：片剂，每片 0.35g。

药理研究：主要有利尿作用，并对水电解质代谢、乙醇性脂肪肝和肝损害有影响。

功效与主治：温阳化气，利水渗湿。用于痰湿内停引起的开角型青光眼，兼见头昏目眩，欲呕恶；舌质淡，舌苔白腻，脉滑。

用法与用量：口服，1次5片，1日3次。临床常与二陈丸配合使用。

药物来源：《中国华人民共和药典》。

其他剂型：①五苓散（散剂）。口服，1次6~9g，1日2~3次。②五苓散（丸剂）。口服，1次6~9g，1日2~3次。

不良反应：服用本品过多者，容易出现口淡、头晕、目眩、食欲减退等不良反应。

注意事项：①本品渗利药物多，易动胎，孕妇慎用。②本方药性偏渗利，温病高热伤津，脾气亏损，肾气虚弱者慎用；阴虚津液不足者不宜使用。

2. 肝郁化火

【临床表现】时有视物昏朦，目珠微胀，轻度混合充血，或瞳孔散大，眼底视盘杯盘比 > 0.3，可见视野缺损，眼压偏高；或兼情志不舒，心烦口苦；舌质红，舌苔黄，脉弦细。

【治法】清热疏肝解郁。

【中成药】丹栀逍遥片（《校注妇人良方》）。

药物组成：柴胡、当归、白芍、白术、茯苓、甘草、牡丹皮、栀子（姜炙）、薄荷。

剂型与规格：片剂，每片0.35g。

药理研究：本方主要药物具有解热，抗炎，抗菌，降血脂和降血压等作用。

功效与主治：清热疏肝解郁。用于肝郁化火引起的开角型青光眼，兼见情志不舒，心烦口苦；舌质红，舌苔黄，脉弦细。

用法与用量：口服，1次6片，1日3次。

药物来源：《中华人民共和国药典》。

其他剂型：①丹栀逍遥丸（水丸）。口服，1次6~9g，1日2~3次。②丹栀逍遥丸（蜜丸）。口服，1次1丸，1日2次。③丹栀逍遥口服液。口服，1次10ml，1日3次。

注意事项：①孕妇慎用；虚寒体质者忌服。②忌食油腻生冷之品。③切忌劳碌气恼。

3. 阴虚风动

【临床表现】劳作后头晕眼胀症状加重，视物昏花，目珠微胀，或见失眠耳鸣，五心烦热，口燥咽干；舌质红，舌苔少，脉细数。

【治法】滋阴养血，柔肝息风。

【中成药】天麻钩藤颗粒（《杂病证治新义》）。

药物组成：天麻、钩藤、石决明、栀子、黄芩、牛膝、杜仲（盐制）、益母草、桑寄生、首乌藤、茯苓。

剂型与规格：颗粒剂，每袋10g。

药理研究：主要有降压，调节中枢神经系统功能，抑制抗氧化脂质生成及抗血小板聚集等作用。

功效与主治：平肝息风，清热安神。用于阴虚风动，肝阳上亢引起的开角型青光眼，证见劳作后头晕眼胀症状加重，视物昏花，目珠微胀，或见失眠耳鸣，五心烦热，口燥咽干；舌质红，舌苔少，脉细数。

用法与用量：开水冲服，1次10g，1日3次。

药物来源：《卫生部药品标准·中药成方制剂分册》。

注意事项：①孕妇、对本品或其成分过敏者忌服。舌绛无苔之阴虚动风证不宜用。②服药期间忌膏粱厚味、生痰动火之品，节房事，忌恼怒。③若眩晕伴恶心可用姜汁送服。

4. 肝肾亏虚

【临床表现】患病时久，视物不清，瞳孔散大，视野缺损或呈管状，视盘苍白；或伴头晕失眠，精神倦怠，腰膝无力，或面白肢冷，精神倦怠，舌质淡，舌苔薄白，脉细沉无力。

【治法】补益肝肾。

【中成药一】左归丸（《景岳全书》）。

药物组成：熟地黄、枸杞子、山药、菟丝子、牛膝、龟板胶、鹿角胶、山茱萸。

剂型与规格：蜜丸。

药理研究：具有改善物质代谢，调节神经内分泌功能，增强非特异性免疫功能等作用。

功效与主治：滋补肝肾，育阴潜阳。用于肝肾亏虚引起的开角型青光眼，视神经萎缩，兼见头晕失眠，精神倦怠，腰膝无力，或面白肢冷，精神倦怠，舌质淡，舌苔薄白，脉细沉无力。

用法与用量：口服，1次1丸，1日2次，饭前服用。

药物来源：《卫生部药品标准·中药成方制剂分册》。

其他剂型：左归丸（水蜜丸）。口服：1次9g，1日2次，饭前服用。

不良反应：久服可有食少、脘闷等反应。

注意事项：本方多为阴柔滋润为主药物组成，胃弱痰多及脾虚便溏者慎用。

【中成药二】复明片。

药物组成：车前子，槟榔，地黄，谷精草，茯苓，枸杞子，木通，决明子，黄连，蒺藜，菊花，羚羊角，牡丹皮，熟地黄，菟丝子，夏枯草，泽泻，木贼，女贞子，人参，山药，山茱萸，石斛，石决明。

剂型和规格：糖衣片，每片0.3g。

功效和主治：滋补肝肾，育阴潜阳。用于肝肾亏虚引起的开角型青光眼，视神经萎缩，兼见头晕失眠，精神倦怠，腰膝酸软，舌红，少苔，脉细等。

用法和用量：口服，一次5片，一日3次。

药物来源：《江苏省基本医疗保险药品目录》。

注意事项：忌食辛辣之品。

第七章 葡萄膜、视网膜、视神经病

第一节 葡萄膜炎

前葡萄膜炎治疗的关键是充分散瞳，结合全身证候和眼部体征辨证论治，以清肝泄热、除湿化浊、滋阴明目为主要治法，应用多种给药途径进行系统治疗。病情严重者还需配合糖皮质激素治疗。

1. 肝经风热

【临床表现】眼球及眼眶疼痛，视力下降，畏光流泪，睫状充血，角膜后壁沉着物，虹膜肿胀，瞳孔缩小；舌质红，舌苔薄黄，脉浮数。

【治法】疏风清热。

【中成药】清热解毒口服液。

药物组成：金银花，玄参，生地黄，连翘，栀子，生石膏，地丁，龙胆草，黄芩，板蓝根，麦冬，知母。

剂型与规格：口服液，每支10ml。

药理研究：主要有抗菌和增强免疫功能等作用。

功效与主治：疏风清热。用于肝经风热所致的葡萄膜炎，证见眼球及眼眶疼痛，视力下降，畏光流泪，睫状充血，角膜后壁沉着物，虹膜肿胀，瞳孔缩小；舌质红，舌苔薄黄，脉浮数。

用法与用量：口服，1 次 10 ~ 20ml，1 日 3 次。

药物来源：《中华人民共和国药典》。

其他剂型：清热解毒颗粒剂。开水冲服，1 次 18g，1 日 3 次。

注意事项：①阳虚便溏者，脏腑虚寒及虚热等证忌用。②服药期间忌服荤腥食品。

2. 肝胆火炽

【临床表现】混合充血，角膜后壁沉着物多，房水混浊，虹膜肿胀，瞳孔缩小；头目剧痛，口苦咽干；舌质红，舌苔黄腻，脉弦数。

【治法】清肝泻胆。

【中成药】龙胆泻肝丸（《医宗金鉴》）。

药物组成：龙胆草、柴胡、黄芩、栀子（炒）、泽泻、木通、车前子（盐炒）、当归（酒炒）、地黄、甘草（蜜制）。

剂型与规格：水丸。每 500 粒 30g，每袋装 12g。

药理研究：主要有抗过敏、抗炎、抑菌和增强免疫功能等作用。

功效与主治：泻肝胆实火，清利湿热。用于肝胆火炽所致的葡萄膜炎，兼见头目剧痛，口苦咽干；舌红，苔黄腻，脉弦数。

用法与用量：口服，1 次 3 ~ 6g，1 日 2 次。

药物来源：《中华人民共和国药典》。

其他剂型：①龙胆泻肝丸（浓缩丸）。口服，1 次 8 丸，1 日 2 次。②龙胆泻肝口服液。1 次 10ml，1 日 3 次。③龙胆泻肝丸（蜜丸）。小蜜丸 1 次 9g，大蜜丸 1 次 1 丸，1 日 2 次。④龙胆泻肝片。1 次 4 ~ 6 片，1 日 3 次。⑤龙胆泻肝颗粒剂。

开水冲服，1 次 6g，1 日 2 次。

不良反应：①久服或过量服用可有恶心、便溏等反应。②可出现皮肤过敏反应。

注意事项：①孕妇慎用。②龙胆泻肝丸中的木通，应用木通科的木通，但目前部分厂家却用马兜铃科的关木通，关木通中的马兜铃酸有明显的肾脏毒性，有肾功能损害的不良反应，不宜长期使用。对老年人、儿童、孕妇、肝肾功能异常者慎用，治疗期间注意肾功能监测。③忌食辛辣食物。

3. 风湿夹热

【临床表现】瞳孔缩小，虹膜肿胀，房水混浊，混合充血；兼见头痛而重，关节重着酸痛，身热不扬；舌质红，舌苔黄腻，脉濡数。

【治法】祛风清热除湿。

【中成药】茵栀黄注射液。

药物组成：茵陈、栀子、金银花、黄芩苷。

剂型与规格：注射液，每支 2ml、10ml。

药理研究：主要有抗炎、抗病毒、解热和增强免疫功能等作用。

功效与主治：清热解毒，除湿退黄。用于风湿夹热所致的葡萄膜炎，兼见头痛而重，关节重着酸痛，身热不扬；舌质红，舌苔黄腻，脉濡数。

用法与用量：静脉滴注。1 次 20ml，加入生理盐水注射液 250ml，静脉滴注，1 日 1 次。肌内注射，1 次 2～4ml，1 日 1 次。

药物来源：《卫生部药品标准·中药成方制剂分册》。

其他剂型：茵栀黄口服液。口服，1 次 10ml，1 日 3 次。

不良反应：静脉注射，肌内注射少数患者可出现过敏性皮疹、皮肤瘙痒、荨麻疹等过敏反应，偶发生过敏性休克。当出现不良反应时，应立刻停止用药，停药后过敏症状可逐渐消失。

注意事项：①静脉滴注速度不宜过快。②发现药液混浊、沉淀、变色时不能使用。③湿热伤及气阴者慎用。

4. 虚火上炎

【临床表现】患病日久，反复发作，眼内干涩，视物昏朦，混合充血，角膜后色素性沉着物；兼心烦失眠，口燥咽干，手足心热；舌红少苔，脉细数。

【治法】滋阴降火。

【中成药】知柏地黄丸（《医宗金鉴》）。

药物组成：熟地黄160g，山茱萸（制）80g，牡丹皮60g，山药80g，茯苓60g，泽泻60g，知母60g，黄柏60g。

剂型与规格：大蜜丸，每丸9g。

药理研究：主要有抗炎、抗菌、降血糖、降血压和镇静等作用。

功效与主治：滋阴降火。用于虚火上炎所致的葡萄膜炎，兼见心烦失眠，口燥咽干，手足心热；舌红少苔，脉细数。

用法与用量：口服，淡盐汤或温开水送服，1次1丸，1日2~3次。

药物来源：《中华人民共和国药典》。

其他剂型：①知柏地黄丸（浓缩丸）。每8丸相当于原生药3g。口服，1次8丸，1日3次。②知柏地黄片。口服，1次6片，1日4次。③知柏地黄胶囊。口服，1次3颗，1日3次。

不良反应：个别患者可出现肛门周围瘙痒，刺痛，痔疮出血，鼻黏膜出血等。

注意事项：脾虚便溏，消化不良者慎用。

第二节　视网膜动脉阻塞

视网膜动脉阻塞是眼科致盲的急危重症，必须分秒必争，中西医结合积极抢救，中医以活血化瘀，通络明目为基本治法。西医关键是扩张血管、吸氧、降低眼压和支持营养治疗。注意治疗心血管等相关的疾病。

1. 气血瘀阻

【临床表现】情志不舒或暴怒之后，突然发病，视力骤降，眼底见视网膜中央动脉阻塞的表现；兼见头晕头痛，胸胁胀痛；舌质红、有瘀点，脉弦或涩。

【治法】行气活血，通窍明目。

【中成药一】醒脑静注射液。

药物组成：麝香、郁金、冰片、栀子。

剂型与规格：注射剂，每支2ml，或5ml，或10ml。

药理研究：主要有调节中枢神经系统功能，强心、兴奋、抗炎、解热、保肝、利胆等作用。

功效与主治：清热泻火，凉血解毒，开窍醒脑。用于气血瘀阻引起的视网膜动脉阻塞，证见视物模糊，兼见头晕头痛，胸胁胀痛；舌质红、有瘀点，脉弦或涩。

用法与用量：肌内注射，1次2~4ml，1日1~2次；或1次20~40ml，加入生理盐水注射液250ml，静脉滴注，1日1次。

注意事项：①孕妇及哺乳期妇女禁用。②使用本品期间忌食萝卜，不食用咖啡、浓茶等兴奋类的食品以及辣椒等强烈刺激的调味品。③本品与川芎嗪注射液同用，可增强行气活血，通窍明目功效。④本品为芳香性药物，应置阴凉干燥处避光保存，开启后立即使用，以防挥发。

【中成药二】麝香保心丸。

药物组成：麝香、人参、苏合香、蟾酥、牛黄、肉桂、冰片、人参。

剂型与规格：微丸，每丸 22.5mg。

药理研究：有增加冠状动脉血流量，增加心排出量和抗心肌缺血等作用。

功效与主治：芳香温通，益气活血。用于气血瘀阻引起的视网膜动脉阻塞，兼见头晕头痛，胸胁胀痛；舌质红、有瘀点，脉弦或涩。

用法与用量：口服，1 次 1~2 丸，1 日 3 次。

药物来源：《中华人民共和国药典》。

不良反应：个别患者可出现皮肤荨麻疹反应。

注意事项：①本品应严格在医师指导下服用。②对本品或其成分过敏者、孕妇及哺乳期妇女禁用。③使用本品期间忌用五灵脂、藜芦。忌食萝卜，不食用咖啡、浓茶等兴奋类的食品以及辣椒等强烈刺激的调味品。④不宜与地高辛合用。缓慢性心率失常、应用洋地黄类药物和过敏体质者慎用。⑤少数患者可出现不良反应：轻度唇舌麻木感、口干、头胀、中上腹不适，或出现红斑、丘疹等。

2. 痰热上壅

【临床表现】视力骤降；眼底见视网膜中央动脉阻塞表现；兼形体肥胖，头眩而重，胸闷烦躁，痰稠口苦，食少恶心；舌质红，舌苔黄腻，脉弦滑。

【治法】清热，涤痰，通络。

【中成药一】贝羚胶囊。

药物组成：川贝、羚羊角、猪胆汁、麝香、沉香、人工竺黄（飞）、青礞石（煅飞）、硼砂（煅）。

剂型与规格：胶囊，每粒装 0.3g。

药理研究：具有清热镇痛，抗菌消炎，止咳化痰等作用。

功效与主治：涤痰通络。用于痰热上壅引起的视网膜动脉阻塞，兼形体肥胖，头眩而重，胸闷烦躁，痰稠口苦，食少恶心；舌质红，舌苔黄腻，脉弦滑。

用法与用量：口服，1 次 0.3～0.6g。临床常与清开灵注射液配合使用。

药物来源：《中华人民共和国药典》。

其他剂型：贝羚散。口服，1 次 0.3～0.6g，1 日 3 次。

注意事项：①孕妇禁用。②大便溏薄者，脾胃虚寒、气虚阴虚者忌用。

【中成药二】礞石滚痰丸（《丹溪心法附余》）。

药物组成：金礞石（煅）、沉香、黄芩、熟大黄。

剂型与规格：水丸，每 50 粒 3g，每袋装 18g。

药理研究：具有祛痰平喘，解热镇静、抑菌及抗病毒等作用。

功效与主治：降火逐痰，清热泻火。用于痰热上壅引起的视力骤降；眼底见视网膜中央动脉阻塞表现；兼形体肥胖，头眩而重，胸闷烦躁，痰稠口苦，食少恶心；舌质红，舌苔黄腻，脉弦滑。

用法与用量：口服，1 次 9g，1 日 3 次。临床常与清开灵注射液配合使用。

药物来源：《中华人民共和国药典》。

其他剂型：礞石滚痰片。1 次 8 片，1 日 1～2 次，温开水送服。

注意事项：①孕妇、非实热顽痰者、小儿虚寒成惊者、对本品或其成分过敏者忌服。②服药期间禁房事；忌荤腥、生痰动火之品及忧郁忿怒。③本品药性峻猛，易耗气伤血，病除即止，切勿久服过量。

3. 肝阳上亢

【临床表现】视力骤降；眼底见视网膜中央动脉阻塞表现；兼见头痛眼胀或眩晕时作，心悸健忘，面时潮红，烦躁易怒，少寐多梦，口苦；舌质红，舌苔黄，脉弦。

【治法】滋阴潜阳，活血通络。

【中成药一】清脑降压片。

药物组成：黄芩、夏枯草、槐米、磁石、牛膝、当归、地黄、丹参、水蛭、钩藤、决明子、地龙、珍珠母。

剂型与规格：片剂，每片含原生药 0.75g。

药理研究：本品具有降血压、利尿等作用。

功效与主治：平肝潜阳，活血通络。用于肝阳上亢引起的视网膜动脉阻塞，兼见头痛眼胀或眩晕时作，心悸健忘，面时潮红，烦躁易怒，少寐多梦，口苦；舌质红，舌苔黄，脉弦。

用法与用量：口服，1 次 4~6 片，1 日 3 次。

药物来源：《中华人民共和国药典》。

注意事项：①服药期间忌膏粱厚味、生痰动火之品及恼怒忧伤。②若眩晕伴恶心可用姜汁送服。③孕妇禁服。

4. 气虚血瘀

【临床表现】视力骤降，视网膜水肿，视盘颜色淡白；兼见短气乏力，面色苍白，倦怠懒言；舌质淡有瘀点，舌苔少，脉涩。

【治法】补气养血，化瘀通脉。

【中成药一】消栓通颗粒。

药物组成：黄芪、当归、地黄、桃仁、赤芍、川芎、地龙、枳壳（炒）、三七、丹参、甘草、红花、牛膝、冰片。

剂型与规格：颗粒剂，每袋装 25g。

药理研究：可促进胆固醇及脂类代谢，降低血脂，减少血小板，延长凝血时间及抗血栓作用。

功效与主治：益气活血，祛瘀通络。用于气虚血瘀引起的视网膜动脉阻塞，兼见短气乏力，面色苍白，倦怠懒言；舌质淡有瘀点，舌苔少，脉涩。

用法与用量：温开水冲服，1 次 25g，1 日 3 次。

药物来源：《卫生部药品标准·中药成方制剂分册》。

注意事项：①孕妇忌服。②本品含糖，糖尿病患者慎服。

【中成药二】消栓口服液（《医林改错·补阳还五汤》）。

药物组成：黄芪、当归、赤芍、川芎、地龙、、桃仁、红花。

剂型与规格：口服液，每支 10ml。

药理研究：具有抗血栓形成和溶血栓、抑制血小板聚集，增加脑血流，强心，改善血液流变性等作用。

功效与主治：补气，活血，通络。用于气虚血瘀引起的视网膜动脉阻塞，兼见短气乏力，面色㿠白，倦怠懒言；舌质淡有瘀点，舌苔少，脉涩。

用法与用量：口服，1 次 10～20ml，1 日 2～3 次。

药物来源：《卫生部药品标准·中药成方制剂分册》。

不良反应：文献报道 1 例引起虚脱，服药后出现头痛头晕，呕吐，面色苍白，出冷汗，血压下降，即停用本药，对症处理后缓解。

注意事项：阴虚阳亢，风火上扰、痰浊蒙蔽者禁用。

第三节　视网膜静脉阻塞

视网膜静脉阻塞早期以凉血止血为治法；中期以活血化瘀为治法。根据全身症候，兼以行气解郁、清热养阴、健脾益气等。后期以扶正为主，佐以活血养血，或补益肝肾，或养血疏肝，或健脾益气。

1. 气滞血瘀

【临床表现】视力急剧下降，甚至仅有光感。见以视盘为中心的放射状、火焰状出血灶遍布视网膜，出血色鲜红或暗红，视网膜静脉怒张迂曲，黄斑区常被出血斑块和渗出灶覆盖；兼头痛眼胀、胸胁胀痛或情志抑郁，食少嗳气，或烦躁易怒，失眠多梦；舌质红或暗红有瘀点，舌苔少，脉弦数或弦细。

【治法】早期宜凉血止血，佐以活血化瘀；中期宜活血化瘀，行气通络。

【中成药一】血府逐瘀丸（《医林改错》）。

药物组成：柴胡、当归、川芎、地黄、赤芍、红花、桃仁、枳壳、甘草、牛膝、桔梗。

剂型与规格：蜜丸，每丸9g。

药理研究：具有抑制血小板聚集，改善心功能，抗心率失常，改善血液流变性及微循环，抗缺氧，镇痛，抗炎，降血脂，抗缺氧，镇痛，降血脂及增强免疫功能等作用。

功效与主治：活血祛瘀，行气止痛。用于气滞血瘀引起的视网膜静脉阻塞，兼见兼头痛眼胀、胸胁胀痛或情志抑郁，食少嗳气，或烦躁易怒，失眠多梦；舌质红或暗红有瘀点，舌苔少，脉弦数或弦细。

用法与用量：口服，1次1~2丸，1日2次，空腹红糖水送服。

药物来源：《卫生部药品标准·中药成方制剂分册》。

其他剂型：①血府逐瘀胶囊。口服：1次6粒，1日2次。②血府逐瘀颗粒冲剂。1次1袋，1日3次。③血府逐瘀口服液。1次10ml，1日3次。

注意事项：①孕妇禁用。②服药期间忌生冷，不食用咖啡、浓茶等兴奋类的食品以及辣椒等强烈刺激的调味品。

【中成药二】复方丹参滴丸。

药物组成：丹参浸膏、三七、冰片。

剂型与规格：滴丸，每瓶装 150 粒。

药理研究：具有抗心肌缺血、缺氧、扩张冠状动脉等作用。

功效与主治：活血化瘀，理气止痛。用于气滞血瘀引起的视网膜静脉阻塞，兼见头痛眼胀、胸胁胀痛或情志抑郁，食少嗳气，或烦躁易怒，失眠多梦；舌质红或暗红有瘀点，舌苔少，脉弦数或弦细。

用法与用量：口服或舌下含服，1 次 10 粒，1 日 3 次。

药物来源：《中华人民共和国药典》。

其他剂型：①复方丹参片。口服：1 次 6 片，1 日 2 次。②复方丹参胶囊。口服，1 次 3 粒，1 日 3 次。③复方丹参颗粒。口服，1 次 1 袋（1.6g），1 日 3 次。④复方丹参气雾剂。喷入，1 次喷 3~5 下，1 日 3 次。⑤复方丹参注射液。静脉滴注或肌肉注射。1 次 4~20ml，加入生理盐水注射液 250ml，静脉注射。2~4 周为 1 疗程。

不良反应：个别患者服药后出现胃肠不适，恶心，口腔溃疡，窦性心动过缓，荨麻疹等。

注意事项：①孕妇禁用。②服药期间忌食萝卜，不食用咖啡、浓茶等兴奋类的食品以及辣椒等强烈刺激的调味品。③可出现胃肠不适，恶心，窦性心率过缓，口腔溃疡，药物疹等不良反应。

2. 阴虚阳亢

【临床表现】视盘及视网膜静脉周围出血较少或中等，但血色鲜红，静脉迂曲怒张，病程长者可伴有黄白色渗出液；兼见头晕耳鸣，面时潮红，烦躁易怒，失眠多梦，腰膝酸软；舌质红，舌苔少，脉弦细。

【治法】滋阴潜阳。

【中成药】天麻钩藤冲剂（《杂病证治新义》）。

药物组成：天麻、钩藤、石决明、栀子、黄芩、牛膝、杜仲（盐制）、益母草、桑寄生、首乌藤、茯苓。

剂型与规格：颗粒剂，每袋装10g。

药理研究：具有降压，调节中枢神经系统，抗血小板聚集，抑制过氧脂质的生成等作用。

功效与主治：平肝潜阳，清热安神。用于肝阳上亢引起的视网膜静脉阻塞，兼见头晕耳鸣，面时潮红，烦躁易怒，失眠多梦，腰膝酸软；舌质红，舌苔少，脉弦细。

用法与用量：开水冲服，1次10g，1日3次。

药物来源：《卫生部药品标准·中药成方制剂分册》。

注意事项：①孕妇、对本品或其成分过敏者忌服。舌绛无苔之阴虚动风证不宜用。②服药期间忌膏粱厚味，生痰动火之品。③若眩晕伴恶心可用姜汁送服。

3. 痰瘀互结

【临床表现】多见于本病中，后期。视网膜水肿渗出明显，或有黄斑区囊样水肿；形体肥胖，头重眩晕，胸闷脘胀；舌质有瘀斑，舌苔厚或腻，脉弦或濡。

【治法】燥湿化痰，祛瘀通络。

【中成药】二陈丸（《太平惠民和剂局方》）。

药物组成：姜半夏、陈皮、茯苓、甘草、生姜（榨汁泛水丸用）。

剂型与规格：水丸，每50粒3g，每袋装18g。

药理研究：具有镇咳、祛痰，平喘，解痉，保肝，利胆，抑菌和调节免疫功能等作用。

功效与主治：燥湿化痰。用于痰瘀互结引起的视网膜静脉阻塞，兼见头晕耳鸣，面时潮红，烦躁易怒，失眠多梦，腰膝酸软；舌质红，舌苔少，脉弦细。

用法与用量：口服，1 次 9~15g，1 日 2 次。临床常与血府逐瘀胶囊配合同用。

药物来源：《中华人民共和国药典》。

其他剂型：①二陈丸（浓缩丸），1 次 12~16 丸，1 日 3 次。②二陈合剂，1 次 10~15ml，1 日 3 次。

注意事项：①本方辛香温燥，易伤阴津，不宜长期服用。②有咯血，吐血，消渴，血虚，阴虚者忌服。③服药期间忌生冷，膏粱厚味及生痰动火之品。

4. 心脾两虚

【临床表现】眼底出血未吸收，伴黄白色渗出液及点状结晶，黄斑水肿，渗出；兼面色萎黄或㿠白，心悸健忘，肢体倦怠，少气懒言，纳差便溏；舌质淡胖，舌苔少，脉细弱。

【治法】益气健脾，养血安神。

【中成药】归脾丸（《济世方》）。

药物组成：党参、白术（炒）、黄芪（蜜炙）、甘草（蜜炙）、茯苓、远志（制）、酸枣仁（炒）、龙眼肉、当归、木香、大枣。

剂型与规格：蜜丸。

药理研究：具有抗休克、激活胆碱能神经功能低下、增强免疫，调节中枢神经功能、增进造血功能等作用。

功效与主治：益气健脾，养血安神。用于心脾两虚引起的视网膜静脉阻塞，兼见面色萎黄或苍白，心悸健忘，肢体倦怠，少气懒言，纳差便溏；舌质淡胖，舌苔少，脉细弱。

用法与用量：口服，1 次 1 丸，1 日 2 次。

药物来源：《中华人民共和国药典》。

其他剂型：①归脾片。口服，1次4~6片，1日2次。②归脾糖浆液。口服，1次20ml，1日2次。③归脾煎膏剂。口服，1次9~15g，1日2次。④归脾合剂。口服，1次10ml，1日2次。⑤归脾浓缩丸。口服，1次10粒，1日3次。

不良反应：可出现口干、鼻燥、便秘、皮肤干燥等不良反应。

注意事项：①服药期间忌辛辣肥腻生冷之品、过度思虑及过劳。②痰湿，瘀血，热邪内伏，阴虚脉数者忌用。

第四节　视网膜静脉周围炎

本病中医在早期宜以清热凉血，后期以活血化瘀，通络明目为治法。若符合视网膜激光光凝治疗或增殖性玻璃体视网膜病变手术指征，在治疗或手术后再配合中药治疗。

1. 肝胆火炽

【临床表现】视力骤然下降，或仅存光感；眼底可见大量新鲜出血，或玻璃体积血；兼见头痛目眩，口苦咽干；舌质红，舌苔黄，脉弦数。

【治法】清肝泻火，凉血止血。

【中成药】龙胆泻肝丸（《医宗金鉴》）。

药物组成：龙胆草、柴胡、黄芩、栀子（炒）、泽泻、木通、车前子（盐炒）、当归（酒炒）、地黄、甘草（蜜制）。

剂型与规格：水丸，每袋装3g。

药理研究：具有抗炎、抗过敏、抗菌、增强免疫功能等作用

功效与主治：泻肝胆实火，清利湿热。用于肝胆火炽所致的视网膜静脉周围炎，兼见头目剧痛，口苦咽干；舌质红，舌

苔黄腻，脉弦数。

用法与用量：口服，1 次 3 ~ 6g，1 日 2 次。出血早期，常与十灰散配伍合用。

药物来源：《中华人民共和国药典》。

其他剂型：①龙胆泻肝丸（浓缩丸）。口服，1 次 8 丸，1 日 2 次。②龙胆泻肝口服液。口服，1 次 10ml，1 日 3 次。③龙胆泻肝丸（蜜丸）。小蜜丸，1 次 9g；大蜜丸，1 次 1 丸，1 日 2 次。④龙胆泻肝片。1 次 4 ~ 6 片，1 日 3 次。⑤龙胆泻肝颗粒剂。开水冲服，1 次 6g，1 日 2 次。

不良反应：①久服或过量服用可有恶心、便溏等反应。②可出现皮肤过敏反应。

注意事项：①孕妇慎用。②服用本药期间忌食辛辣食品。③龙胆泻肝丸中的木通，应用木通科的木通，但目前部分厂家却用马兜铃科的关木通，关木通中的马兜铃酸有明显的肾脏毒性，有肾功能损害的不良反应，不宜长期使用。对老年人、儿童、孕妇、肝肾功能异常者慎用，治疗期间注意肾功能监测。

2. 阴虚火旺

【临床表现】病情迁延，眼底反复出血；兼少寐多梦，五心烦热，口干唇燥；舌质红，舌苔薄，脉细数。

【治法】滋阴降火。

【中成药】知柏地黄丸（《医宗金鉴》）。

药物组成：熟地黄 160g，山茱萸（制）80g，牡丹皮 60g，山药 80g，茯苓 60g，泽泻 60g，知母 60g，黄柏 60g。

剂型与规格：大蜜丸，每丸 9g。

药理研究：具有抗菌、抗炎、镇静、降血糖、降血压等作用。

功效与主治：滋阴降火。用于虚火上炎所致的视网膜周围炎，兼见少寐多梦，五心烦热，口干唇燥；舌质红，舌苔薄，脉细数。

用法与用量：口服，淡盐汤或温开水送服，1次1丸，1日2~3次。

药物来源：《中华人民共和国药典》。

其他剂型：①知柏地黄丸（浓缩丸）。每8丸相当于原生药3g。口服，1次8丸，1日3次。②知柏地黄片。口服，1次6片，1日4次。③知柏地黄胶囊。口服，1次3粒，1日3次。

注意事项：脾虚便溏，消化不良者慎用。

【临床表现】眼底出血反复发作；兼见面色㿠白，纳食无味，心悸失眠，神疲乏力；舌质淡，舌苔薄白，脉细弱。

【治法】益气健脾，养血安神。

【中成药】归脾丸（《济世方》）。

药物组成：党参、白术（炒）、黄芪（蜜炙）、甘草（蜜炙）、茯苓、远志（制）、酸枣仁（炒）、龙眼肉、当归、木香、大枣。

剂型与规格：蜜丸。

药理研究：具有抗休克、激活胆碱能神经功能、增强免疫、调节中枢神经功能、增进造血功能等作用。

功效与主治：益气健脾，养血安神。用于心脾两虚引起的视网膜静脉周围炎，兼见面色㿠白，纳食无味，心悸失眠，神疲乏力；舌质淡，舌苔薄白，脉细弱。

用法与用量：口服，1次1丸，1日2次。

药物来源：《中华人民共和国药典》。

其他剂型：①归脾片。口服，1次4~6片，1日2次。②归脾糖浆液。口服，1次20ml，1日2次。③归脾煎膏剂。口服，1次9~15g，1日2次。④归脾合剂。口服，1次10ml，1日2次。⑤归脾浓缩丸。口服，1次10粒，1日3次。

不良反应：可出现口干、鼻燥、便秘、皮肤干燥等不良反应。

注意事项：①服药期间忌辛辣肥腻生冷之品、过度思虑及过劳。②有痰湿，瘀血，热邪内伏，阴虚脉数者忌用。③可能出现口干、鼻燥、便秘、皮肤干燥等不良反应。

第五节　糖尿病性视网膜病变

糖尿病视网膜病变的处理原则主要是控制饮食、积极治疗糖尿病。眼部与全身辨证相结合，认识久病必虚、久病必瘀等病理特点，注意养阴与祛瘀药的应用。若符合视网膜激光光凝治疗或增殖性玻璃体视网膜病变手术指征，建议在治疗或手术后再配合中药治疗。

1. 阴虚燥热

【临床表现】眼底糖尿病性视网膜病变早期；兼见口渴多饮，消谷善饥；或口干舌燥，体倦乏力，心烦失眠；舌质红，苔微白，脉细数。

【治法】滋阴润燥，凉血化瘀。

【中成药】玉泉丸。

药物组成：天花粉、葛根、地黄、五味子、麦冬、甘草。

剂型与规格：水丸，每10粒1.5g，每瓶300g。

药理研究：具有降血糖、降血脂、抗氧化等作用。

功效与主治：养阴生津，止渴除烦，益气和中。用于气阴不足引起的糖尿病视网膜病变早期，兼见口渴多饮，消谷善饥；或口干舌燥，体倦乏力，心烦失眠；舌质红，苔微白，脉细数。

用法与用量：口服。1次6g，1日4次。

药物来源:《卫生部药品标准·中药成方制剂分册》。

其他剂型:①玉泉浓缩丸。口服,1 次 60 粒,1 日 4 次。②玉泉胶囊。口服,1 次 2 粒,1 日 3 次。③玉泉冲剂。口服,1 次 1 袋,1 日 3 次。④玉泉散。口服,1 次 9~15g,1 日 3 次。

注意事项:①孕妇禁用。②严格控制饮食,忌食生冷及辛辣的食物。

2. 气阴两虚

【临床表现】糖尿病视网膜病变;兼见面色少华,倦怠乏力,少气懒言,咽干,自汗,五心烦热;舌质淡,脉虚无力。

【治法】益气复脉,养阴生津。

【中成药】生脉饮(《内外伤辨惑论》)。

药物组成:人参、五味子、麦冬。

剂型与规格:口服液,每支 10ml。

药理研究:具有改善心功能,增加冠状动脉血流量,抗心肌缺血,调整心肌代谢,降低耗氧量,保护心肌细胞,改善微循环,抗休克,调节血压,抗心律失常,抗炎,增强免疫功能,改善血液流变性,改善肝功能等作用。

功效与主治:益气复脉,养阴生津。用于气阴两虚引起的糖尿病视网膜病变早期,兼见面色少华,倦怠乏力,少气懒言,咽干,自汗,五心烦热;舌质淡,脉虚无力。

用法与用量:口服。1 次 10ml,1 日 3 次。

药物来源:《中华人民共和国药典》。

其他剂型:①生脉胶囊。1 次 3 粒,1 日 3 次。②生脉袋泡茶。开水泡服,1 次 1 袋,1 日 3 次。③生脉注射液。静脉滴注,1 次 20~30ml,加入生理盐水注射液 250ml,1 日 1 次。

不良反应:偶见静脉炎,皮肤过敏,荨麻疹,腹胀等。

注意事项:①孕妇禁用。②严格控制饮食,忌食生冷及刺激性强的食物。③本方为治虚证方剂，属外感实热、暑热等病邪者，咳而尚有表证未解者禁用。

3. 脾肾阳虚

【临床表现】视力减退，眼底视网膜增殖性改变；兼形体虚胖，头晕耳鸣，形寒肢冷，面色萎黄或浮肿，阳痿，夜尿频、量多清长；舌淡胖，脉沉弱。

【治法】温阳益气，利水消肿。

【中成药】肾气丸（《金匮要略》）。

药物组成：熟地黄、山茱萸、牡丹皮、山药、茯苓、泽泻、肉桂、附子、牛膝、车前子。

剂型与规格：蜜丸，每丸9g。

药理研究：具有降血糖，降血脂，增强免疫，改善内分泌，清除自由基，利尿，降血压等作用。

功效与主治：温阳益气，利水消肿。用于脾肾两虚引起的糖尿病视网膜病变，兼形体虚胖，头晕耳鸣，形寒肢冷，面色萎黄或浮肿，阳痿，夜尿频、量多清长；舌质淡胖，脉沉弱。

用法与用量：口服，水蜜丸，1次6g；小蜜丸，1次9g；大蜜丸，1次1丸。1日2~3次。

药物来源：《中华人民共和国药典》。

其他剂型：①肾气丸（片剂）。口服，1次6片，1日3次。②肾气散。温开水冲服，1次9g，1日3次。③肾气口服液。口服，1次10ml，1日2次。④肾气胶囊。口服，1次5粒，1日3次。

不良反应：可出现荨麻疹，食欲减退，呕吐，腹泻等不良反应。

注意事项：①孕妇禁用。②严格控制饮食，忌食生冷及刺激性强的食物。

4. 瘀血内阻

【临床表现】眼底出血、渗出明显，视网膜水肿；兼见胸闷，头昏目眩，肢体麻木；舌质暗有瘀斑，脉弦或细涩。

【治法】化瘀通络。

【中成药一】血府逐瘀丸（《医林改错》）。

药物组成：柴胡、当归、川芎、地黄、赤芍、红花、桃仁、枳壳、甘草、牛膝、桔梗。

剂型与规格：蜜丸，每丸9g。

药理研究：具有抑制血小板聚集，改善心功能，抗心率失常，改善血液流变性及微循环，抗缺氧、镇痛、抗炎、降血脂、抗缺氧、镇痛、降血脂及增强免疫功能等作用。

功效与主治：活血祛瘀，行气止痛。用于瘀血内阻引起的糖尿病视网膜病变，兼见胸闷，头昏目眩，肢体麻木；舌质暗有瘀斑，脉弦或细涩。

用法与用量：口服，1次1~2丸，1日2次，空腹红糖水送服。

药物来源：《卫生部药品标准·中药成方制剂分册》。

其他剂型：①血府逐瘀胶囊。口服：1次6粒，1日2次。②血府逐瘀颗粒冲剂。1次1袋，1日3次。③血府逐瘀口服液。1次10ml，1日3次。

注意事项：①孕妇禁用。②服药期间忌生冷，不食用咖啡、浓茶等兴奋类的食品以及辣椒等强烈刺激的调味品。

【中成药二】复方丹参滴丸。

药物组成：丹参浸膏、三七、冰片。

剂型与规格：滴丸，每瓶装150粒。

药理研究：具有抗心肌缺血、缺氧、扩张冠状动脉等作用。

功效与主治：活血祛瘀，行气止痛。用于瘀血内阻引起的糖尿病视网膜病变，兼见胸闷，头昏目眩，肢体麻木；舌质暗有瘀斑，脉弦或细涩。

用法与用量：口服或舌下含服，1次10粒，1日3次。

药物来源：《中华人民共和国药典》。

其他剂型：①复方丹参片。口服：1次6片，1日2次。②复方丹参胶囊。口服，1次3粒，1日3次。③复方丹参颗粒。口服，1次1袋（1.6g），1日3次。④复方丹参气雾剂。喷入，1次喷3~5下，1日3次。⑤复方丹参注射液。静脉滴注或肌肉注射。1次4~20ml，加入生理盐水注射液250ml，静脉注射。2~4周1疗程。

不良反应：个别患者服药后出现胃肠不适，恶心，口腔溃疡，窦性心动过缓，荨麻疹等。

注意事项：①孕妇禁用。②服药期间忌食萝卜，不食用咖啡、浓茶等兴奋类的食品以及辣椒等强烈刺激的调味品。③可出现胃肠不适，恶心，窦性心率过缓，口腔溃疡，药物疹等不良反应。

5. 痰瘀互结

【临床表现】眼底出血、渗出明显，有增殖性玻璃体视网膜病变；兼见形盛体胖，头身沉重，身体某部位固定刺痛，口唇或肢端紫暗；舌质紫有瘀斑，舌苔厚腻，脉弦滑。

【治法】健脾燥湿，化痰祛瘀。

【中成药】二陈丸（《太平惠民和剂局方》）。

药物组成：姜半夏、陈皮、茯苓、甘草、生姜（榨汁泛水丸用）。

剂型与规格：水丸，每50粒3g，每袋装18g。

药理研究：具有镇咳、祛痰，平喘，解痉，保肝，利胆，抑菌和调节免疫功能等作用。

功效与主治：燥湿化痰。用于痰瘀阻滞引起的糖尿病视网膜病变，兼见形盛体胖，头身沉重，身体某部位固定刺痛，口唇或肢端紫暗；舌质紫有瘀斑，舌苔厚腻，脉弦滑。

用法与用量：口服，1 次 9 ～ 15g，1 日 2 次。临床常与复方丹参滴丸配伍使用。

药物来源：《中华人民共和国药典》。

其他剂型：①二陈丸（浓缩丸）。口服，1 次 12 ～ 16 丸，1 日 3 次。②二陈合剂。口服，1 次 10 ～ 15ml，1 日 3 次。

注意事项：①本方辛香温燥，易伤阴津，不宜长期服用。②有咯血，吐血，血虚，阴虚者忌服。③服药期间忌生冷，膏粱厚味及生痰动火之品。

第六节　中心性浆液性脉络膜视网膜病变

中心性浆液性脉络膜视网膜病变的早期以清热利湿、化痰祛瘀为主要治法，中后期以祛瘀散结，兼以补益肝肾为治法。

1. 肝郁气滞

【临床表现】视力下降，眼前暗影遮挡，视物变形；伴有胸闷不舒，胁肋胀痛；舌质有瘀点，舌苔薄白，脉弦。

【治法】疏肝解郁。

【中成药】逍遥丸（《太平惠民和剂局方》）。

药物组成：柴胡、当归、白芍、白术、茯苓、甘草、薄荷（生姜汁泛丸）。

剂型与规格：大蜜丸，每丸9g。

药理研究：具有调节内分泌，调节中枢神经系统功能等作用。

功效与主治：疏肝解郁。用于肝郁气滞引起的中心性浆液性视网膜脉络膜病变，兼见胸闷不舒，胁肋胀痛；舌质有瘀点，舌苔薄白，脉弦。

用法与用量：口服，1 次 1 丸，1 日 2 次。临床常与复方丹参片配伍使用。

药物来源：《中华人民共和国药典》。

其他剂型：①逍遥丸（浓缩丸）。口服，1 次 8 粒，1 日 3 次。②逍遥颗粒剂。开水冲服，1 次 15g，1 日 3 次。③逍遥合剂。口服，1 次 15ml，1 日 2 次，用时摇匀。④逍遥散。口服，1 次 6～9g，1 日 3 次。⑤逍遥口服液。口服，1 次 10ml，1 日 3 次。

注意事项：①孕妇忌服。肝肾阴虚者慎用。②忌生冷、烟酒、咖啡、浓茶及辛辣食品。

2. 痰湿化热

【临床表现】视物昏蒙，或视瞻有色，视物变形，黄斑区水肿渗出，中心光反射消失；兼头重胸闷，食少口苦；舌苔黄腻，脉濡数。

【治法】清热利湿，祛痰化浊。

【中成药】茵栀黄注射液。

药物组成：茵陈、栀子、金银花、黄芩甙。

剂型与规格：注射液，每支 10ml。

药理研究：具有增强免疫功能、抗菌、抗炎、解热、抗病毒等作用。

功效与主治：清热利湿，祛痰化浊。用于痰湿化热引起的中心性浆液性视网膜脉络膜病变，兼头重胸闷，食少口苦；舌苔黄腻，脉濡数。

用法与用量：静脉滴注。1 次 20ml，加入生理盐水注射液 250ml，静脉滴注，1 日 1 次。

药物来源：《卫生部药品标准·中药成方制剂分册》。

其他剂型：茵栀黄口服液。口服，1 次 10ml，1 日 3 次。

不良反应：静脉注射、肌内注射少数患者可出现过敏性皮疹、皮肤瘙痒、荨麻疹等过敏反应，偶发生过敏性休克。当出现不良反应时，应立刻停止用药，停药后过敏症状可逐渐消失。

注意事项：①本品可出现过敏反应，如过敏性皮疹，荨麻疹、皮肤瘙痒及过敏性休克等。②发现药液混浊、沉淀、变色时不能使用。③静脉滴注速度不宜过快。

3. 肝肾不足

【临床表现】视物模糊，眼前暗影，视物变形，或缠绵不愈，或反复发作；伴头晕耳鸣，腰膝酸软；舌红苔少，脉细数。

【治法】滋补肝肾，和血明目。

【中成药】六味地黄丸（《小儿药证直诀》）。

药物组成：熟地黄、山茱萸、山药、泽泻、牡丹皮、茯苓。

剂型与规格：大蜜丸，每丸9g。

药理研究：具有增强免疫功能、抗衰老、降血糖、降血脂等作用。

功效与主治：滋补肝肾。用于肝肾不足引起的中心性浆液性视网膜脉络膜病变，兼见头晕耳鸣，腰膝酸软；舌红苔少，脉细数。

用法与用量：口服，1次1丸，1日2次。临床常与复方丹参滴丸配伍使用。

药物来源：《中华人民共和国药典》。

其他剂型：①六味地黄胶囊。口服，1次8粒，1日2次②六味地黄丸（浓缩丸）。口服，1次8粒，1日3次。③六味地黄颗粒剂。开水冲服，1次5g，1日2次。④六味地黄口服液。口服，1次10ml，1日2次。⑤六味地黄片。口服，1次4

片，1日3次。

注意事项：①脾虚食少便溏者慎用。②服药期间忌膏粱厚味、生痰动火之品。

4. 心脾两虚

【临床表现】视物模糊，眼前暗影，视物变形，或反复发作；兼面色无华，头晕心悸，食少神疲；舌质淡，脉弱。

【治法】养血益气，养心安神。

【中成药】人参养荣丸（《太平惠民和剂局方》）。

药物组成：人参、茯苓、白术（炒）、黄芪、甘草、熟地黄、白芍、五味子、当归、远志、陈皮、肉桂。

剂型与规格：大蜜丸，每丸9g。

药理研究：具有抑制自身免疫，抗衰老等作用。

功效与主治：益气养血，养心安神。用于心脾两虚引起的中心性浆液性视网膜脉络膜病变，兼见面色无华，头晕心悸，食少神疲；舌淡脉弱。

用法与用量：口服，1次1丸，1日2次。

药物来源：《中华人民共和国药典》。

其他剂型：人参养荣煎膏剂。温开水冲服，1次10g，1日2次。

注意事项：①心火亢盛，灼伤阴液者忌用；风寒风热感冒，消化不良者慎用。②服药期间忌肥甘厚腻，辛辣腥发之物。

第七节 年龄相关性黄斑变性

年龄相关性黄斑变性主要以益气补血、滋养肝肾、化痰散结、行气祛瘀为治法。

1. 气血亏虚

【临床表现】黄斑部玻璃膜疣沉积，黄斑区色素增殖，中心凹光反射消失，兼见神疲乏力，食少纳呆，舌质淡，舌苔白，脉细而弱。

【治法】益气补血。

【中成药】十全大补丸（《太平惠民和剂局方》）。

药物组成：人参、茯苓、白术、黄芪、甘草、熟地黄、白芍、川芎、当归、肉桂。

剂型与规格：大蜜丸，每丸9g。

药理研究：增强免疫功能，改善造血机能，抗放射损伤、抗衰老、调节中枢神经活动，提高机体适应性，促进代谢等作用。

功效与主治：益气补血。用于气血亏虚引起的年龄相关性黄斑变性，兼见神疲乏力，食少纳呆，舌质淡，舌苔白，脉细而弱。

用法与用量：口服，1次1丸，1日2次，姜枣汤或温开水送服。

药物来源：《中华人民共和国药典》。

其他剂型：①十全大补丸（浓缩丸）。口服，1次10丸，1日3次。②十全大补片。口服，1次6片，1日2次。③十全大补颗粒剂。开水冲服，1次15g，1日2次。④十全大补煎膏剂。温开水冲服，1次15g，1日2次。

不良反应：文献报道本品用于防治癌症化疗药副作用时，少数患者可出现软便，停药后消失。

注意事项：①服药期间忌肥甘厚腻，辛辣腥发之物。②外感风热、风寒、实热内盛、阴虚阳亢者不宜服用。③本品为纯补之剂，凡病邪未尽者不宜服用。

2. 肝肾阴虚

【临床表现】视物模糊，视物变形，眼前有暗影遮挡，甚则视力丧失，盲无所见，眼底黄斑部反复出血，重者玻璃膜积血，可伴失眠多梦，心烦耳鸣，腰膝酸软，舌边尖红，舌苔少或薄黄，脉细数而弦数。

【治法】滋养肝肾。

【中成药】杞菊地黄丸。

药物组成：枸杞子、菊花、熟地黄、山茱萸（制）、牡丹皮、山药、茯苓、泽泻。

剂型与规格：浓缩丸，每8丸相当于原生药3g。

药理研究：本品具有增强免疫功能，抗衰老等作用。

功效与主治：滋补肝肾。用于肝肾阴虚所致的年龄相关性黄斑变性，常伴失眠多梦，心烦耳鸣，腰膝酸软，舌边尖红，舌苔少或薄黄，脉细数而弦数。

用法与用量：口服，1次8丸，1日3次。

药物来源：《中华人民共和国药典》。

其他剂型：①杞菊地黄丸（蜜丸）。口服，水蜜丸1次6g，小蜜丸1次9g，大蜜丸1次1丸，1日2次。②杞菊地黄口服液。口服，1次10ml，1日3次。③杞菊地黄胶囊。口服，1次6粒，1日2次。

不良反应：文献报道服用本品后患者偶见出现过敏性皮疹、皮肤瘙痒、荨麻疹或伴有低热等反应，停药并使用抗过敏药物治疗，症状消失。

注意事项：①孕妇、对本品或其成分过敏者禁用。②服药期间忌食生冷及酸性食品。

3. 痰湿蕴结

【临床表现】视物昏朦，视物变形，眼底黄斑部玻璃膜疣沉积，或有黄白色渗出物，可伴胸脘闷胀，眩晕心悸，神疲乏力，舌质淡红，舌苔黄腻或白腻，脉弦滑或濡数。

【治法】燥湿化痰，软坚散结。

【中成药】二陈丸（《太平惠民和剂局方》）。

药物组成：姜半夏、陈皮、茯苓、甘草、生姜（榨汁泛水丸用）。

剂型与规格：水丸，每50粒3g，每袋装18g。

药理研究：具有镇咳、祛痰，平喘，解痉，保肝，利胆，抑菌和调节免疫功能等作用。

功效与主治：燥湿化痰。用于痰湿蕴结引起的年龄相关性黄斑变性，兼见胸脘闷胀，眩晕心悸，神疲乏力，舌质淡红，舌苔黄腻或白腻，脉弦滑或濡数。

用法与用量：口服，1次9~15g，1日3次。临床常与茵栀黄注射液配合使用。

药物来源：《中华人民共和国药典》。

其他剂型：①二陈丸（浓缩丸）。口服，1次12~16丸，1日3次。②二陈合剂。口服，1次10~15ml，1日3次。

注意事项：①本方辛香温燥，易伤阴津，不宜长期服用。②有咯血、吐血、血虚、阴虚者忌服。③服药期间忌生冷，膏粱厚味及生痰动火之品。

4. 痰瘀互结

【临床表现】视物模糊，视物变形，眼前有暗影遮挡，甚则视力丧失，盲无所见，可伴头痛失眠，脘腹胀满，眩晕心悸，神疲乏力，舌质暗红或舌边有瘀斑，舌苔厚，脉涩或弦涩。

【治法】化痰散结，行气祛瘀。

【中成药一】血府逐瘀丸（《医林改错》）。

药物组成：柴胡、当归、川芎、地黄、赤芍、红花、桃仁、枳壳、甘草、牛膝、桔梗。

剂型与规格：蜜丸，每丸9g。

药理研究：具有抑制血小板聚集，改善心功能，抗心率失常，改善血液流变性及微循环，抗缺氧，镇痛，抗炎，降血脂，抗缺氧，镇痛，降血脂及增强免疫功能等作用。

功效与主治：活血祛瘀，行气止痛。用于瘀瘀互结引起的年龄相关性黄斑变性，兼见头痛失眠，脘腹胀满，眩晕心悸，神疲乏力，舌质暗红或舌边有瘀斑，舌苔厚，脉涩或弦涩。

用法与用量：口服，1次1~2丸，1日2次，空腹红糖水送服。临床常与二陈丸配合使用。

药物来源：《卫生部药品标准·中药成方制剂分册》。

其他剂型：①血府逐瘀胶囊。口服，1次6粒，1日2次。②血府逐瘀颗粒冲剂。口服，1次1袋，1日3次。③血府逐瘀口服液。口服，1次10ml，1日3次。

注意事项：①孕妇禁用。②服药期间忌生冷、咖啡、浓茶及辛辣等食品。

第八节　视网膜脱离

视网膜脱离的处理原则是尽快寻找和确定视网膜裂孔的位置，及时手术，封闭裂孔，复位视网膜。手术前、后用中药配合治疗，对促进视网膜下积液吸收和减少手术反应有重要的辅助作用。主要以渗水利湿、健脾利湿、益气固脱或补益肝肾为治法。

1. **脾虚湿泛**

【临床表现】视力骤降，眼前有闪光感，或暗影遮挡，视物变形，视网膜脱离处呈灰白色隆起，视网膜下积液较多，可无裂孔；兼见头重体倦，胸闷泛恶；舌质淡胖有齿印，舌苔白，脉细或濡。

【治法】健脾益气，利水化湿。

【中成药】参苓白术散（《太平惠民和剂局方》）。

药物组成：人参、白术、茯苓、甘草、山药、白扁豆、莲子、薏苡仁（炒）砂仁、桔梗、甘草。

剂型与规格：散剂，每袋装6g。

药理研究：本品具有调节胃肠运动，改善代谢和提高免疫等作用。

功效与主治：健脾益气。用于脾虚湿泛引起的视网膜脱离，兼见头重体倦，胸闷泛恶；舌质淡胖有齿印，舌苔白，脉细或濡。

用法与用量：口服，1次6~9g，1日3次。

药物来源：《中华人民共和国药典》。

其他剂型：①参苓白术丸。口服，1次6g，1日3次。②参苓白术片。口服，1次6片，1日2次。③参苓白术胶囊。口服，1次3粒，1日2次。④参苓白术口服液。口服，1次10ml，1日3次。

注意事项：①孕妇、对本品及其成分过敏者忌用。②服药期间忌生冷油腻食品。③本品药性偏燥，阴虚火旺、实热便秘、高血压及孕妇忌用。

2. 脉络瘀滞

【临床表现】头眼部外伤或术后视网膜水肿或残留视网膜下积液，混合充血、结膜水肿；伴头眼痛；舌质暗红有瘀点，脉弦。

【治法】活血逐瘀，行气止痛。

【中成药】血府逐瘀口服液（《医林改错》）。

药物组成：当归、生地黄、桃仁、红花、枳壳、赤芍、柴胡、甘草、桔梗、川芎、牛膝。

剂型与规格：口服液，每支 10ml。

药理研究：具有抑制血小板聚集，改善心功能，抗心率失常，改善血液流变性及微循环，抗缺氧，镇痛，抗炎，降血脂，抗缺氧，镇痛，降血脂及增强免疫功能等作用。

功效与主治：活血逐瘀，行气止痛。用于视网膜脱离术后，脉络瘀滞，证见视网膜水肿或残留视网膜下积液，混合充血、结膜水肿；伴头眼痛；舌质暗红有瘀点，脉弦。

用法与用量：口服，1 次 10ml，1 日 2 次。临床常与五苓散配伍使用。

药物来源：《卫生部药品标准·中药成方制剂分册》。

其他剂型：①血府逐瘀胶囊。口服，1 次 6 粒，1 日 2 次。②血府逐瘀颗粒冲剂。口服，1 次 1 袋，1 日 3 次。③血府逐瘀丸。口服，1 次 1~2 丸，1 日 2 次。

注意事项：①孕妇、对本品或其成分过敏者禁用。②服药期间忌食辛冷之品。③体虚无瘀者忌用。④口服液含蔗糖，糖尿病患者慎服。

3. 肝肾阴虚

【临床表现】久病失养或手术后视力无改善，眼前蚊蝇飞舞，视物变形，闪光，兼见头晕耳鸣，失眠健忘，腰膝酸软；舌质红，舌苔少，脉细。

【治法】滋补肝肾。

【中成药】杞菊地黄丸（《小儿药证直诀》）。

药物组成：枸杞子、菊花、熟地黄、山茱萸（制）、牡丹皮、山药、茯苓、泽泻。

剂型与规格：浓缩丸，每 8 丸相当于原生药 3g。

药理研究：本品具有增强免疫功能，抗衰老等作用。

功效与主治：滋补肝肾。用于视网膜脱离术后之肝肾阴虚，证见视力无改善，眼前蚊蝇飞舞，视物变形，闪光，兼见头晕耳鸣，失眠健忘，腰膝酸软；舌质红，舌苔少，脉细。

用法与用量：口服，1次8丸，1日3次。

药物来源：《中华人民共和国药典》。

其他剂型：①杞菊地黄丸（蜜丸）。口服，水蜜丸1次6g，小蜜丸1次9g，大蜜丸1次1丸，1日2次。②杞菊地黄口服液。口服，1次10ml，1日3次。③杞菊地黄胶囊。口服，1次6粒，1日2次。

不良反应：文献报道服用本品后患者偶见出现过敏性皮疹、皮肤瘙痒、荨麻疹或伴有低热等反应，停药并使用抗过敏药物治疗，症状消失。

注意事项：①孕妇、对本品或其成分过敏者禁用。②服药期间忌食生冷及酸性食品。

第九节　视网膜色素变性

视网膜色素变性的治疗主要以益气、养血、滋阴、温阳为治法，适当配以开窍通络，活血化瘀之品，以及针灸等综合方法。

1. 脾气虚弱

【临床表现】典型视网膜色素变性临床表现，兼见面白神疲，食少乏力，声低气弱，大便溏薄，舌淡苔薄白，脉弱。

【治法】补脾益气。

【中成药】补中益气丸（《脾胃论》）。

药物组成：人参、黄芪、白术、陈皮、甘草、柴胡、升麻、当归。

剂型与规格：水丸，每瓶60g。

药理研究：本品具有调节胃肠功能，抗胃溃疡和胃黏膜损伤，促进小肠吸收，促进代谢，抗肿瘤，抑菌，耐缺氧；能调节免疫功能，影响内分泌等多种作用。

功效与主治：健脾益气。用于脾虚气弱引起的视网膜色素变性，兼见面白神疲，食少乏力，声低气弱，大便溏薄，舌淡苔薄白，脉弱。

用法与用量：口服，1 次 6g，1 日 3 次。

药物来源：《中华人民共和国药典》。

其他剂型：①补中益气丸（浓缩丸）。口服，1 次 8 ~ 10丸，1 日 3 次。②补中益气片。口服，1 次 5 片，1 日 2 次。③补中益气煎膏。温开水冲服，1 次 10g，1 日 3 次。④补中益气合剂。口服，1 次 10ml，1 日 3 次。

注意事项：①阴虚发热，阳气欲脱，实热证者忌用。②服药期间忌生冷油腻之品。

2. 肾阳不足

【临床表现】典型视网膜色素变性临床表现，兼见形寒肢冷，腰膝酸软，气怯神疲，阳痿尿频，舌淡脉沉弱。

【治法】温补肾阳。

【中成药】金匮肾气丸（《金匮要略》）。

药物组成：肉桂、附子、熟地黄、山茱萸、山药、茯苓、泽泻、牡丹皮。

剂型与规格：蜜丸，每丸 9g。

药理研究：具有降血糖，降血脂，增强免疫，改善内分泌，清除自由基，利尿，降血压等作用。

功效与主治：温补肾阳。用于肾阳不足所致的视网膜色素变性，兼见形寒肢冷，腰膝酸软，气怯神疲，阳痿尿频，舌淡脉沉弱。

用法与用量：口服，水蜜丸，1 次 6g，小蜜丸，1 次 9g；大蜜丸，1 次 1 丸，1 日 2 ~ 3 次。

药物来源：《中华人民共和国药典》。

其他剂型：①肾气丸（片剂）。口服，1次6片，1日3次。②肾气散。温开水冲服，1次9g，1日3次。③肾气口服液。口服，1次10ml，1日2次。④肾气胶囊。口服，1次5粒，1日3次。

注意事项：①孕妇禁用。②严格控制饮食，忌食生冷及刺激性强的食物。③可出现食欲减退，呕吐，腹泻，荨麻疹等不良反应。

3. 肝肾阴虚

【临床表现】典型视网膜色素变性临床表现，兼见眼内干涩不适，头晕耳鸣，心烦失眠，多梦遗精，舌红少苔，脉象细数。

【治法】滋养肝肾。

【中成药】明目地黄丸（《万病回春》）。

药物组成：熟地黄160g，山茱萸（制）80g，牡丹皮60g，山药80g，茯苓60g，泽泻60g，枸杞子60g，菊花60g，当归60g，白芍60g，蒺藜60g，石决明（煅）80g。

剂型与规格：水蜜丸，每丸9g。

药理研究：本品具有抗炎，抗菌，抗衰老，抗变态反应，促进白细胞生成和增强机体免疫力等作用。

功效与主治：滋养肝肾。用于肝肾阴虚不足所致的视网膜色素变性，兼见眼内干涩不适，头晕耳鸣，心烦失眠，多梦遗精，舌红少苔，脉象细数。

用法与用量：口服，1次8丸，1日3次。

药物来源：《中华人民共和国药典》。

其他剂型：大蜜丸，1次1丸；小蜜丸，1次9g。1日2次，空温开水送服。

注意事项：①外感风热者忌用。②服药期间忌辛辣食品。

第十节　视神经炎

视神经炎早期以清肝泻火，舒肝解郁，行气活血治其标，控制病程，避免恶化。中、后期以滋阴降火、益气养血治其本，酌加活血化瘀，通络明目之品。

1. 肝经实热

【临床表现】视力急降甚至失明，伴眼球胀痛或转动时作痛，眼底可见视盘充血肿胀，边界不清，视网膜静脉扩张、迂曲，颜色紫红，视盘周围水肿、渗出、出血，或眼底无异常；全身兼见头胀耳鸣，胁痛口苦，舌红苔黄，脉弦数。

【治法】清肝泻热，兼通瘀滞。

【中成药】龙胆泻肝丸（《医方集解》）。

药物组成：龙胆草 120g，柴胡 120g，黄芩 60g，栀子（炒）60g，泽泻 120g，车前子（盐炒）60g，木通 60g，当归（酒炒）60g，生地黄 120g，炙甘草 60g。

剂型与规格：大蜜丸，每丸 6g。

药理研究：方中药物分别含有龙胆苦甙、龙胆碱、黄芩素、黄芩甙、栀子素、泽泻醇等主要成分。研究证明药理作用广泛，无明显毒副作用。本方具有抗菌、抗炎、增强免疫功能、抗过敏等作用。①本方体内外实验表明对乙型链球菌感染的小鼠也有一定的保护作用；②本方对醋酸所致小鼠毛细血管通透性增高及大鼠蛋清足肿胀有显著的抑制作用；③本方煎液与单提液对大鼠被动皮肤过敏反应有显著抑制作用，煎液还能保护豚鼠过敏性休克、死亡，单提液无明显作用。此外，用本方加减，可明显缩小机体对组织胺的反应，间接影响毛细血管扩张和渗透，还能通过机体体液代谢的影响，增加体液排出量，使机体内部的"湿"排出，改变患者对组织胺的反应性，故能治疗变态反应疾病；④本方具有增强免疫的功能，能显著增加幼鼠胸腺重量，但对脾脏重量无明显影响。能明显提高巨噬细胞指数，促进淋巴转化。

功效与主治：清肝泻热，兼通瘀滞。主治肝胆实火上扰之视神经炎，证见视力急降甚至失明，伴眼球胀痛或转动时作痛，眼底可见视盘充血肿胀，边界不清，视网膜静脉扩张、迂曲，颜色紫红，视盘周围水肿、渗出、出血，或眼底无异常；全身兼见头胀耳鸣，胁痛口苦，舌红苔黄，脉弦数。

用法与用量：口服。大蜜丸，1次1～2丸，1日2次。

药物来源：《中华人民共和国药典》。

注意事项：①孕妇慎用。②有胃寒者慎用，注意寒凉过度损伤脾胃，脾胃虚弱者不宜久服。③忌辛辣油腻之品，以免助热生湿。④龙胆泻肝丸中的木通，应用木通科的木通，但目前部分厂家却用马兜铃科的关木通。关木通中的马兜铃酸有明显的肾脏毒性，有肾功能损害的不良反应，不宜长期使用。对老年人、儿童、孕妇、肝肾功能异常者慎用，治疗期间注意肾功能监测。⑤本药寒凉，素体脾虚，体弱年迈者慎服。即使体质壮实者，也当中病即止，不可过服、久服，以免伤中。

不良反应：偶见用药后出现过敏症状，例如：皮肤瘙痒，潮红，出现散在荨麻疹，伴有心慌、胸闷等症状。长期服用可致肾小管间质性肾病，表现双眼睑浮肿，双下肢凹陷性水肿，自觉乏力，夜尿增多。

其他剂型：①龙胆泻肝丸（水丸）。口服，1次6g，1日3次。②龙胆泻肝颗粒剂。口服，1次6g，1日3次，温开水冲服。③龙胆泻肝口服液。口服，1次10ml，1日3次。

2. 肝郁气滞

【临床表现】眼证同前，头晕目眩或前额、眼球后隐痛；

患者平素情志抑郁或妇女月经不调，喜叹息，胸胁疼痛，头晕目眩或前额、眼球后隐痛；口苦咽干；舌质暗红，苔薄白，脉弦细。

【治法】疏肝解郁，行气活血。

【中成药】逍遥丸（《和剂局方》），血府逐瘀丸（《医林改错》）。

药物组成：逍遥丸：柴胡 100g，白芍 100g，当归 100g，茯苓 100g，白术（炒）100g，炙甘草 80g，薄荷 20g。血府逐瘀丸：柴胡 50g，当归 150g，地黄 150g，赤芍 100g，红花 150g，桃仁（炒）200g，枳壳（麸炒）100g，甘草 50g，川芎 75g，牛膝 150g，桔梗 75g。

剂型与规格：逍遥丸：水丸。大蜜丸，每丸 9g。水丸用生姜煎水泛制，大蜜丸不含生姜。血府逐瘀丸：大蜜丸，每丸 9g。

药理研究：逍遥丸：①护肝。急性肝损伤实验发现，逍遥散可使肝细胞变性、坏死减轻，并明显降低血清谷丙转氨酶活性。方中单味药，以茯苓、当归作用最为显著。②镇静，镇痛。柴胡、白芍、茯苓均有镇静作用，白术挥发油也有一定的镇静作用。柴胡皂甙及芍药甙尚有镇痛作用。③抗炎。柴胡、白芍、薄荷、当归、甘草均有抗炎的作用。④解痉。白芍、甘草均有解痉的作用。血府逐瘀丸：主要有抑制血小板聚集，改善血液流变性，改善微循环，抗炎，降血脂及增强腹腔巨噬细胞吞噬作用。①将血府逐瘀汤制成静脉注射液，在试管内有缩短复钙时间、凝血酶原时间和凝血酶凝固时间得作用，但有抑制二磷酸腺甙诱导的家兔血小板聚集，促进血小板解聚，并能复活肝脏的清除能力；②服用本方患者，其全血比黏度、血浆比黏度、血球积、血沉、纤维蛋白原含量以及体外血栓形成等各项血液流变学指标均见明显改善。此外，有关实验还证明该方能使肠系膜细动脉及静脉口径明显扩张，毛细血管数量开放明显增多血流速度加快，红细胞聚集及白细胞贴壁、滚动及堆积等现象明显改善，血流停滞现象消失。

功效与主治：疏肝解郁、行气活血祛瘀。用于肝郁气滞引起的视神经炎，证见视力急降甚至失明，头晕目眩或前额、眼球后隐痛；或全身兼见患者平素情志抑郁或妇女月经不调，喜叹息，胸胁疼痛，头晕目眩或前额、眼球后隐痛；口苦咽干；舌质暗红，苔薄白，脉弦细。

用法与用量：逍遥丸：口服，水丸，1 次 6~9g，1 日 1~2 次；大蜜丸，1 次 1 丸，1 日 2 次。血府逐瘀丸：口服，1 次 1~2 丸，1 日 2 次，空腹用红糖水送服或饭后服用。

药物来源：《卫生部药品标准·中药成方制剂分册》。

其他剂型：①逍遥丸（颗粒剂）。开水冲服，每袋装 15g，1 次 15g，1 日 2 次；②逍遥丸（浓缩丸）。口服，每 8 丸相当于原药材 3g，1 次 8 丸，1 日 3 次；③逍遥丸（合剂）。口服，1 次 10~15ml，1 日 2 次，用时摇匀；④血府逐瘀口服液。口服，1 次 10~20ml，1 日 3 次，或遵医嘱；⑤血府逐瘀胶囊。口服，1 次 6 粒，1 日 2 次。

不良反应：逍遥丸：偶见服药后出现白带分泌量增多，阴痒，大汗不止（头面为主），面色苍白，心慌，心动过速，头昏，身倦，疲乏无力，嗜睡，此外偶见服药后全身出现点状粉红色丘疹，面部及下肢浮肿，既感寒冷，又发高烧，头部胀痛，停药治疗后症状消失。血府逐瘀丸：长期大量服用，可引起咽喉干燥。

注意事项：逍遥丸：①对本药过敏者禁用，过敏体质者慎用；②忌食寒凉、生冷食物；③感冒时不宜服用本药；④月经过多者不宜服用本药；⑤宜与海藻、大蓟、甘遂、芫花配伍；⑥避免忧悲、喜怒。血府逐瘀丸：①孕妇忌服；②体弱无瘀者不宜用；③忌食辛辣生冷之品；④药中含有甘草，不宜与含有海藻、大蓟、甘遂、芫花的中成药合用。

3. 阴虚火旺

【临床表现】眼症同前；全身证见头晕、耳鸣、五心烦热、口干唇燥，舌红少苔，脉细数。

【治法】滋阴降火，活血祛瘀。

【中成药】知柏地黄丸（《医宗金鉴》）。

药物组成：知母40g，黄柏40g，熟地黄160g，淮山药80g，山萸肉（制）80g，丹皮60g，茯苓60g，泽泻60g。

剂型与规格：大蜜丸，每丸9g；小蜜丸，每袋装9g；水蜜丸，每袋装6g。

药理研究：实验表明本方中大多数单味药如黄柏、知母、丹皮、地黄、茯苓均有不同程度的抗菌作用。丹皮、黄柏抗菌作用强，抗菌谱广，对葡萄球菌、溶血性链球菌等致病菌均有不同程度的抑制作用，茯苓、泽泻对结核杆菌有抑制作用。其次丹皮、地黄有抗炎作用，表现在二者均能抑制实验性动物足肿胀，丹皮还能抑制实验性毛细血管通透性的增高。另外茯苓、丹皮有显著镇静作用，二者均能减少小鼠自发活动，对抗咖啡因的兴奋中枢作用，并增强巴比妥类的中枢抑制作用。

功效与主治：滋阴降火。用于阴虚火旺引起的视神经炎，证见视力急降甚至失明，伴眼球胀痛或转动时作痛，眼底可见视盘充血肿胀，边界不清，视网膜静脉扩张、迂曲，颜色紫红，视盘周围水肿、渗出、出血，或眼底无异常；全身兼见头晕、耳鸣、五心烦热、口干唇燥，舌红少苔，脉细数。

用法与用量：口服。大蜜丸，1次1丸，1日2次；小蜜丸，1次9g，1日2次；水蜜丸，1次6g，1日2次。空腹或饭前用开水或淡盐水送服。

药物来源：《中华人民共和国药典》。

其他剂型：①知柏地黄丸（浓缩丸）。口服，1次8丸，1日3次。②知柏地黄丸（颗粒剂）。冲服，每袋8g，1次1袋，1日2次。③知柏地黄丸（口服液）。口服，每支10ml，1次1支，1日3次。

不良反应：有口服本品出现肛门周围瘙痒，刺痛，痔疮发作，大便带血，鼻黏膜渗血的报道。

注意事项：①孕妇慎服；②脾虚便溏，消化不良者不宜用；③虚寒性病证患者不适用；④不宜和感冒类药同时服用。

4. 气血两虚

【临床表现】病久体弱，或失血过多，或产后哺乳期发病。视物模糊，兼面色无华或萎黄，爪甲唇色淡白，少气懒言，舌淡嫩，脉细弱。

【治法】补益气血，通脉开窍。

【中成药】人参养荣汤丸（《和剂局方》）。

药物组成：人参100g，白术（土炒）100g，陈皮100g，黄芪100g，茯苓75g，当归100g，肉桂100g，白芍（麸炒）100g，熟地黄120g，远志50g，五味子75g，甘草（蜜炙）100g。

剂型与规格：大蜜丸，每丸9g。

药理研究：主要有抗贫血，强壮强心，抗心肌缺血，镇静镇痛，抗菌消炎抗肿瘤，利尿，降低血糖以及提高机体免疫功能等作用。药理研究表明，方中黄芪、人参、白术、大枣能增强体力，有明显的强壮作用。人参、黄芪、茯苓、白芍、熟地、五味子均可强心，尤其是人参具有调节心血管系统的功能，强心且抗心肌缺血。人参、茯苓有镇静的功效，白芍具有镇痛与镇静双重作用。黄芪、白术、熟地、白芍抗菌，白术、茯苓消炎。人参、黄芪抗肿瘤，人参、五味子、大枣增强肝脏之解毒功能，人参增加尿量，降糖、降胆固醇。黄芪、茯苓、白术、地黄均有利尿和降血糖作用，人参、黄芪提高机体免疫功能，但人参通过刺激网状内皮系统，促进抗体补体生成，而黄芪则增强吞噬细胞的吞噬作用。

功效与主治：益气补血，宁心安神。用于气虚血亏，积劳虚损引起的视神经炎，证见视物模糊，全身兼见面色无华或萎黄，爪甲唇色淡白，少气懒言，舌淡嫩，脉细弱。

用法与用量：口服，1 次 1 丸，1 日 1~2 次，温开水送下。

其他剂型：人参养荣汤丸（膏剂）。温开水冲服，1 次 10g，1 日 2 次。

注意事项：①因心火亢盛、灼伤阴液所致的心悸失眠等忌用。②忌食生冷油腻之品。③禁忌气恼劳碌。

第十一节　视神经萎缩

视神经萎缩宜针对病因治疗。中医主要以益气、养血、滋阴、温阳为治法，适当配以开窍通络，活血化瘀之品，以及针灸等综合方法。

1. 肝肾不足

【临床表现】眼外观正常，视力减降，视物昏矇甚至失明；眼底表现视神经萎缩；全身兼见头晕耳鸣，腰膝酸软；舌质淡，苔薄白，脉细。

【治法】补益肝肾。

【中成药】左归丸（《景岳全书》）。

药物组成：熟地黄 200g，枸杞子 100g，山药 100g，山茱萸 100g，菟丝子 100g，鹿角胶 100g，龟板胶 100g，川牛膝 75g。

剂型与规格：水蜜丸，每 30 粒 3g，每袋 250g。

药理研究：研究表明，左归丸及其单味药生地、枸杞子、龟板、牛膝等主要有调节神经内分泌功能，改善物质代谢，增强非特异免疫功能，抗菌、消炎、降压、保肝等作用。

功效与主治：补益肝肾，益精明目。用于肝肾阴虚引起的视神经萎缩，证见眼外观正常，视力减降，视物昏朦甚至失明；眼底表现视神经萎缩；全身兼见头晕耳鸣，腰膝酸软；舌质淡，苔薄白，脉细。

用法与用量：口服，成人1日2~3次，1次9克，7岁以下小儿服量减半。用白开水或淡盐汤冲服。

注意事项：①脾虚便溏，胃弱痰多者慎用。②忌油腻食物。③孕妇忌服。④感冒患者不宜服用。⑤本药纯补无泄，久服恐有滞气碍胃之虞，若出现腹胀闷、食欲不振时可酌加陈皮、砂仁等药调理之。

2. 气血不足

【临床表现】眼症同前；全身兼见头晕心悸，失眠健忘，面色少华，神疲肢软；舌质淡，苔薄白，脉沉细。

【治法】益气养血。

【中成药】八珍丸（《正体类要》）。

药物组成：人参100g，白术（炒）100g，茯苓100g，白芍100g，当归150g，熟地黄150g，川芎75g，甘草50g。

剂型与规格：大蜜丸，每丸9g；水蜜丸，每袋装6g。

药理研究：药理研究表明本品具有强心，兴奋造血系统，调节子宫机能等作用。全方兴奋造血功能，全面提高血象，能加速网织红细胞成熟过程，促进红细胞增生，血色素显著增加，升高白细胞并提高其吞噬功能和免疫功能，促进血清白蛋白增加，可纠正白、球蛋白比例失常，单味药人参强心，并改善循环功能。方中当归、白芍有调整子宫功能，其中当归有双向作用。白芍有降低肌张力和抑制运动的作用，对实验性溃疡有明显抑制和预防作用。全方能升高肝糖原、改善肝脏解毒功能而具护肝作用，同时可减轻疲劳，提高机体应激性。

功效与主治：补气养血。主治气血两虚引起的视神经萎缩，证见眼外观正常，视力减降，视物昏朦甚至失明；眼底表现视神经萎缩；全身兼见头晕心悸，失眠健忘，面色少华，神疲肢软；舌质淡，苔薄白，脉沉细。

用法与用量：口服，大蜜丸，成人1次服1~2丸，1日2次；水蜜丸，1次6g，1日2次。饭前服用或进食同时服用。

药物来源：《中华人民共和国药典》。

其他剂型：①八珍丸（浓缩丸剂）。口服，每8丸相当于原生药3g，1次8丸，1日3次。②八珍丸（合剂）。口服，每支10ml，每瓶100ml，500ml，1次10ml，1日2次。③八珍丸（茶剂）。开水泡服，每袋装2.4g，1次2袋，1日2次。

不良反应：偶见服药后出现大小不一的紫红色皮疹。

注意事项：①孕妇慎用。②不宜和感冒类药同时服用。③服本药时不宜同时服用藜芦或其制剂。④本品为气血双补之药，性质较黏腻，有碍消化，故咳嗽痰多，脘腹胀痛，纳食不消，腹胀便溏者忌服。⑤忌过劳、辛辣、寒凉；⑥有热象者忌用。

3. 肝气郁结

【临床表现】视物昏朦，视盘色淡或苍白，或视盘生理凹陷扩大加深如杯状，血管向鼻侧移位，动静脉变细；兼见情志抑郁，胸胁胀痛，口干口苦，舌红，苔薄白或薄黄，脉弦或细弦。

【治法】疏肝解郁，开窍明目。

【中成药】丹栀逍遥丸（《内科摘要》）。

药物组成：当归、芍药、茯苓、炒白术、柴胡、丹皮、炒山栀、炙甘草。

剂型与规格：水丸，每袋装 6g。

功效与主治：疏肝解郁，益气健脾，养血清热。用于肝气郁结引起的视神经萎缩，证见视物昏朦，视盘色淡或苍白，或视盘生理凹陷扩大加深如杯状，血管向鼻侧移位，动静脉变细；全身兼见情志抑郁，胸胁胀痛，口干口苦，舌红，苔薄白或薄黄，脉弦或细弦。

用法与用量：口服，1 次 6g，1 日 2 次，温开水送服。

其他剂型：丹栀逍遥丸（片剂）。口服，每片 0.35g，1 次 6~8 片，1 日 2 次。

不良反应：偶见服药后诱发肺炎，表现为呼吸窘迫综合征的临床症状，支气管肺泡的灌洗液可见大量的淋巴细胞，中性粒细胞，及嗜酸性细胞。个案报道内服可致瞑眩。

注意事项：①孕妇慎用；②忌食生冷、辛辣；③虚寒体质者忌服。

4. 气血瘀滞

【临床表现】多因头眼外伤，视力渐丧，视盘色苍白，边界清，血管变细，全身兼见头痛健忘，失眠多梦；舌质暗红，或有瘀斑，苔薄白，脉涩。

【治法】行气活血，化瘀通络。

【中成药】血府逐瘀丸（《医林改错》）。

药物组成：柴胡 50g，当归 150g，地黄 150g，赤芍 100g，红花 150g，桃仁（炒）200g，枳壳（麸炒）100g，甘草 50g，川芎 75g，牛膝 150g，桔梗 75g。

剂型与规格：大蜜丸，每丸 9g。

药理研究：主要有抑制血小板聚集，改善血液流变性，改善微循环，抗炎，降血脂及增强腹腔巨噬细胞吞噬作用。①将血府逐瘀汤制成静脉注射液，在试管内有缩短复钙时间、凝血酶原时间和凝血酶凝固时间的作用，但有抑制二磷酸腺苷诱导的家兔血小板聚集，促进血小板解聚，并能复活肝脏的清除能力；②服用本方患者，其全血比黏度、血浆比黏度、血球积、血沉、纤维蛋白原含量以及体外血栓形成等各项血液流变学指标均见明显改善。此外，有关实验还证明该方能使肠系膜细动脉及静脉口径明显扩张，毛细血管数量开放明显增多，血流速度加快，红细胞聚集及白细胞贴壁、滚动及堆积等现象明显改善，血流停滞现象消失。

功效与主治：行气活血，祛瘀止痛通络。用于气血瘀滞引起的视神经萎缩，证见视力渐丧，视盘色苍白，边界清，血管变细；全身兼见头痛健忘，失眠多梦；舌质暗红，或有瘀斑，苔薄白，脉涩。

用法与用量：口服，1次1~2丸，1日2次，空腹用红糖水送服或饭后服。

药物来源：《卫生部药品标准·中药成方制剂分册》。

其他剂型：①血府逐瘀口服液。口服，1次10~20ml，1日3次，或遵医嘱；②血府逐瘀胶囊。口服，1次6粒，1日2次。

不良反应：长期大量服用，可引起咽喉干燥。

注意事项：①孕妇忌服；②体弱无瘀者不宜用；③忌食辛辣生冷之品；④药中含有甘草，不宜与含有海藻、大蓟、甘遂、芫花的中成药合用。

第八章 眼 外 伤

第一节 眼球钝挫伤

眼球钝挫伤无眼部伤口者，用药物治疗止血、减少挫伤引起的眼内组织反应、抗感染、恢复视功能，预防并发症。有眼部伤口者，尽快缝合伤口，预防并发症。中医治疗早期以凉血止血为治法；后期以活血祛瘀为治法，适当应用软坚散结药。

1. 撞击络伤

【临床表现】胞睑青紫，肿胀难睁；或白睛溢血，色如胭脂；或眶内瘀血，目珠突出；或血灌瞳神，视力障碍；眼底出血，变生络损暴盲、目系暴盲。

【治法】早期止血，后期化瘀。

【中成药】止血用十灰散（《十药神书》）；化瘀用血府逐瘀丸（《医林改错》）。

药物组成：十灰散：大蓟炭、小蓟炭、大黄炭、栀子炭、茜草炭、柏叶炭、白茅根炭、牡丹皮炭、荷叶炭、棕榈皮炭各等份。血府逐瘀丸：柴胡50g，当归150g，地黄150g，赤芍100g，红花150g，桃仁（炒）200g，枳壳（麸炒）100g，甘草50g，川芎75g，牛膝150g，桔梗75g。

剂型与规格：十灰散：散剂，每包9g。血府逐瘀丸：大蜜丸，每丸9g。

药理研究：十灰散：本品主要有止血，缩短出、凝血时间，增加血小板，抑菌，镇静等作用。其中大蓟、小蓟、茜草、荷叶、侧柏叶、棕榈皮炭炒后均能降低毛细血管的通透性，并可缩短出血时间和凝血时间。大黄有沉淀蛋白质的作用，可减少创面体液外渗，并能降低毛细血管通透性，改善脆性，促进骨髓制造血小板，因此有促凝，止血作用。侧柏叶、小蓟、茜草、大黄、栀子、白茅根对金黄色葡萄球菌等有抑杀作用，大黄、牡丹皮还有一定的抗炎作用，侧柏叶、牡丹皮、栀子能减少动物的自主活动等进而呈现一定的镇静作用。血府逐瘀丸：主要有抑制血小板聚集，改善血液流变性，改善微循环，抗炎，降血脂及增强腹腔巨噬细胞吞噬作用。①将血府逐瘀汤制成静脉注射液，在试管内有缩短复钙时间、凝血酶原时间和凝血酶凝固时间的作用，但有抑制二磷酸腺苷诱导的家兔血小板聚集，促进血小板解聚，并能复活肝脏的清除能力；②服用本方患者，其全血比黏度、血浆比黏度、血球积、血沉、纤维蛋白原含量以及体外血栓形成等各项血液流变学指标均见明显改善。此外，有关实验还证明该方能使肠系膜细动脉及静脉口径明显扩张，毛细血管数量开放明显增多，血流速度加快，红细胞聚集及白细胞贴壁、滚动及堆积等现象明显改善，血流停滞现象消失。

功效与主治：早期止血散血，后期活血化瘀。用于撞击外伤的眼球钝挫伤，证见胞睑青紫，肿胀难睁；或白睛溢血，色如胭脂；或眶内瘀血，目珠突出；或血灌瞳神，视力障碍；眼底出血，变生络损暴盲、目系暴盲。

用法与用量：十灰散：1次6～9g，1日2次，用藕汁或萝卜汁磨京墨半碗，调或温开水冲服，饭后服。血府逐瘀丸：口服，1次1-2丸，1日2次，空腹用红糖水送服或饭后服。

其他剂型：①血府逐瘀口服液。口服，1次10~20ml，1日3次，或遵医嘱。②血府逐瘀胶囊。口服，1次6粒，1日2次。

不良反应：血府逐瘀丸长期大量服用，可引起咽喉干燥。

注意事项：十灰散：①忌食辛辣动火之品。②出血属于虚寒者忌用。③本品虽为止血良药，但毕竟为治标之法，且不宜多服久服。血府逐瘀丸：①孕妇忌服。②体弱无瘀者不宜用。③忌食辛辣生冷之品。④药中含有甘草，不宜与含有海藻、大戟、甘遂、芫花的中成药合用。

2. 血瘀气滞

【临床表现】上胞下垂，目珠偏斜，瞳神紧小或散大不收；或视衣水肿，视物不清；眼珠胀痛，眼压升高。

【治法】行气活血，化瘀止痛。

【中成药】血府逐瘀丸（《医林改错》）。

药物组成：柴胡50g，当归150g，地黄150g，赤芍100g，红花150g，桃仁（炒）200g，枳壳（麸炒）100g，甘草50g，川芎75g，牛膝150g，桔梗75g。

剂型与规格：大蜜丸，每丸9g。

药理研究：主要有抑制血小板聚集，改善血液流变性，改善微循环，抗炎，降血脂及增强腹腔巨噬细胞吞噬作用。①将血府逐瘀汤制成静脉注射液，在试管内有缩短复钙时间、凝血酶原时间和凝血酶凝固时间的作用，但有抑制二磷酸腺苷诱导的家兔血小板聚集，促进血小板解聚，并能复活肝脏的清除能力；②服用本方患者，其全血比黏度、血浆比黏度、血球积、血沉、纤维蛋白原含量以及体外血栓形成等各项血液流变学指标均见明显改善。此外，有关实验还证明该方能使肠系膜细动脉及静脉口径明显扩张，毛细血管数量开放明显增多，血流速度加快，红细胞聚集及白细胞贴壁、滚动及堆积等现象明显改善，血流停滞现象消失。

功效与主治：行气活血，祛瘀止痛通络。用于眼球钝挫伤之血瘀气滞证，证见上胞下垂，目珠偏斜，瞳神紧小或散大不收；或视衣水肿，视物不清；眼珠胀痛，眼压升高。

用法与用量：口服，1次1~2丸，1日2次，空腹用红糖水送服或饭后服。

其他剂型：①血府逐瘀口服液。口服，1次10~20ml，1日3次，或遵医嘱。②血府逐瘀胶囊。口服，1次6粒，1日2次。

不良反应：长期大量服用血府逐瘀丸，可引起咽喉干燥。

注意事项：①孕妇忌服。②体弱无瘀者不宜用。③忌食辛辣生冷之品。④药中含有甘草，不宜与含有海藻、大戟、甘遂、芫花的中成药合用。

第二节　眼化学伤

眼化学伤必须紧急冲洗眼部，彻底清除化学物质，减轻眼部组织损伤。促进血液循环，改善组织营养，促进损伤组织恢复。预防和处理并发症。中医治疗早期以清热解毒，凉血散瘀为治法；后期以活血化瘀，退翳明目为治法。

【临床表现】有明确的化学物质与眼部接触史，轻者仅感眼部灼热刺痛，畏光流泪；重者伤眼剧烈疼痛，畏光难睁，热泪如泉，视力急剧下降。检查可见轻者白睛微红，黑睛轻度混浊，表层点状脱落；重者胞睑红肿或起疱糜烂，白睛混赤臃肿或显苍白，失去弹性，黑睛广泛混浊，甚至完全变白坏死，并可伤及深部组织，出现黄液上冲，瞳神变小、干枯，黑睛混浊，甚至眼珠萎陷等证。病至后期，可形成黑睛厚翳，或有赤脉深入，或成血翳包睛之势，严重影响视力。

【治法】清热解毒，凉血散瘀。

【中成药】黄连解毒丸（《外台秘要》），犀角地黄丸（《备急千金要方》）。

药物组成：黄连解毒丸：黄连（酒制）40g，黄芩（酒制）160g，黄柏（酒制）160g，大黄（酒制）160g，栀子160g，滑石（飞）160g。犀角地黄丸：犀角15g，牡丹皮30g，生地黄15g，芍药15g，侧柏叶30g，白茅根30g，荷叶炭60g，栀子炭60g，大黄炭60g

剂型与规格：黄连解毒丸：丸剂，每丸10g。犀角地黄丸：蜜丸剂，每丸6g。

药理研究：黄连解毒丸：药理研究证明，本方具有清热抗菌、降压、止血、改善脑缺血、防止动脉硬化、抗溃疡，对自身反应性影响、抗自由基等作用。①本方能使实验动物体温显著下降，降温作用主要是由于方中的黄芩。②给予大鼠静脉注入本方提取物水溶液，可见1次性血压下降，且血压的下降伴有心率的增加。单味生药提取物中降压效果最强的是黄连。③本方有凝血因子样作用，对小鼠出血致死有预防作用。临床应用本方可减少过敏性紫癜病人的紫斑。认为本方具有增强血管壁抵抗力的作用。④本方对大鼠试验性慢性脑缺血有增加缺血区边缘脑组织血流量的作用，从而减少缺血区域。还可使大鼠整个脑部的平均血流量有所增加，与记忆有密切关系得海马部位尤为明显；海马周围血流增加，记忆障碍可随之得以改善。⑤长期服用本方对降低肝脏、心脏及主动脉的脂质并不明显，但可抑制钙在动脉沉积，一般认为，组织中钙含量随动脉硬化的进展而增加。本方亦具有抑制胶原量增加的作用。因而，长期服用本方，可防止动脉硬化。犀角地黄丸：犀角、丹皮、白芍有解热作用，犀角对流感病毒，丹皮对甲、乙型链球菌、痢疾杆菌、金黄色葡萄球菌、大肠杆菌、白芍对葡萄球菌、肺炎双球菌等均有抑制作用，合用则抗菌作用增强。地黄、犀角缩短血液凝固时间，丹皮可降低毛细血管通透性，三药合用止血疗效增强，犀角、白芍、丹皮三药合用有加强宁心安神的作用。

功效与主治：清热解毒，凉血散瘀。用于化学性眼损失，轻者仅感眼部灼热刺痛，畏光流泪；重者伤眼剧烈疼痛，畏光难睁，热泪如泉，视力急剧下降。

用法与用量：黄连解毒丸：口服，丸剂，1次10g，1日2次。犀角地黄丸：每丸6g，凉开水送服，成人1次2丸，1日2次，小儿酌减（3岁以下者，1次1/4丸；4~6岁者，1次1/2丸）。

不良反应：黄连解毒丸：偶见致胃黏膜损害的报道。

注意事项：犀角地黄丸：①无热入血分证者禁服。②本药寒凉，乃治标之剂，故中病即止，不宜过服久服，年老体弱者及孕妇慎服。③本药含犀角，忌与含川乌、草乌的中成药合用。④本药含白芍，忌与含有藜芦的中成药合用。

第九章 其他疾病

第一节 麻痹性斜视

麻痹性斜视积极采取综合性治疗措施,扩张血管,恢复血循环;配合物理疗法;治疗原发病。中医以活血化瘀,通络明目为治法,配合针刺治疗,效果更佳。

1. 风邪中络

【临床表现】发病急剧,可见目偏斜,眼珠转动失灵,倾头瞻视,视物昏花,视一为二,兼见头晕目眩,步态不稳;舌淡,脉浮数。

【治法】祛风散邪,活血通络。

【中成药】再造丸。

药物组成:全蝎15g,僵蚕10g,附子10g,建曲40g,地龙5g,两头尖(醋制)20g,防风20g,羌活20g,白芷20g,穿山甲(制)10g,川芎20g,葛根15g,麻黄20g,香附(醋制)10g,肉桂20g,细辛10g,红曲5g,麝香5g,朱砂20g,天麻20g,三七5g,人参20g,黄芪20g,白术(炒)18g,乌药10g,豆蔻10g,牛黄2.5g,龟甲(制)10g,冰片2.5g,黄连20g,大黄20g,豹骨(制)10g,当归10g,赤芍10g,玄参20g,骨碎补(炒)10g,茯苓10g,甘草20g,血竭

7.5g，青皮（醋炒）10g，沉香10g，檀香5g，何首乌（制）20g，粉萆薢20g，片姜黄2.5g，广藿香20g，熟地黄20g，母丁香10g，威灵仙（酒炒）15g，天竺黄10g，化橘红40g，水牛角浓缩粉15g，油松节10g，桑寄生20g，乳香（制）10g，草豆蔻20g，蕲蛇肉20g，没药（制）10g。

剂型与规格：大蜜丸，每丸9g。

功效与主治：祛风散邪，活血通络。用于风邪中络引起的麻痹性斜视，证见发病急剧，可见目偏斜，眼珠转动失灵，倾头瞻视，视物昏花，视一为二，全身兼见头晕目眩，步态不稳，舌淡，脉浮数。

用法与用量：口服，1次1丸，1日2次。

注意事项：①孕妇忌服。②感冒期间停服。

2. 风痰阻络

【临床表现】眼症同前，兼见胸闷呕恶，食欲不振，泛吐痰涎；舌苔白腻，脉弦滑。

【治法】祛风除湿，化痰通络。

【中成药】半夏天麻丸。

药物组成：半夏30g，天麻15g，黄芪30g，人参15g，白术30g，苍术15g，茯苓30g，泽泻15g，神曲30g，陈皮45g，白芥子15g。

剂型与规格：水丸剂，200粒6g，每袋装12g。

药理研究：本品具有镇静镇痛，抗静降压，强心，祛痰平喘，及保肝利胆作用。

功效与主治：祛风除湿，化痰通络。用于风痰阻络引起的麻痹性斜视，证见目偏斜，眼珠转动失灵，视物模糊，全身兼见胸闷呕恶，食欲不振，泛吐痰涎；舌苔白腻，脉弦滑。

用法与用量：口服，1次6g，1日2次，空腹温开水或姜汤送下。

注意事项：眩晕头晕头痛由肝阳上亢导致者慎用。

3. 脉络瘀阻

【临床表现】多系头部外伤、眼部直接受伤或中风后，出现目珠偏位，视一为二；舌脉无特殊。

【治法】活血行气，化瘀通络。

【中成药】血府逐瘀丸（《医林改错》）。

药物组成：柴胡 50g，当归 150g，地黄 150g，赤芍 100g，红花 150g，桃仁（炒）200g，枳壳（麸炒）100g，甘草 50g，川芎 75g，牛膝 150g，桔梗 75g。

剂型与规格：大蜜丸，每丸 9g。

药理研究：主要有抑制血小板聚集，改善血液流变性，改善微循环，抗炎，降血脂及增强腹腔巨噬细胞吞噬作用。

功效与主治：活血行气，化瘀通络。用于脉络瘀阻所致的麻痹性斜视，证见多系头部外伤、眼部直接受伤或中风后，出现目珠偏位，视一为二；舌脉无特殊。

用法与用量：口服，1 次 1~2 丸，1 日 2 次，空腹用红糖水送服或饭后服。

其他剂型：①血府逐瘀口服液。口服，1 次 10~20ml，1 日 3 次，或遵医嘱；②血府逐瘀胶囊。口服，1 次 6 粒，1 日 2 次。

不良反应：长期大量服用，可引起咽喉干燥。

注意事项：①孕妇忌服。②体弱无瘀者不宜用。③忌食辛辣生冷之品。④药中含有甘草，不宜与含有海藻、大戟、甘遂、芫花的中成药合用。

第二节 弱 视

弱视的治疗重视斜视及屈光不正矫治、黄斑固视和融合功能的训练等多方面综合疗法。中药以健脾益气，滋补肝肾为治法。

1. 禀赋不足

【临床表现】胎患内障术后或先天远视、近视等致视物不清；兼见小儿夜惊，遗尿；舌质淡，脉弱。

【治法】补益肝肾，滋阴养血。

【中成药】杞菊地黄丸（《医宗金鉴》）。

药物组成：枸杞子40g，菊花40g，熟地黄160g，山茱萸80g，丹皮60g，山药80g，茯苓60g，泽泻60g。

剂型与规格：水蜜丸，每袋装 6g；小蜜丸，每袋装 9g；大蜜丸，每丸 9g。以上九味，为细末，炼蜜为丸，如梧桐子大，每服五十丸，不拘时，盐汤送下。

药理研究：本方药主要具有增强免疫功能，抗衰老作用，其中单味还有抗炎，抗肿瘤，抗损伤及抗凝血作用。

功效与主治：补益肝肾，滋阴养血。用于先天禀赋不足的弱视，证见胎患内障术后或先天远视、近视等致视物不清；全身兼见小儿夜惊，遗尿；舌质淡，脉弱。

用法与用量：口服，水蜜丸，1 次 6g；小蜜丸，1 次 9g；大蜜丸，1 次 1 丸。1 日 2 次，温开水送服。

其他剂型：①杞菊地黄丸（浓缩丸）。口服，每 8 丸相当于原生药3g，1 次 8 丸，1 日 3 次。②杞菊地黄丸（胶囊剂）。口服，每粒装 0.3g，1 次 5 ~6 粒，1 日 3 次。③杞菊地黄丸（口服液）。口服，每支 10ml，1 次 1 支，1 日 2 次。

不良反应：偶见过敏反应，表现为四肢及全身出现瘙痒，轻度蚁咬感，并伴轻度发热，双手出现较多细小疱疹，略高出皮肤，呈半透明状。

注意事项：①脾虚泄泻者慎用。②忌食酸性及生冷食物。③忌食辛辣油腻食物。

2. 脾胃虚弱

【临床表现】视物不清，或胞睑下垂；或兼见小儿偏食，面色萎黄无华，消瘦，神疲乏力，食欲不振，食后脘腹胀满，便溏；舌淡嫩，苔薄白，脉缓弱。

【治法】补气健脾，渗湿和胃。

【中成药】参苓白术丸（《和剂局方》）。

药物组成：人参 100g，山药 100g，茯苓 100g，白术（炒）100g，白扁豆（炒）75g，莲子 50g，薏苡仁（炒）50g，砂仁 50g，桔梗 50g，甘草 100g

剂型与规格：水丸，每 100 粒 6g。

药理研究：药理研究表明本品及单味组成药物有调节胃肠运动，抗溃疡，抗疲劳，抗炎，提高免疫力，镇咳祛痰，利尿等作用。

功效与主治：补气健脾，渗湿和胃。用于脾胃虚弱的弱视，证见视物不清，或胞睑下垂；全身可兼见小儿偏食，面色萎黄无华，消瘦，神疲乏力，食欲不振，食后脘腹胀满，便溏；舌淡嫩，苔薄白，脉缓弱。

用法与用量：口服，1 次 6～9g，1 日 2～3 次，温开水或枣汤送服。

其他剂型：①参苓白术片。口服，1 次 6～12 片，1 日 2 次，温开水或枣汤送服。②参苓白术散。散剂，每袋 6g。③参苓白术散（颗粒剂）。口服，每袋装 6g。

不良反应：偶见糖尿病患者服本品后出现汗出、头晕目眩、乏力、心悸气短、饥饿等低血糖症状。

注意事项：①实证、热证以及阴虚证慎用；②高血压、孕妇忌用。

第三节 视 疲 劳

中医认为视疲劳与脾、肝、肾、气、血关系密切，临床常以益气、健脾、舒肝、补肾、养血为治法。预防和治疗视疲劳需要较长过程，给药的方法要适应和有利于患者的生活、学习工作，宜选用中药丸剂、胶囊、口服液。临床以全身证候辨证为依据确定治法，选用药物。

1. 阴血亏虚

【临床表现】久视后出现视物模糊、眼胀、头晕，眼部检查可有近视、远视等屈光不正或老视；全身兼见心悸、健忘、神疲；便干；舌淡苔白，脉沉细。

【治法】滋阴养血，补心安神。

【中成药】天王补心丹（《摄生秘剖》）。

药物组成：丹参25g，当归50g，党参25g，石菖蒲25g，茯苓25g，五味子50g，麦冬50g，天冬50g，地黄200g，玄参25g，桔梗25g，远志（制）25g，甘草25g，朱砂10g，酸枣仁（炒）50g，柏子仁50g。

剂型与规格：水蜜丸，每袋装6g；小蜜丸，每袋装9g；大蜜丸，每丸9g。

功效与主治：补养气血，养心安神。用于气血亏虚的视疲劳，证见久视后出现视物模糊、眼胀、头晕，眼部检查可有近视、远视等屈光不正或老视；全身兼见心悸、健忘、神疲；便干；舌淡苔白，脉沉细。

用法与用量：口服，水蜜丸，1 次 6g；小蜜丸，1 次 9g；大蜜丸，1 次 1 丸。1 日 2 次。

其他剂型：①天王补心丹（浓缩丸）。口服，每 8 丸相当于原生药 3g，1 次 8 丸，1 日 3 次。②天王补心丹（合剂）。口服，合剂中不含朱砂，1 次 15ml，1 日 2 次。

不良反应：罕见皮肤过敏反应，表现为荨麻疹型，皮肤潮红，剧烈瘙痒，伴有发热恶寒，皮肤划痕试验阳性，血管性水肿。个别服药后有消化不良，心下痞满，轻度腹泻等不适症状。

注意事项：①肝肾损害者慎用。②本品含朱砂，不宜长期服用，以免造成慢性汞中毒；服用本品超过 1 周者，应检查血液中汞离子浓度，检查肝肾功能，超过规定限度者，立即停用。③服药期间忌胡荽、大蒜、萝卜、鱼腥、烟酒、辛辣等物；④脾胃虚寒、湿热内蕴者忌用；⑤本药含朱砂，不宜与含溴化物药同用；⑥本药含朱砂，与青霉素、去甲肾上腺素、碳酸锂、酚噻嗪类、磺胺类等药合用可能对心血管毒副作用加强，尤其是对心肌的损害加重。

2. 肝肾不足

【临床表现】久视后出现视物模糊、眼胀痛、干涩，眼部检查可有近视、远视等屈光不正或老视；全身兼见头晕目眩、耳鸣、腰膝酸软；舌质淡，苔少，脉细。

【治法】滋养肝肾，益精明目。

【中成药】杞菊地黄丸（《医宗金鉴》）。

药物组成：枸杞子 40g，菊花 40g，熟地黄 160g，山茱萸 80g，丹皮 60g，山药 80g，茯苓 60g，泽泻 60g。

剂型与规格：水蜜丸，每袋装 6g；小蜜丸，每袋装 9g；大蜜丸，每丸 9g。

药理研究：本方药主要具有增强免疫功能，抗衰老作用，其中单味还有抗炎，抗肿瘤，抗损伤及抗凝血作用。

功效与主治：滋养肝肾，益精明目。用于肝肾不足的视疲劳，证见久视后出现视物模糊、眼胀痛、干涩，眼部检查可有近视、远视等屈光不正或老视；全身兼见头晕目眩、耳鸣、腰膝酸软；舌质淡，苔少，脉细。

用法与用量：口服，水蜜丸，1次6g；小蜜丸，1次9g；大蜜丸，1次1丸，1日2次，温开水送服。

其他剂型：①杞菊地黄丸（浓缩丸）。口服，每8丸相当于原生药3g，1次8丸，1日3次。②杞菊地黄丸（胶囊剂）。口服，每粒装0.3g，1次5~6粒，1日3次。③杞菊地黄丸（口服液）。口服，每支10ml，1次1支，1日2次。

不良反应：偶见过敏反应，表现为四肢及全身出现瘙痒，轻度蚁咬感，并伴轻度发热，双手出现较多细小疱疹，略高出皮肤，呈半透明状。

注意事项：①脾虚泄泻者慎用。②忌食酸性及生冷食物。③忌食辛辣油腻食物。

下篇 耳鼻咽喉科及口腔科

第一章 耳科疾病

第一节 先天性耳前瘘管

先天性耳前瘘管（congenital preauricucar fistula）为外耳发育不良所遗留的一种临床上常见的外耳疾病，单侧多于双侧。本病属中医文献的"耳漏"、"耳瘘"等范畴。

1. 禀赋缺损，复感邪毒

【临床表现】耳瘘开口多位于耳轮脚的前缘，亦可位于耳郭或耳垂等部位。瘘口周围皮肤红肿疼痛，瘘口可有脓液溢出。或伴有发热，头痛；舌质红，苔黄，脉数。

【治法】清热解毒，消肿止痛。

【中成药】清热解毒口服液。

药物组成：生石膏 70g，金银花 134g，玄参 107g，生地黄 80g，连翘 67g，栀子 67g，甜地丁 67g，黄芩 67g，龙胆 67g，板蓝根 67g，知母 54g，麦冬 54g。

剂型与规格：口服液，每支装 10ml。

药理研究：本品主要有抗菌、增强免疫等作用。

功效与主治：清热解毒。用于治疗由于邪毒感染的耳前瘘管。证见瘘口周围皮肤红肿疼痛，且沿瘘管走向扩散，瘘口可有脓液溢出。或伴有发热，头痛，舌质红，苔黄，脉数。

用法用量：口服，1 次 10～20ml，1 日 3 次，或遵医嘱。

药物来源：《中华人民共和国药典》。

其他剂型：清热解毒颗粒。开水冲服，1 次 18g，1 日 3 次。儿童酌减或遵医嘱。

注意事项：阳虚、大便溏薄者不宜使用。

2. 气血耗伤，邪毒滞留

【临床表现】瘘口或其周围溢脓，脓液清稀，经久不愈，多伴有耳内流脓，鼓膜穿孔。全身或可见疲倦、乏力、纳呆、头昏等证；舌质淡红，苔白或黄，脉细数。

【治法】益气养血，托毒排脓。

【中成药】托里消毒散。

药物组成：人参、川芎、白芍、黄芪、当归、白术、茯苓、金银花（各 3g），白芷、甘草、皂角针、桔梗（各 1.5g）。

剂型与规格：散剂。

药理研究：提高免疫力，促进机体代谢，加速创面愈合。

功效与主治：益气养血，托毒透脓生肌。主治正虚毒盛之脓肿、局部肿胀、排脓不畅及久不敛口等。

用法用量：用水二盅，煎 9g 散剂，温服。

注意事项：疮形已成，局部红肿热痛；或毒盛正气不虚的实证不宜使用。

第二节　外耳湿疹

外耳湿疹（eczema of external ear）为发生于外耳道、耳郭等处皮肤的变态反应性炎症。多见于小儿，分急性和慢性两型。相当于中医的"旋耳疮"。

外耳湿疹根据急慢性不同，中医辨证以清热利湿、疏风止痒，或养血滋阴、健脾化燥为治法。

1. 风热湿邪犯耳

【临床表现】耳部皮肤瘙痒、灼热感，数日后出现小水疱，溃破渗出黄色脂水，皮肤糜烂，甚则波及整个耳郭及其周围皮肤，舌质红，苔黄腻，脉弦数。

【治法】清热祛湿，疏风止痒。

【中成药】龙胆泻肝丸（大蜜丸）。

药物组成：龙胆草120g，柴胡120g，黄芩60g，栀子（炒）60g，泽泻120g，木通60g，车前子（盐炒）60g，当归（酒炒）60g，地黄120g，甘草（蜜炙）60g。

剂型与规格：大蜜丸，每丸6g。

药理研究：药理研究表明，本方有抗菌、抗炎、增强免疫、抗过敏及利尿作用。

功效与主治：清肝胆，利湿热。可用于治疗由于风热湿邪引起的耳部皮肤瘙痒、灼热感，数日后出现小水疱；舌质红，苔黄腻，脉弦数。

用法用量：口服，1次1~2丸，1日2次。

药物来源：《中华人民共和国药典》。

其他剂型：①龙胆泻肝丸（水丸）。口服，1次3~6g，1日2次。②龙胆泻肝冲剂。每袋装6g，1次6g，1日2次。③龙胆泻肝片。每片0.4g，1次4~6片，1日2~3次。④龙胆泻肝口服液。1支10ml，1次10ml，1日3次。儿童酌减。

不良反应：本品久服或过量用可出现恶心、便溏等副作用。

注意事项：①本品性味苦寒，久服易伤脾胃，故凡脾胃虚弱者，不宜久服。②孕妇及胃寒者慎用。

2. 血虚生风化燥

【临床表现】耳部瘙痒，缠绵难愈。可伴面色萎黄、纳差、身倦乏力等症，舌质淡，苔白，脉细缓。检查见耳郭、外耳道及其周围皮肤增厚、粗糙、皲裂，上覆痂皮或鳞屑。

【治法】养血润燥，祛风止痒。

【中成药】八珍丸。

药物组成：党参，白术（炒），茯苓，甘草，当归，白芍，川芎，熟地黄。

剂型与规格：水蜜丸，每袋6g。大蜜丸，每丸9g。

药理研究：八珍丸药理研究发现，能促进急性贫血的血细胞再生，其主要表现在网状红细胞的转变成熟过程。本方能促使血压很快恢复正常，并维持一定时间，而且对机体整个机能状态也有改善。

功效与主治：益气养血。可用于治疗由于血虚生风化燥引起的耳部瘙痒，缠绵难愈，可伴面色萎黄、纳差、身倦乏力等证；舌质淡，苔白，脉细缓。

用法用量：口服，大蜜丸1次1丸；水蜜丸1次6g，1日2次。温开水送服。

药物来源：《中华人民共和国药典》。

其他剂型：①八珍胶囊。每粒装0.4g。口服，1次3粒，1日2次。②八珍颗粒（冲剂）。每袋装8g或3.5g（无糖型）。糖尿病患者可服用无糖型颗粒。口服，开水冲服，每次1袋，1日2次。③八珍煎膏（膏滋）。每瓶250g。口服，每次15g，1日2次。④八珍袋泡茶。口服：开水泡服，1次2袋，1日2次。⑤八珍液（合剂）。每支10ml，每瓶100ml或500ml。口服，1次10ml，1日2次。⑥八珍片。每瓶100片。口服，1次2~3片，1日2~3次。

注意事项：①忌过劳、寒凉。②慎房事。③体实有热者忌服。

第三节 外耳道疖及外耳道炎

外耳道炎（otitis externa）系外耳道皮肤及皮下组织的弥漫性感染性炎症，相当于中医的"耳疮"。外耳道疖（furuncle of external acoustic meatus）为外耳道皮肤的局限性化脓性炎症，相当于中医的"耳疖"。

外耳道疖及外耳道炎采用分型内服疏风清热、清泻肝胆、解毒消肿的中药，并与外敷、切开排脓、换药相结合，亦可用针灸等疗法。

1. 风热邪毒外侵

【临床表现】耳痛，张口及咀嚼时加重。伴患侧头痛。全身可有发热、恶寒等证；舌质红，苔薄黄，脉浮数。

【治法】疏风清热，解毒消肿。

【中成药】清热解毒口服液。

药物组成：生石膏70g，金银花134g，玄参107g，生地黄80g，连翘67g，栀子67g，甜地丁67g，黄芩67g，龙胆67g，板蓝根67g，知母54g，麦冬54g。

剂型与规格：口服液，每支装10ml。

药理研究：本品主要有抗菌、增强免疫等作用。

功效与主治：清热解毒。用于治疗由于风热邪毒外侵所致的耳痛，全身可有发热、恶寒等症；舌质红，苔薄黄，脉浮数。

用法：口服，1次10~20ml，1日3次，或遵医嘱。

药物来源：《中华人民共和国药典》。

其他剂型：清热解毒颗粒，开水冲服，1次18g，1日3

次。儿童酌减或遵医嘱。

注意事项：阳虚，大便溏薄者不宜使用。

2. 肝胆湿热上蒸

【临床表现】耳痛剧烈，痛引腮脑，或有听力减退。可伴有口苦、咽干、大便秘结、发热等证；舌质红，苔黄腻，脉弦数。检查见外耳道局限性红肿，肿甚者可堵满外耳道；若耳疖成脓则顶部可见脓点，若溃破则外耳道可见黄稠脓液。

【治法】清泻肝胆，利湿消肿。

【中成药】龙胆泻肝丸。

药物组成：龙胆120g，柴胡120g，黄芩60g，栀子（炒）60g，泽泻120g，木通60g，车前子（盐炒）60g，当归（酒炒）60g，地黄120g，甘草（蜜炙）60g。

剂型与规格：大蜜丸，每丸6g。

药理研究：药理研究表明，本方有抗菌、抗炎、增强免疫、抗过敏及利尿作用。

功效与主治：清肝胆，利湿热。可用于治疗由于肝胆湿热上蒸引起的耳痛剧烈，痛引腮脑，可伴有口苦、咽干、大便秘结、发热等证；舌质红，苔黄腻，脉弦数。

用法用量：口服，1次1~2丸，1日2次。

药物来源：《中华人民共和国药典》。

其他剂型：①龙胆泻肝丸（水丸）。口服，1次3~6g，1日2次。②龙胆泻肝冲剂。每袋装6g，1次6g，1日2次。③龙胆泻肝片。每片0.4g，1次4~6片，1日2~3次。④龙胆泻肝口服液。每支10ml，1次10ml，1日3次。儿童酌减。

不良反应：本品久服或过量用可出现恶心、便溏等副作用。

注意事项：①本品性味苦寒，久服易伤脾胃，故凡脾胃虚弱者，不宜久服。②孕妇及胃寒者慎用。

第四节　耳带状疱疹

耳带状疱疹（herpes zoster oticus）主要是由水痘－带状疱疹病毒引起的疾病。本病不常见，患者以青年及老年人居多。受凉、疲劳或机体抵抗力下降为引发本病的重要诱因。本病当属于中医的"嘓疮"、"火丹"、"蛇串疮"等疾病范畴。

中医辨证论治对本病有其优势，可有效促进病变愈合，减少永久性面瘫的机会。配合抗病毒、对症治疗，可有效减少并发症，增加愈合几率。

1. 邪毒外袭

【临床表现】耳甲腔、外耳道或耳后完骨皮肤灼热、刺痛感，局部出现针头大小疱疹，密集成簇状，疱疹周围皮肤潮红。可伴发热、恶寒；舌质红，苔薄黄，脉浮数。

【治法】疏风散邪，清热解毒。

【中成药】银翘解毒丸。

药物组成：金银花 200g，连翘 200g，薄荷 120g，荆芥 80g，淡豆豉 100g，牛蒡子（炒）120g，桔梗 120g，淡竹叶 80g，甘草 100g。

剂型与规格：浓缩丸，每丸 3g。

药理研究：药理研究证明，本品具有发汗、解毒、抗病原微生物、抗炎、镇痛、抗过敏、增强免疫功能等作用。

功效与主治：疏风解表，清热解毒。用于治疗由于邪毒外袭所致的耳甲腔、外耳道或耳后完骨皮肤灼热、刺痛感，局部出现针头大小疱疹，可伴发热、恶寒；舌质红，苔薄黄，脉浮数。

用法用量：芦根汤或温开水送服。1 次 1 丸，1 日 2 ~ 3 次。

药物来源:《中华人民共和国药典》。

其他剂型:①银翘解毒片。口服,1次4片,1日2~3次。②银翘解毒胶囊。口服,1次4粒,1日2~3次。③银翘解毒颗粒。开水冲服,1次15g或5g(含乳糖),1日3次;重症者加服一次。

不良反应:曾有一例为预防流行性感冒服本品1/3丸后引起过敏性休克的报道。

注意事项:①服药期间忌油腻及生冷食物。②风寒感冒者忌用。

2. 肝胆湿热

【临床表现】耳部灼热、刺痛,疱疹增大、破溃、黄水浸淫、结痂。伴口苦咽干,甚则口眼歪斜、耳鸣、耳聋;舌质红,苔黄腻,脉弦数。

【治法】清泻肝胆,解毒利湿。

【中成药】龙胆泻肝丸。

药物组成:龙胆120g,柴胡120g,黄芩60g,栀子(炒)60g,泽泻120g,木通60g,车前子(盐炒)60g,当归(酒炒)60g,地黄120g,甘草(蜜炙)60g。

剂型与规格:大蜜丸,每丸6g。

药理研究:药理研究表明,本方有抗菌、抗炎、增强免疫、抗过敏及利尿作用。

功效与主治:清肝胆,利湿热。可用于治疗由于肝胆湿热引起的耳部灼热、刺痛,疱疹增大、破溃、黄水浸淫、结痂。伴口苦咽干,甚则口眼歪斜、耳鸣、耳聋;舌质红,苔黄腻,脉弦数。

用法用量:口服,1次1~2丸,1日2次。

药物来源:《中华人民共和国药典》。

其他剂型:①龙胆泻肝丸(水丸)。口服,1次3~6g,1

日2次。②龙胆泻肝冲剂。每袋装6g，1次6g，1日2次。③龙胆泻肝片。每片0.4g，1次4~6片，1日2~3次。④龙胆泻肝口服液。每支10ml，1次10ml，1日3次。儿童酌减。

不良反应：本品久服或过量用可出现恶心、便溏等副作用。

注意事项：本品性味苦寒，久服易伤脾胃。故凡脾胃虚弱者，不宜久服。孕妇及胃寒者慎用。

第五节　分泌性中耳炎

分泌性中耳炎（secretory otitis media）是以耳内胀闷堵塞感、鼓室积液及听力下降为主要特征的中耳非化脓性炎性疾病。过去又有卡他性中耳炎、渗出性中耳炎、非化脓性中耳炎之称。可见于任何年龄，但发病率以小儿为高，是小儿常见的致聋原因之一。多见于易患上感疾病的冬春季节。相当于中医的"耳胀"、"耳闭"。

分泌性中耳炎中医多以疏风散邪、健脾利湿、活血行气、通窍祛邪为治法。

1. 风邪外袭，痞塞耳窍

【临床表现】耳内作胀、不适或微痛，耳鸣如闻风声，自听增强，听力减退，患者常以手指轻按耳门，以求减轻耳部之不适。

【治法】疏风散邪，宣肺通窍。

【中成药】银翘解毒丸。

药物组成：金银花200g，连翘200g，薄荷120g，荆芥80g，淡豆豉100g，牛蒡子（炒）120g，桔梗120g，淡竹叶80g，甘草100g。

剂型与规格：浓缩丸，每丸3g。

药理研究：药理研究证明，本品具有发汗、解毒、抗病原微生物、抗炎、镇痛、抗过敏、增强免疫功能等作用。

功效与主治：疏风解表，清热解毒。用于治疗风邪外袭，痞塞耳窍之耳内作胀、不适或微痛，自听增强，听力减退；舌质红，苔薄黄，脉浮数。

用法与用量：芦根汤或温开水送服。1次1丸，1日2~3次。

药物来源：《中华人民共和国药典》。

其他剂型：①银翘解毒片。口服，1次4片，1日2~3次。②银翘解毒胶囊。口服，1次4粒，1日2~3次。③银翘解毒颗粒。开水冲服，1次15g或5g（含乳糖），1日3次；重症者加服一次。

不良反应：曾有一例为预防流行性感冒服本品1/3丸后引起过敏性休克的报道。

注意事项：服药期间忌油腻及生冷食物。风寒感冒者忌用。

2. 肝胆湿热，上蒸耳窍

【临床表现】耳内胀闷堵塞感，耳内微痛，耳鸣如机器声，自听增强，重听；舌质红，苔黄腻，脉弦数。

【治法】清泻肝胆，利湿通窍。

【中成药】龙胆泻肝丸。

药物组成：龙胆120g，柴胡120g，黄芩60g，栀子（炒）60g，泽泻120g，木通60g，车前子（盐炒）60g，当归（酒炒）60g，地黄120g，甘草（蜜炙）60g。

剂型与规格：大蜜丸，每丸6g。

药理研究：药理研究表明，本方有抗菌、抗炎、增强免疫、抗过敏及利尿作用。

功效与主治：清肝胆，利湿热。可用于治疗肝胆湿热，上蒸耳窍之耳内胀闷堵塞感，自听增强，重听；舌质红，苔黄腻，脉弦数。

用法用量：口服，1次1~2丸，1日2次。

药物来源：《中华人民共和国药典》。

其他剂型：①龙胆泻肝丸（水丸）。口服，1次3~6g，1日2次。②龙胆泻肝冲剂。每袋装6g，1次6g，1日2次。③龙胆泻肝片。每片0.4g，1次4~6片，1日2~3次。④龙胆泻肝口服液。每支10ml，1次10ml，1日3次。儿童酌减。

不良反应：本品久服或过量用可出现恶心、便溏等副作用。

注意事项：本品性味苦寒，久服易伤脾胃。故凡脾胃虚弱者，不宜久服。孕妇及胃寒者慎用。

3. 脾虚失运，湿浊困耳

【临床表现】耳内胀闷堵塞感，日久不愈，听力渐降，耳鸣声嘈杂；舌质淡，苔白，脉细缓。

【治法】健脾利湿，化浊通窍。

【中成药】参苓白术散。

药物组成：人参100g，茯苓100g，白术（炒）100g，山药100g，白扁豆（炒）75g，薏苡仁（炒）50g，莲子50g，砂仁50g，桔梗50g，甘草100g。

剂型与规格：散剂，每袋装9g。

药理研究：本方的药理作用表现在能增加肠管对水及氯化物的吸收，对肠管呈小剂量兴奋、大剂量抑制收缩的双向作用，抑制作用为主，兴奋作用为辅，故为胃肠活动调整剂。

功效与主治：补脾胃，益肺气。可用于治疗由于脾虚失运，湿浊困耳引起的耳内胀闷堵塞感，听力渐降，耳鸣声嘈杂；舌质淡，苔白，脉细缓。

用法用量：口服。1次6~9g，1日2~3次，温开水送服。

药物来源:《国家医保药品目录》。

其他剂型:参苓白术丸。空腹口服,1 次 6 ~ 9g,1 日 2 次。

注意事项:实热便秘者忌用。高血压者及孕妇忌用。

4. 邪毒滞留,气血瘀阻

【临床表现】耳内胀闷阻塞感,日久不愈,甚则如物阻隔,听力明显减退,逐渐加重,耳鸣如蝉,或嘈杂声。

【治法】行气活血,通窍开闭。

【中成药】益气聪明丸。

药物组成:党参、黄芪、甘草、葛根、蔓荆子、黄柏、赤芍。

剂型与规格:丸剂,每袋装18g。

药理研究:药理研究表明,本品具有增加脑供血量,兴奋大脑皮质,提高脑代谢功能和降血脂作用。

功效与主治:补气升阳,聪耳明目。用于治疗邪毒滞留,气血瘀阻之耳内胀闷阻塞感,听力明显减退,逐渐加重。

用法用量:口服。1 次 6 丸,1 日 2 ~ 3 次,温开水送服。小儿酌减。

药物来源:《卫生部药品标准中药成方制剂》。

注意事项:耳疾属血虚肝热或耳鸣耳聋属肝胆湿热者禁用。

第六节　化脓性中耳炎

化脓性中耳炎(suppurative otitis media)有急慢性之分,急性者是由细菌感染所致的中耳黏膜及骨膜的急性化脓性炎症。病变范围主要在鼓室,并可延及咽鼓管、鼓窦和乳突气房。好发于婴幼儿及学龄前儿童。冬春季节多见，常继发于上呼吸道感染。慢性者是中耳黏膜、骨膜，或深达骨质的慢性化脓性炎症，常与慢性乳突炎同时存在。一般认为，急性化脓性中耳炎6~8周未愈，即提示病变已转为慢性。本病相当于中医的"脓耳"，属于中医文献"聤耳"、"风耳"、"耳漏"、"耳疳"、"耳风毒"等范畴。

急性者病势较急，中医学以清热排脓为主要治则，用清热解毒，活血排脓等法祛除耳部内壅邪热，并与外治法配合，使脓消邪除。慢性者以祛湿活血排脓，补益脾肾，标本兼治，并与外用药配合。

1. 风热外侵

【临床表现】发病较急，耳痛并呈进行性加重，听力下降，耳鸣，可伴发热、恶寒；舌质红，苔薄黄，脉浮数。

【治法】疏风清热，解毒消肿。

【中成药】银翘解毒丸。

药物组成：金银花200g，连翘200g，薄荷120g，荆芥80g，淡豆豉100g，牛蒡子（炒）120g，桔梗120g，淡竹叶80g，甘草100g。

剂型与规格：浓缩丸，每丸3g。

药理研究：药理研究证明，本品具有发汗、解毒、抗病原微生物、抗炎、镇痛、抗过敏、增强免疫功能等作用。

功效与主治：疏风解表，清热解毒。用于治疗由于风热外侵所致的耳痛并呈进行性加重，可伴发热、恶寒；舌质红，苔薄黄，脉浮数。

用法用量：芦根汤或温开水送服。1次1丸，1日2~3次。

药物来源：《中华人民共和国药典》。

其他剂型：①银翘解毒片。口服，1次4片，1日2~3次。②银翘解毒胶囊。口服，1次4粒，1日2~3次。③银翘解毒颗粒。开水冲服，1 次 15g 或 5g（含乳糖），1 日 3 次。重证者加服一次。

不良反应：曾有一例为预防流行性感冒服本品 1/3 丸后引起过敏性休克的报道。

注意事项：服药期间忌油腻及生冷食物。风寒感冒者忌用。

2. 肝胆火盛

【临床表现】耳痛甚剧，痛引腮脑，耳鸣耳聋，耳脓多而黄稠或带红色；舌质红，苔黄腻，脉弦数。

【治法】清肝泻火，解毒排脓。

【中成药】龙胆泻肝丸。

药物组成：龙胆 120g，柴胡 120g，黄芩 60g，栀子（炒）60g，泽泻 120g，木通 60g，车前子（盐炒）60g，当归（酒炒）60g，地黄 120g，甘草（蜜炙）60g。

剂型与规格：大蜜丸，每丸 6g。

药理研究：药理研究表明，本方有抗菌、抗炎、增强免疫、抗过敏及利尿作用。

功效与主治：清肝胆，利湿热。可用于治疗由于肝胆火盛引起的耳痛甚剧，痛引腮脑，耳鸣耳聋，耳脓多而黄稠或带红色；舌质红，苔黄腻，脉弦数。

用法用量：口服，1 次 1~2 丸，1 日 2 次。

药物来源：《中华人民共和国药典》。

其他剂型：①龙胆泻肝丸（水丸）。口服，1 次 3~6g，一日 2 次。②龙胆泻肝冲剂。每袋装 6g，1 次 6g，1 日 2 次。③龙胆泻肝片。每片 0.4g，1 次 4~6 片，1 日 2~3 次。④龙胆泻肝口服液。每支 10ml，1 次 10ml，1 日 3 次。儿童酌减。

不良反应：本品久服或过量用可出现恶心、便溏等副作用。

注意事项：本品性味苦寒，久服易伤脾胃。故凡脾胃虚弱者，不宜久服。孕妇及胃寒者慎用。

3. 脾虚湿困

【临床表现】耳内流脓缠绵日久，脓液清稀，量较多，无臭味，多呈间歇性发作，听力下降或有耳鸣。

【治法】健脾渗湿，补托排脓。

【中成药】托里消毒散。

药物组成：人参、川芎、白芍、黄芪、当归、白术、茯苓、金银花(各 3g)，白芷、甘草、皂角针、桔梗(各 1.5g)。

剂型与规格：散剂，每袋装 9g。

药理研究：提高免疫力，促进机体代谢，加速创面愈合。

功效与主治：益气养血，托毒透脓生肌。主治正虚毒盛之脓肿，局部肿胀，排脓不畅及久不敛口等。

用法用量：用水二盅，煎 9g 散剂，温服。

注意事项：疮已形成或毒盛正不虚的实证不宜使用。

4. 肾元亏损

【临床表现】耳内流脓不畅，量不多，耳脓秽浊或呈豆腐渣样，有恶臭气味，日久不愈，反复发作，听力明显减退。

【治法】补肾培元，祛腐化湿。

【中成药一】知柏地黄丸。

药物组成：知母 40g，黄柏 40g，熟地黄 160g，山茱萸(制) 80g，牡丹皮 60g，山药 80g，茯苓 60g，泽泻 60g。

剂型与规格：水蜜丸，每袋装 6g。小蜜丸，每袋装 9g。大蜜丸，每丸 9g。

药理研究：现代药理研究表明，本品具有提高甲亢阴虚型小鼠的耐缺氧能力，并能显著提高大鼠巨噬细胞和中性粒细胞的吞噬率而呈现抗炎抗菌作用。

功效与主治：滋阴降火。用于治疗肾阴亏虚之耳内流脓不畅，量不多，耳脓秽浊或呈豆腐渣样，有恶臭气味，舌质红，少苔，脉细数。

用法用量：口服。水蜜丸，1 次 6g，小蜜丸 1 次 9g，大蜜丸 1 次 1 丸。1 日 2 次。

药物来源：《中华人民共和国药典》。

不良反应：有口服本品出现肛门周围瘙痒，刺痛，痔疮发作，大便带血，鼻腔黏膜渗血的 1 例报道。

注意事项：脾虚便溏、消化不良者勿用。

【中成药二】金匮肾气丸。

药物组成：干地黄 240g，山药 120g，山茱萸 120g，泽泻 90g，茯苓 90g，牡丹皮 90g，桂枝 30g，附子 30g。

剂型与规格：蜜丸，每丸 25g。

药理研究：金匮肾气丸能明显促进小鼠免疫造血功能的恢复，对肿瘤和电离辐射引起的白细胞下降和造血功能受损有明显的保护作用。

功效与主治：温补肾阳。用于肾阳虚之耳内流脓不畅，量不多，耳脓秽浊或呈豆腐渣样，有恶臭气味；舌质淡红，苔薄白，脉沉细。

用法用量：口服，1 次 1~2 丸，1 日 2 次。

药物来源：《中华人民共和国药典》。

不良反应：有可能出现皮疹、恶心、腹痛、腹泻、浮肿、头痛及血压上升、心跳加快等不良反应。

注意事项：肾阴不足、虚火上炎者不宜应用。

第七节　贝尔面瘫

贝尔面瘫（Bell palsy）又称特发性面瘫，为原因不明、起病突然的常见面神经疾病，属于周围性面瘫。可见于任何年龄，但好发于青中年。有自愈倾向，但一般认为，若超过数周仍不恢复者，则愈后较差。本病属于中医的"口僻"、"口眼㖞斜"、"偏风口㖞"等范畴。

1. 风邪阻络

【临床表现】突然发生单侧口眼㖞斜，面部麻木，或伴完骨部疼痛，头痛拘紧。

【治法】祛风通络。

【中成药】牵正散。

药物组成：白附子60g，僵蚕60g，全蝎30g。

剂型与规格：散剂，每袋装3g。

药理研究：主要有加快神经传导速度，缩短诱发动作电位时程，提高诱发电位波幅度等作用。

功效与主治：舒筋活络，调和气血。风邪中络，口眼歪斜，肌肉麻木，筋骨疼痛。

用法用量：口服，1次3g，热酒调下，1日3次。

注意事项：气虚血瘀或肝风内动者不宜应用此方。

2. 气虚血瘀

【临床表现】病程日久，单侧口眼㖞斜，表情呆滞，下睑外翻流泪，眼干涩。

【治法】益气活血，化瘀通络。

【中成药】复方丹参片。

药物组成：丹参浸膏、三七、冰片。

剂型与规格：片剂，每瓶装60片。

药理研究：本品主要有抗心肌缺血、缺氧，扩张冠脉作用。

功效与主治：活血化瘀，理气止痛。用于治疗气虚血瘀之单侧口眼㖞斜，表情呆滞，下睑外翻流泪，眼干涩等。

用法用量：口服，1次3片，1日3次。

药物来源:《中华人民共和国药典》。

其他剂型:复方丹参胶囊。每粒 0.3g,口服,1 次 3 粒,1 日 3 次。

不良反应:个别病人服药后可出现胃肠不适、作呕、药疹、口腔多处溃疡、窦性心动过缓。

第八节 耳 鸣

耳鸣(tinnitus)为耳部或头部在没有外界声音刺激的情况下而发生的异常声音感觉,是耳部疾病或全身多种疾病的常见症状,还与患者的心理、精神因素及体质条件有关。每一个人在一生中均发生过耳鸣,但只有引起患者身心不适而造成患者就诊时才可称为"耳鸣";耳鸣的人群患病率较高可达 15%,可占耳鼻喉科门诊病例的 80%。男女发病相似,发病年龄以 50~70 岁为常常见,左耳发生率高于右耳。属于中医文献"耳鸣"范畴。

1. 风热外袭

【临床表现】突起耳鸣,如吹风样,昼夜不停,听力下降,或伴有耳胀闷感。

【治法】疏风清热,宣肺通窍。

【中成药】银翘解毒丸。

药物组成:金银花 200g,连翘 200g,薄荷 120g,荆芥 80g,淡豆豉 100g,牛蒡子(炒)120g,桔梗 120g,淡竹叶 80g,甘草 100g。

剂型与规格:浓缩丸,每丸 3g。

药理研究:药理研究证明,本品具有发汗、解毒、抗病原微生物、抗炎、镇痛、抗过敏、增强免疫功能等作用。

功效与主治：疏风解表，清热解毒。用于风热感冒，发热头痛、咳嗽口干、咽喉疼痛。

用法用量：芦根汤或温开水送服。1次1丸，1日2~3次。

药物来源：《中华人民共和国药典》。

其他剂型：①银翘解毒片。口服，1次4片，1日2~3次。②银翘解毒胶囊。口服，1次4粒，1日2~3次。③银翘解毒颗粒。开水冲服，1次15g或5g（含乳糖），1日3次。重症者加服一次。

不良反应：曾有一例为预防流行性感冒服本品1/3丸后引起过敏性休克的报道。

注意事项：服药期间忌油腻及生冷食物。风寒感冒者忌用。

2. 肝火上扰

【临床表现】耳鸣如闻潮声或风雷声，多在情志抑郁或恼怒之后加重。

【治法】清肝泄热，开郁通窍。

【中成药】龙胆泻肝丸。

药物组成：龙胆120g，柴胡120g，黄芩60g，栀子（炒）60g，泽泻120g，木通60g，车前子（盐炒）60g，当归（酒炒）60g，地黄120g，甘草（蜜炙）60g。

剂型与规格：大蜜丸，每丸6g。

药理研究：药理研究表明，本方有抗菌、抗炎、增强免疫、抗过敏及利尿作用。

功效与主治：清肝胆，利湿热。用于肝胆湿热之头晕目赤、耳鸣耳聋、耳肿疼痛、胁痛、口苦等。

用法用量：口服，1次1~2丸，1日2次。

药物来源：《中华人民共和国药典》。

其他剂型：①龙胆泻肝丸（水丸）。口服，1次3~6g，1

日 2 次。②龙胆泻肝冲剂。每袋装 6g，1 次 6g，1 日 2 次。③龙胆泻肝片。每片 0.4g，1 次 4~6 片，1 日 2~3 次。④龙胆泻肝口服液。每支 10ml，1 次 10ml，1 日 3 次。儿童酌减。

不良反应：本品久服或过量用可出现恶心、便溏等副作用。

注意事项：本品性味苦寒，久服易伤脾胃。故凡脾胃虚弱者，不宜久服。孕妇及胃寒者慎用。

3. 痰火郁结

【临床表现】耳鸣耳聋，耳中胀闷，头重头昏，或见头昏目眩，胸脘满闷，咳嗽痰多，口苦或淡而无味，二便不畅。

【治法】化痰清热，散结通窍。

【中成药】清气化痰丸。

药物组成：瓜蒌仁（去油）、陈皮（去白）、黄芩（酒炒）、杏仁（去皮尖）、枳实（麸炒）、茯苓各 30g，胆南星、制半夏各 45g。

剂型与规格：

药理研究：主要有镇咳、祛痰、平喘、抑菌、免疫调节等作用。

功效与主治：清气化痰。肺热咳嗽，痰多黄稠，胸脘满闷，耳鸣痰火郁结型。

用法用量：口服。成人 1 日 2 次，1 次 6~9g，小儿酌减。

药物来源：《国家医保药品目录》。

其他剂型：浓缩丸，每 6 丸相当于原生药 3g。1 次 6 丸，1 日 3 次。

注意事项：无实火热痰或体弱便溏者勿用。风寒咳嗽和干咳无痰者不宜服用。孕妇忌服。忌食辛辣食物。

4. 气滞血瘀

【临床表现】耳鸣耳聋，病程可长可短，全身可无明显其他症状，或有爆震史。

【治法】活血化瘀，行气通窍。

【中成药】金纳多片。

药物组成：银杏叶提取物。

剂型与规格：片剂，每片40mg。

药理研究：①自由基的清除作用。清除机体内过多的自由基，抑制细胞膜的脂质过氧化反应，从而保护细胞膜，防止自由基对机体造成的血栓、炎症、动脉硬化等一系列伤害。②血流动力学改善作用。具有降低全血黏度，增进红细胞和白细胞的可塑性，改善血液循环作用。③组织保护作用。增加缺血组织对氧及葡萄糖的供应量。

功效与主治：主要用于脑部、周边等血液循环障碍，可治疗耳部血流障碍及神经障碍、耳鸣、眩晕、听力减退、耳迷路综合征。

用法用量：口服。1日2~3次，1次1~2片。

其他剂型：银杏叶胶囊。1次2粒，1日3次。

不良反应：罕见胃肠道不适，头痛，血压降低，过敏反应等。

注意事项：妊娠期妇女慎用。

5. 肾精亏损

【临床表现】耳鸣如蝉，昼夜不息，安静时尤甚，或见头昏眼花，腰膝酸软，虚烦失眠，夜尿频多，发脱齿摇。

【治法】补肾填精，滋阴潜阳。

【中成药】耳聋左慈丸。

药物组成：磁石（煅）20g，熟地黄160g，山药80g，茯苓60g，山茱萸（制）80g，泽泻60g，牡丹皮60g，竹叶10g，柴胡20g。

剂型与规格：小蜜丸，每20粒3g；大蜜丸，每丸9g。

药理研究：现代药理研究表明，本品有镇静、减弱庆大霉素对耳的毒性等作用。

功效与主治：滋肾平肝。用于治疗肝肾阴虚，耳鸣耳聋，头晕目眩，视物不清。

用法用量：口服。小蜜丸1次6g，大蜜丸1次1丸，1日2次。小儿用量酌减。

药物来源：《中华人民共和国药典》。

注意事项：禁与四环素类药物合用。

6. 气血亏虚

【临床表现】耳鸣耳聋，每遇疲劳之后加重，或见倦怠乏力，声低气怯，面色无华，食欲不振，脘腹胀满，大便溏薄，心悸失眠。

【治法】健脾益气，养血通窍。

【中成药】归脾丸。

药物组成：党参80g，白术（炒）160g，炙黄芪80g，炙甘草40g，远志（制）160g，酸枣仁（炒）80g，茯苓160g，龙眼肉160g，当归160g，木香40g，大枣（去核）40g。

剂型与规格：大蜜丸，每丸9g。小蜜丸，每瓶装125g。

药理研究：能调节神经功能，改善小鼠学习记忆获得能力，调节胆碱能神经功能，增强细胞吞噬功能，能促进免疫，增强造血功能。

功效与主治：益气健脾，养血安神。用于治疗由于上气不足所致的眩晕时发，每遇劳累时发作或加重，可伴有耳鸣、耳聋，面色苍白，唇甲不华，少气懒言，倦怠乏力，食少便溏；舌质淡，脉细弱。

用法用量：温开水或生姜汤送服，水蜜丸1次6g，小蜜丸1次9g，大蜜丸1次1丸，1日3次。

药物来源：《中华人民共和国药典》。

注意事项：有痰湿、瘀血、外邪者不宜用。

第九节　功能性耳聋

功能性耳聋（functional hearingloss）又称精神性聋或癔症性聋，由精神、心理等因素引起的耳聋，但一般无耳部器质性病变，属于中医文献"耳聋"范畴。

肝郁气滞

【临床表现】起病突然，常为双耳"全聋"，无耳鸣及眩晕，可有外耳道麻木感，皮肤感觉消失，常伴有手足麻木，四肢震颤，缄默不语，精神忧郁或过分激动。

【治法】疏肝理气解郁。

【中成药】柴胡疏肝丸。

药物组成：茯苓100g，枳壳（炒）50g，豆蔻40g，白芍（酒炒）50g，甘草50g，香附（醋制）75g，陈皮50g，桔梗50g，厚朴（姜制）50g，山楂（炒）50g，防风50g，六神曲（炒）50g，柴胡75g，黄芩50g，薄荷50g，紫苏梗75g，木香25g，槟榔（炒）75g，三棱（醋制）50g，大黄（酒炒）50g，青皮（炒）50g，当归50g，姜半夏75g，乌药50g，莪术（制）50g。

剂型与规格：大蜜丸，每丸10g。

药理研究：镇痛、抗炎、解痉、增加脑、肝血流和心搏出量。

功效与主治：疏肝理气，消胀止痛。用于肝气不舒，胸胁痞闷等。

用法用量：口服。1次1丸，1日2次。

药物来源：《国家医保药品目录》。

注意事项：①孕妇及月经量多者忌用。②身体虚弱者不宜服用。③如出现舌红少苔、口燥咽干、心烦失眠等应停药。

第十节　耳　眩　晕

眩晕（vertigo）是一种运动错觉，是在事实上并不存在运动的情况下，病人感觉自身或外界环境有种运动感，尤为旋转感。

中医认为眩晕的发病有外感、内伤之异，以内伤为主。不外"无风不作眩"、"无痰不作眩"、"无虚不作眩"。耳眩晕根据辨证分别处以补益气血，健脾安神；温壮肾阳，散寒利水；平肝息风，滋阴潜阳；燥湿健脾，涤痰止眩等治则。配合体针、耳针、头皮针与穴位注射。

1. 风热外袭

【临床表现】突发眩晕，如坐舟车，恶心呕吐，可伴有鼻塞，流涕，咳嗽，咽痛，发热，恶风；舌质红，苔薄黄，脉浮数。

【治法】疏风散邪，清利头目。

【中成药】桑菊感冒片

药物组成：桑叶 465g，连翘 280g，薄荷素油 1ml，菊花 185g，苦杏仁 370g，桔梗 370g，芦根 370g，甘草 150g。

剂型与规格：片剂，每片 0.6g

药理研究：主要有解热、抗炎、发汗、抗菌、抑制肠蠕动亢进等作用。

功效与主治：疏风清热，宣肺止咳。用于治疗由于风热外袭所致的突发眩晕，如坐舟车，恶心呕吐，可伴有鼻塞，流涕，咳嗽，咽痛，发热，恶风；舌质红，苔薄黄，脉浮数。

用法：口服。1日2~3次，1次4~8片。

药物来源：《中华人民共和国药典》。

其他剂型：①桑菊感冒丸。水泛丸，1次25~35粒，1日2~3次。②桑菊感冒合剂。1次15~20ml，1日3次，用时摇匀。③桑菊感冒冲剂。1日2~3次，1次1~2袋。④桑菊感冒散。1次7.5g，1日2次，温开水送服。

注意事项：①服药期间忌黏腻荤腥食物。②风寒感冒者不宜应用。

2. 痰浊中阻

【临床表现】眩晕而见头重如蒙，胸中闷闷不舒，呕恶较甚，痰涎多，或见耳鸣耳聋，心悸，纳呆倦怠，舌苔白腻，脉濡滑。

【治法】燥湿健脾，涤痰止眩。

【中成药】半夏天麻丸。

药物组成：法半夏360g，天麻180g，黄芪（蜜炙）360g，人参30g，苍术（米泔炙）36g，白术（麸炒）80g，茯苓126g，陈皮360g，泽泻36g，六神曲（麸炒）69g，麦芽（炒）39g，黄柏54g。

剂型与规格：水泛丸，200粒6g，每袋12g，。

药理研究：本品具有镇静、镇痛、抗惊厥、降压、强心、祛痰平喘及保护肝胆的作用。

功效与主治：健脾除湿，化痰息风。可用于治疗由于痰浊中阻所致的眩晕而见头重如蒙，胸中闷闷不舒，呕恶较甚，痰涎多，或见耳鸣耳聋，心悸，纳呆，倦怠；舌苔白腻，脉濡滑。

用法用量：口服。1次6g，1日2次，空腹温开水或姜汤服下。

药物来源：《卫生部药品标准中药成方制剂》。

注意事项：眩晕头昏头痛由于肝阳上亢导致者慎用。

3. 肝阳上扰

【临床表现】眩晕每因情绪波动、心情不舒、烦恼时发作或加重，常兼耳鸣耳聋，口苦咽干，面红目赤，急躁易怒，胸胁苦满，少寐多梦；舌质红，苔黄，脉弦数。

【治法】平肝息风，滋阴潜阳。

【中成药】龙胆泻肝丸。

药物组成：龙胆草 120g，柴胡 120g，黄芩 60g，栀子（炒）60g，泽泻 120g，木通 60g，车前子（盐炒）60g，当归（酒炒）60g，地黄 120g，甘草（蜜炙）60g。

剂型与规格：大蜜丸，每丸 6g。

药理研究：药理研究表明，本方有抗菌、抗炎、增强免疫、抗过敏及利尿作用。

功效与主治：清肝胆，利湿热。可用于治疗由于肝阳上扰引起的眩晕，每因情绪波动、心情不舒、烦恼时发作或加重，常兼耳鸣耳聋，口苦咽干，面红目赤，急躁易怒，胸胁苦满；舌质红，苔黄，脉弦数。

用法用量：口服，1 次 1 ~ 2 丸，1 日 2 次。

药物来源：《中华人民共和国药典》。

其他剂型：①龙胆泻肝丸（水丸）。口服，1 次 3 ~ 6g，1 日 2 次。②龙胆泻肝冲剂。每袋装 6g，1 次 6g，1 日 2 次。③龙胆泻肝片。每片 0.4g，1 次 4 ~ 6 片，1 日 2 ~ 3 次。④龙胆泻肝口服液。每支 10ml，1 次 10ml，1 日 3 次。儿童酌减。

不良反应：本品久服或过量用可出现恶心、便溏等副作用。

注意事项：①本品性味苦寒，久服易伤脾胃。故凡脾胃虚弱者，不宜久服。②孕妇及胃寒者慎用。

4. 寒水上泛

【临床表现】眩晕时心下悸动，咳嗽痰稀白，恶心欲呕，或频频呕吐清涎，耳鸣耳聋，腰痛背冷，四肢不温，精神萎靡，夜尿频而清长；舌质淡胖，苔白滑，脉沉细弱。

【治法】温壮肾阳，散寒利水。

【中成药】五苓散。

药物组成：茯苓180g，泽泻300g，猪苓180g，肉桂120g，白术（炒）180g。

剂型与规格：散剂，每袋装18g。

药理研究：五苓散主要作用于渗透压感受器，减少其对一定渗透压刺激的兴奋性。从而使降低了的渗透压调定点恢复正常。其还有利尿作用，对水、电解质有一定影响，可防止乙醇中毒及急性解酒作用。此外，五苓散对小鼠水浸寒冷应激性溃疡有一定防御作用，对具有P菌毛的尿道致病性大肠杆菌黏附尿道上皮细胞的能力有抑制作用，对大鼠肾性高血压有温和而持久的降压作用。

功效与主治：温阳化气，利湿行水。用于治疗由于寒水上泛所致的眩晕时心下悸动，咳嗽痰稀白，恶心欲呕，或频频呕吐清涎，耳鸣耳聋，腰痛背冷，四肢不温，精神萎靡，夜尿频而清长；舌质淡胖，苔白滑，脉沉细弱。

用法：口服。1日2次，1次6～9g。

药物来源：《中华人民共和国药典》。

其他剂型：①五苓丸。1次6～9g，1日2次。②五苓片，1次4～5片，1日3次。

不良反应：本方药性偏渗利，故脾气亏损、肾气虚弱者如服用过多可出现头晕、目眩、口淡、食欲减退反应。

注意事项：①肾亏脾损小便已利者不用。②温病高热伤津者慎用。③属于阴虚津液不足者不用。

5. 髓海不足

【临床表现】眩晕经常发作，耳鸣耳聋，腰膝酸软，精神萎靡，失眠多梦，记忆力差，男子遗精，手足心热；舌质嫩红，苔少，脉细数。

【治法】滋阴补肾，填精益髓。

【中成药】杞菊地黄丸。

药物组成：枸杞子40g，熟地黄160g，菊花40g，山茱萸（制）80g，牡丹皮60g，山药80g，茯苓60g，泽泻60g。

剂型与规格：大蜜丸，每丸9g。水蜜丸，每瓶装60g。

药理研究：现代药理研究表明，本品具有增强免疫功能，抗衰老，滋阴清热，降低肾阴虚型高血压病人外周血淋巴 β - 肾上腺素受体数，使其恢复正常，改善血液流变学等作用。

功效与主治：滋肾养肝。用于治疗由于髓海不足所致的眩晕经常发作，耳鸣耳聋，腰膝酸软，精神萎靡，失眠多梦，记忆力差，男子遗精，手足心热；舌质嫩红，苔少，脉细数。

用法用量：口服，水蜜丸1次6g，大蜜丸1次1丸，1日2次。

药物来源：《中华人民共和国药典》。

其他剂型：杞菊地黄口服液。1次10ml，1日2~3次。

不良反应：服用本品个别病人偶见过敏反应，如四肢及全身出现疱疹、瘙痒或轻度蚁走感，或伴有轻度发热等，停药并用抗过敏药物治疗后，症状可完全消失。

注意事项：忌食酸性及生冷食物。

6. 上气不足

【临床表现】眩晕时发，每遇劳累时发作或加重，可伴有耳鸣、耳聋，面色苍白，唇甲不华，少气懒言，倦怠乏力，食少便溏；舌质淡，脉细弱。

【治法】补益气血，健脾安神。

【中成药】归脾丸。

药物组成：党参80g，白术（炒）160g，炙黄芪80g，炙甘草40g，远志（制）160g，酸枣仁（炒）80g，茯苓160g，龙眼肉160g，当归160g，木香40g，大枣（去核）40g。

剂型与规格：大蜜丸，每丸9g。小蜜丸，每瓶装125g。

药理研究：能调节神经功能，改善小鼠学习记忆获得能力，调节胆碱能神经功能，增强细胞吞噬功能，能促进免疫，增强造血功能。

功效与主治：益气健脾，养血安神。用于治疗由于上气不足所致的眩晕时发，每遇劳累时发作或加重，可伴有耳鸣、耳聋，面色苍白，唇甲不华，少气懒言，倦怠乏力，食少便溏，舌质淡，脉细弱。

用法用量：温开水或生姜汤送服，水蜜丸1次6g，小蜜丸1次9g，大蜜丸1次1丸。1日3次。

药物来源：《国家基本药物目录》。

注意事项：有痰湿、瘀血、外邪者不宜用。

第二章 鼻科疾病

第一节 鼻前庭疖

鼻疖（nasal furuncle）是发生于鼻尖、鼻翼和鼻前庭等部的单个毛囊、皮脂腺或汗腺的局限性、急性化脓性炎症。其形小根紧，状如钉盖，顶有脓点，相当于中医"鼻疔"。若妄加挤压或治疗不当，感染可循内眦静脉扩散入海绵窦，引起严重的颅内并发症——海绵窦血栓性静脉炎，即中医所言的"鼻疔走黄"。

鼻前庭疖多为实证、热证，治疗以清热解毒，消肿止痛；泻热解毒，清营凉血为主。同时结合外治法。

1. 邪毒外袭，火毒上攻

【临床表现】初起鼻尖、鼻翼或鼻前孔局部红肿、疼痛，逐渐加重，或有跳痛，或麻或痒，并有粟米样突起，形如钉状，其根坚硬而深。3~5日后，疮顶出现黄白色脓点，顶高根软，若脓溃肿消则痛减。全身可见恶寒发热，头痛，口渴，便秘溲赤；舌红，苔白或黄，脉数等。

【治法】清热解毒，消肿止痛。

【中成药一】牛黄上清胶囊。

药物组成：人工牛黄2.9g，菊花58.8g，白芷23.5g，栀子 73.5g，黄柏 14.7g，大黄 117.7g，赤芍 23.5g，地黄 94.1g，甘草 14.7g，冰片 14.7g，薄荷 44.1g，荆芥穗 23.5g，川芎 23.5g，黄连 23.5g，黄芩 73.5g，连翘 73.5g，当归 73.5g，桔梗 23.5g，石膏 117.7g。

剂型与规格：胶囊剂，每粒装 0.3g。

药理研究：本品具有抗菌、抗炎、解热、降血压、镇静、镇痛等作用，对感染伤寒杆菌引起的发热有一定的解热作用。并能减轻巴豆油所致耳肿胀，降低腹腔毛细血管通透性，对醋酸引起的小鼠扭体反应和热板致痛反应有提高痛阈值作用。

功效与主治：清热泻火，散风止痛。用于热毒内盛、风火上攻所致的头痛眩晕、目赤耳鸣、咽喉肿痛、口舌生疮、牙龈肿痛、大便燥结。

用法用量：口服。1 次 3 粒，1 日 2 次。

药物来源：《中华人民共和国药典》。

其他剂型：①牛黄上清丸（水丸）。每 16 粒 3g，口服，1 次 3g；②大蜜丸。1 次 1 丸，1 日 2 次。

不良反应：文献报道，本品不良反应有药疹及过敏性休克。

注意事项：①本药寒凉，易伤胃气，老人、儿童、素体脾胃虚弱及孕妇慎用。②药期间饮食宜清淡，忌食辛辣温燥油腻食物，以免助热生湿，加重病情。

【中成药二】黄连上清丸。

药物组成：黄连 10g，连翘 80g，防风 40g，白芷 80g，菊花 160g，大黄（酒炙）320g，桔梗 80g，石膏 40g，甘草 40g，栀子（姜制）80g，蔓荆子（炒）80g，荆芥穗 80g，黄芩 80g，薄荷 40g，黄柏（酒炒）40g，川芎 40g，旋覆花 20g。

剂型与规格：水丸，每袋装 6g；水蜜丸，每 40 丸 3g；大蜜丸，每丸 6g。

药理研究：药理研究表明，黄连、黄芩、黄柏、栀子均有抗感染作用，对多种致病菌、皮肤真菌、病毒、原虫等均有抑制用，又都有不同程度的解热、镇静、降压作用；防风有抗炎、解热作用；白芷具有抗菌、抗病毒作用；薄荷可扩张皮肤血管；菊花有抗菌、解热作用；连翘有抗菌、抗病毒、解热、强心、抗内毒素、抗休克作用；石膏有解热、镇静作用；桔梗亦能解热，且可促进吞噬细胞功能；大黄除泻下作用外，还有抗感染作用。

功效与主治：散风清热，泻火止痛。用于风热上攻、肺胃热盛所致的头晕目眩、暴发火眼、牙齿疼痛、口舌生疮、咽喉肿痛、耳痛耳鸣、大便秘结、小便短赤。

用法用量：口服。水丸或水蜜丸 1 次 3～6g，大蜜丸 1 次 1～2 丸，1 日 2 次。儿童酌减。

药物来源：《中华人民共和国药典》。

不良反应：近有报道，本品曾诱发急性胃黏膜病变。

注意事项：①阴虚火旺者慎用。②服药期间饮食宜清淡，忌食辛辣油腻食物，以免助热生湿。③孕妇忌服。④老人、儿童及素体脾胃虚弱者而大便溏薄者慎服。⑤配合局部用药，促进炎症消退。

【中成药三】牛黄解毒片。

药物组成：人工牛黄 5g，雄黄 50g，石膏 200g，大黄 200g，黄芩 150g，桔梗 100g，冰片 25g，甘草 50g。

剂型与规格：口服，小片一次 3 片，大片一次 2 片，一日 2～3 次。

药理研究：研究证明，本品药理作用广泛，具有抗炎抑菌、解热镇痛等作用。①抗炎：本方对蛋清诱发大鼠足跖肿胀，巴豆油诱发小鼠耳部炎症及醋酸诱发小鼠腹膜炎症均有明显的抑制作用。②抗病原体：在体外对革兰氏阳性球菌显示出较强的抑菌活性，对革兰阴性菌中的变形杆菌在一定药液浓度下也显示出较强的抑菌作用。

功效与主治：清热解毒。用于火热内盛，咽喉肿痛，牙龈肿痛，口舌生疮，目赤肿痛。

用法用量：口服。小片1次3片，大片1次2片，1日2～3次。

药物来源：《国家医保药品目录》。

其他剂型：牛黄解毒丸。口服，每丸3g，1次1丸，1日2～3次。

不良反应：常用剂量时，偶见过敏反应、出血倾向、膀胱炎。剂量过大及给婴儿滥用，可致中毒。①过敏反应：服药后偶致全身皮肤剧痒、潮红、粟粒样丘疹、猩红热样皮疹的过敏症状，可服扑尔敏、维生素C，并外擦炉甘石洗剂治疗。也有出现多例过敏性休克的报道。②出血倾向：过量用药，出现流鼻血、口腔黏膜溃疡，继之颜面、四肢、皮肤出现出血点，舌缘有血泡，牙龈缘有血痂，可给予利血生、维生素c、激素等治疗。③膀胱炎：出现腰部酸痛、尿频、尿急、尿痛、尿血。可用呋喃咀啶、扑尔敏等药物治疗。④新生儿滥用引起中毒反应：过量引起嗜睡、拒奶、大便次数增加、便秘、呕吐、气急，伴有脱水、酸中毒。⑤造血系统损害：有引起血小板减少、单纯红细胞再障性贫血的报道。⑥其他：有服用本品引起成瘾的报道及偶致支气管哮喘、喉头水肿、肝功能损害的报道。

注意事项：①因易致流产，孕妇禁用。②本品苦寒泄降，脾胃虚弱者慎用。③方中含雄黄，不宜过量、久服。④不宜与四环素、磷酸盐、硫酸盐类及含生物碱、金属离子的药物合用。

【中成药四】紫金锭。

药物组成：山慈菇200g，千金子霜100g，麝香30g，雄黄20g，红大戟150g，五倍子100g，朱砂40g。

剂型与规格：锭剂，每锭0.3g、3g。

药理研究：方中麝香、雄黄均有抗炎、抗菌作用。五倍子有抗病毒作用，其所含鞣酸有收敛作用。朱砂有解毒作用，麝香、山慈菇、千金子有抗肿瘤作用。

功效与主治：辟瘟解毒，消肿止痛。用于中暑，脘腹胀痛，恶心呕吐，痢疾泄泻，小儿痰厥；外治疔疮疖肿，痄腮，丹毒，喉风。

用法用量：外用，醋磨调敷患处。口服。1次0.6~1.5g，1日2次。

药物来源：《中华人民共和国药典》。

注意事项：①本品性猛峻烈，气血虚弱者忌内服。②孕妇忌服。③肝肾功能不全者慎用。④本品含有毒药物，不宜过量、久服。

2. 火毒炽盛，内陷营血

【临床表现】鼻部红肿疼痛，疮头紫暗，顶陷无脓，根脚散漫，鼻肿如瓶，目胞合缝。可伴有头痛如劈，高热烦躁、口渴、呕恶、便秘，甚至神昏谵语、痉厥等证。舌质红绛，苔厚黄燥，脉洪数。

【治法】泻热解毒，清营凉血。

【中成药一】芩连片。

药物组成：黄芩213g，连翘213g，黄连85g，黄柏340g，赤芍213g，甘草85g。

剂型与规格：片剂，每片0.55g。

药理研究：药理实验表明，黄芩、连翘、黄连、黄柏均有抗菌、抗炎、解热、降压作用。其中尤以黄连、黄芩、黄柏的抗菌作用强，抗菌谱广，对多种致病菌及阿米巴原虫、滴虫都有抑制作用。黄芩有镇静、解痉作用。黄连有解毒（抗毒素）作用，能对抗霍乱弧菌毒素所致的炎症及严重的腹泻，也可对抗大肠杆菌毒素引起的肠分泌亢进和腹泻。

功效与主治：清热解毒，消肿止痛。用于脏腑蕴热，头痛目赤，口鼻生疮，热痢腹痛，湿热带下，疮疖肿痛。

用法用量：口服。1 次 4 片，1 日 2~3 次。

药物来源：《中华人民共和国药典》。

注意事项：①中焦虚寒及阴虚热盛者禁用。②孕妇慎用。③素体虚弱者慎用。

【中成药二】清开灵注射液。

药物组成：胆酸、珍珠母、猪去氧胆酸、栀子、水牛角、板蓝根、黄芩苷、金银花。

剂型与规格：注射剂，每支装 2ml，10ml。

药理研究：现代药理研究显示，本品主要有抗炎、解热、保护肝脏、改善脑循环、降低血液黏度、促进脑坏死组织吸收等作用。

功效与主治：清热解毒，消肿止痛。用于脏腑蕴热，头痛目赤，口鼻生疮，热痢腹痛，湿热带下，疮疖肿痛。

用法用量：肌内注射，1 日 2~4ml。重症患者静脉滴注，1 日 20~40ml，以 10% 葡萄糖注射液 200ml 或氯化钠注射液 100ml 稀释后使用。

药物来源：《中华人民共和国药典》。

其他剂型：清开灵口服液。每支装 10ml。口服，1 次 20~30ml，1 日 2 次；儿童酌减。

不良反应：本品偶有过敏反应，可见皮疹、面红、局部疼痛等。

注意事项：①有表证恶寒发热者、药物过敏史者慎用。②如出现过敏反应应及时停药并做脱敏处理。③本品如产生沉淀或浑浊时不得使用。如经 10% 葡萄糖或氯化钠注射液稀释后，出现浑浊亦不得使用。④药物配伍：到目前为止，已确认清开灵注射液不能与硫酸庆大霉素、青霉素 G 钾、肾上腺素、阿拉明、乳糖酸红霉素、多巴胺、山梗菜碱、硫酸美芬丁胺等药物配伍使用。⑤清开灵注射液稀释以后，必须在 4 小时以内使用。⑥久病体虚患者如出现腹泻时慎用。⑦忌食辛辣刺激食物。

第二节　鼻前庭炎

鼻前庭炎（nasal vestibulitis）是鼻前庭皮肤的弥漫性炎症，以鼻前庭皮肤弥漫性红肿疼痛，或干痒、结痂、鼻毛脱落为主要表现，临床上分为急性、慢性两种。常反复发作，经久难愈。属中医"鼻疮"范畴。

肺经蕴热，邪毒外袭

【临床表现】鼻前庭及周围皮肤灼热发干，微痒微痛，皮肤出现粟粒样小丘，继而浅表糜烂，渗出少许黄色脂水，或有结痂，周围皮肤潮红或皲裂，病久则鼻毛脱落。全身一般无明显症状。偶有头痛、发热、鼻息气热、咳嗽、便秘；舌红，苔黄，脉数。小儿可见啼哭躁扰，搔抓鼻部，以至血水淋漓。

【治法】疏风散邪，清热解毒。

【中成药一】防风通圣丸。

药物组成：防风 50g，薄荷 50g，大黄 50g，栀子 25g，桔梗 100g，川芎 50g，白芍 50g，连翘 50g，荆芥穗 25g，麻黄 50g，芒硝 50g，滑石 300g，石膏 100g，当归 50g，黄芩 100g，甘草 200g，白术（炒）25g。

剂型与规格：水丸，每 20 丸 1g。

药理研究：本方有抗菌、抗病毒、解热、抗炎及泻下等作用。

功效与主治：解表通里，清热解毒。用于外寒内热，表里俱实，恶寒壮热，头痛咽干，小便短赤，大便秘结，瘰疬初起，风疹湿疮。

用法用量：口服。1 次 6g，1 日 2 次。

药物来源：《中华人民共和国药典》。

不良反应：服药后可有轻度腹泻，停药或减量后可缓解。

注意事项：①脾胃虚寒证者忌服。②孕妇慎用。③服药期间，忌服滋补性中药，忌烟酒及辛辣、生冷、油腻食物。

【中成药二】银翘解毒丸。

药物组成：金银花 200g，薄荷 120g，淡豆豉 100g，桔梗 120g，甘草 100g，连翘 200g，荆芥 80g，牛蒡子（炒）120g，淡竹叶 80g。

剂型与规格：浓缩丸，每丸 3g。

药理研究：主要有解热、抗炎、发汗、抗菌、抑制肠蠕动亢进等作用。

功效与主治：疏风解表，清热解毒。用于风热感冒，证见发热头痛、咳嗽口干、咽喉疼痛。

用法用量：芦根汤或温开水送服。1 次 1 丸，1 日 2 ~ 3 次。

药物来源：《中华人民共和国药典》2000 版一部。

其他剂型：①银翘解毒薄膜衣片。每片 0.52g，口服，1 次 4 片，1 日 2 ~ 3 次。②银翘解毒胶囊。每粒装 0.4g，口服，1 次 4 粒，1 日 2 ~ 3 次。③银翘解毒颗粒剂。每袋 15g 或 2.5g（含乳糖）；开水冲服，1 次 15g 或 5g（含乳糖），1 日 3 次；重症者加服 1 次。

不良反应：曾有一例为预防流行性感冒服本品 1/3 丸后引

起过敏性休克的报道。

注意事项：①本品疏风解表，清热解毒，风寒感冒不适用。②孕妇慎用。③服药期间忌服滋补性中药，忌烟酒及辛辣、生冷、油腻食物。④有文献报道银翘解毒丸的不良反应有心慌、胸闷、憋气，呼吸困难，大汗淋漓，面色苍白，眼前发黑，恶心呕吐的过敏性反应及过敏性休克。

第三节　鼻前庭湿疹

鼻前庭湿疹（eczema of nose）是指发生于鼻部的湿疹，主要发生于鼻前庭，可蔓延到鼻翼、鼻尖及上唇皮肤。以患部皮肤灼热痒痛、糜烂浸淫、结痂等为主要表现。相当于中医"鼻疳"。多见于儿童，可分为急性与慢性两型。

1. 脾胃失调，湿热郁蒸

【临床表现】鼻前孔皮肤糜烂、潮红微肿，常溢脂水，或结黄浊厚痂，瘙痒，甚者可侵及鼻翼和口唇，病久不愈或反复发作。全身可兼见纳呆、腹胀、或便溏、尿黄浊等；舌质红，苔黄腻，脉滑数。

【治法】清热燥湿，解毒和中。

【中成药】萆薢分清丸。

药物组成：粉萆薢，石菖蒲，甘草，乌药，益智仁（炒）。

剂型与规格：丸剂，20 粒 1g。

药理研究：主要有抗菌、止血、解热、止痛等作用。萆薢含有薯蓣皂甙等多种甾体皂甙。石菖蒲含有细辛醚、氨基酸和糖类。乌药含有生物碱及挥发油；体外试验可缩短兔血浆再钙化时间，促进血凝。益智仁含有萜烯、倍半萜烯、倍半萜烯醇等挥发油成分。本方具有较强的降温与止痛功能，对金黄色葡萄球菌、甲型溶血性链球菌、伤寒及大肠杆菌、绿脓杆菌有较强的抑制作用。方中石菖蒲对絮状表皮癣菌、堇色毛癣菌、白色念珠菌等10余种真菌也有较强的抑制作用，且可缩短血浆再钙化时间，促进血凝而有良好的止血功效。同时，萆薢可减轻实验性动脉粥样硬化，可扩张血管使血压下降，增高血糖。乌药可增加肠道平滑肌的蠕动，并扩张局部血管使血循环加速。此外，石菖蒲能镇静抗惊厥，并能增强戊巴比妥钠的催眠作用。

功效与主治：清热燥湿，解毒和中。主治鼻前孔皮肤糜烂、潮红微肿，常溢脂水，或结黄浊厚痂，瘙痒，甚者可侵及鼻翼和口唇，病久不愈或反复发作。

用法用量：口服。成人1次9g，1日2次，饭前服用。7岁以上儿童服成人1/2量；3~7岁服1/3量。

药物来源：《中华人民共和国药典》。

注意事项：服药期间，忌食辛辣、生冷、油腻、茶、醋及刺激性食物。

2. 阴虚血燥，鼻窍失养

【临床表现】鼻前孔及其周围瘙痒，灼热干痛，异物感，或伴口干咽燥，大便干结，舌质红，少苔，脉细数。检查见鼻前庭皮肤粗糙、增厚或皲裂，或有少许干痂，鼻毛脱落。

【治法】滋阴润燥，养血息风。

【中成药】养阴清肺膏。

药物组成：地黄100g，麦冬60g，玄参80g，川贝母40g，白芍40g，牡丹皮40g，薄荷25g，甘草20g。

剂型与规格：膏剂，每瓶装250ml。

药理研究：本品能改善感染白喉动物的神经系统症状，增进食欲，延长存活时间；对白喉毒素有解毒、"中和"效能；对白喉杆菌也有明显的抗菌作用。进一步实验发现，方中单味生药白芍、麦冬、玄参、贝母的"中和"作用最强。养阴清肺汤中生地、丹皮、白芍、甘草对白喉杆菌有很好的抑杀作用，其抑杀作用超过原方（其他4种药用量均比原方低）。本品尚有使血液中嗜酸性细胞减少的趋势，提示可能有促肾上腺皮质分泌的作用。

功效与主治：养阴润燥，清肺利咽。用于阴虚肺燥，鼻前孔及其周围瘙痒，灼热干痛，异物感干咳少痰或痰中带血。

用法用量：口服。1次10～20ml，1日2～3次。

药物来源：《中华人民共和国药典》。

其他剂型：①养阴清肺糖浆。每瓶装120ml，60ml，10ml；1次20ml，1日2次。②养阴清肺口服液。每支装10ml；1次10ml，1日2～3次。③养阴清肺丸。每丸9g；1次1丸，1日2次。

注意事项：①本品甘寒滋阴，若脾虚便溏，痰多湿盛的咳嗽慎服。②孕妇慎用。③服用期间忌食辛辣、生冷、油腻食物。

第四节　急性鼻炎

急性鼻炎（acute rhinitis）是由病毒感染引起的鼻黏膜的急性炎症。全年均可发病，多发于冬春季气候突变、寒暖交替之时。中医称为"伤风鼻塞"，俗称"伤风"或"感冒"。

急性鼻炎以实证为主，起病急，病程短，需分型论治，主要有疏风清热，宣肺通窍；清泻胆热，利湿通窍；清热利湿，化浊通窍等治法。

1. 风寒犯鼻

【临床表现】鼻塞声重，喷嚏频作，涕多清稀，恶寒发热，头痛，无汗，舌淡红，苔薄白，脉浮紧。检查见鼻黏膜淡红肿胀，鼻腔内积有清稀涕液。

【治法】辛温解表，散寒通窍。

【中成药一】感冒软胶囊。

药物组成：麻黄，桂枝，羌活，防风，荆芥穗，白芷，当归，川芎，苦杏仁，桔梗，薄荷，石菖蒲，葛根，黄芩。

剂型与规格：胶囊剂，每粒装 0.425g（相当于总药材 1.8g）。

功效与主治：疏风散寒，解表清热。用于风寒犯肺所致鼻塞声重，喷嚏频作，涕多清稀，恶寒发热，头痛，无汗；舌淡红，苔薄白，脉浮紧。

用法：口服。1 次 2～4 粒，1 日 2 次。

药物来源：《卫生部药品标准中药成方制剂第六册》。

注意事项：①本品辛温发散，用于外感风寒。风热感冒及寒郁化热明显者忌用。②服药期间忌食辛辣、油腻。可食热粥，以助汗出。③本方中含麻黄，高血压、心肌病患者慎用。

【中成药二】通宣理肺丸。

药物组成：紫苏叶 144g，桔梗 96g，麻黄 96g，陈皮 96g，茯苓 96g，黄芩 96g，前胡 96g，苦杏仁 72g，甘草 72g，半夏（制）72g，枳壳（炒）96g。

剂型与规格：水蜜丸，每 100 丸 10g。大蜜丸，每丸 6g。

药理研究：本品具有抗炎、抗菌、抗病毒和止咳、平喘作用。

功效与主治：解表散寒，宣肺止嗽。用于风寒束表、肺气不宣所致所致鼻塞声重，喷嚏频作，涕多清稀，恶寒发热，头痛，无汗；舌淡红，苔薄白，脉浮紧。

用法用量：口服。水蜜丸 1 次 7g，大蜜丸 1 次 2 丸，1 日 2～3 次。

药物来源：《中华人民共和国药典》。

注意事项：①本品辛温发散风寒，风热或痰热咳嗽、阴虚干咳者忌服。②孕妇慎用。③用药期间宜清淡，忌食辛辣、刺激食物，忌烟酒。④本品含麻黄，原发性高血压、心脏病患者慎用。

【中成药三】感冒清热颗粒。

药物组成：荆芥穗 200g，防风 100g，紫苏叶 60g，桔梗 60g，白芷 60g，芦根 160g，薄荷 60g，柴胡 100g，葛根 100g，苦杏仁 80g，苦地丁 200g。

剂型与规格：果粒剂，每袋装 12g，6g（无蔗糖），3g（含乳糖）。

功效与主治：疏风散寒，解表清热。用于风寒犯肺所致鼻塞声重，喷嚏频作，涕多清稀，恶寒发热，头痛，无汗；舌淡红，苔薄白，脉浮紧。

用法用量：开水冲服。1 次 1 袋，1 日 2 次。

药物来源：《中华人民共和国药典》。

注意事项：①本品外散表寒，内清里热，为外感风寒或兼内有郁热之感冒而设，风热感冒者慎用。②服药期间忌食辛辣、油腻。③有环孢素 A 同用，可能引起环孢素 A 血药浓度升高。

【中成药四】滴通鼻炎水。

药物组成：蒲公英，细辛，黄芩，麻黄，苍耳子，石菖蒲，白芷，辛夷。

剂型与规格：滴鼻剂，每瓶 20ml。

功效与主治：祛风清热，宣肺通窍。用于急慢性鼻炎，过敏性鼻炎、鼻窦炎等病。

用法用量：外用滴鼻，1 次 2~3 滴，1 日 3~4 次。

药物来源：《卫生部药品标准中药成方制剂》。

注意事项：①高血压、青光眼患者慎用。②不宜过量久用。③忌食辛辣油腻之品。

2. 风热犯鼻

【临床表现】鼻塞、喷嚏、鼻流黄涕黏稠，鼻气燎热，发热，头痛，微恶风，口渴，咽痛，咳嗽，痰黄黏稠，舌质红，苔薄黄，脉浮数。检查见鼻黏膜色红肿胀，鼻内有黄涕。

【治法】辛凉解表，清肺通窍。

【中成药一】鼻炎片。

药物组成：苍耳子、辛夷、野菊花、五味子、白芷、防风、连翘、甘草、荆芥、知母、桔梗、黄柏、麻黄、细辛。

剂型与规格：糖衣片，每片0.25g。薄膜衣片，每片0.5g。

药理研究：主要有抗菌、抗炎、增强机体免疫功能和局部收敛、刺激作用。①抗菌：方中多种药物皆有抗菌作用，除对流感杆菌、肺炎双球菌、金黄色葡萄球菌、溶血性链球菌以及某些病毒有抑制作用外，部分中药还对真菌有效。②抗炎：动物实验证实，本品中多种药物具有显著的抑制炎症反应作用，这与降低毛细血管通透性，减少炎性渗出，影响细胞内生物氧化过程有关，其中部分药物还与通过促进肾上腺皮质呈现抗炎作用有关。③提高机体免疫功能：本品中连翘、桔梗、五味子可分别通过增强细胞吞噬力，提高白细胞杀菌力，提高溶菌酶活性来提高机体防御功能。④局部收敛、刺激作用：本品中辛夷对鼻部炎症可产生收敛作用，而保护黏膜表面，并可扩张血管，改善局部血液循环，促进分泌物吸收及炎症减退；桔梗也可通过局部刺激，改善血液循环引起黏液分泌，使黏膜免受损害刺激，促使炎症好转。

功效与主治：祛风宣肺，清热解毒。用于急、慢性鼻炎风热蕴肺证，证见鼻塞、流涕、发热、头痛。

用法用量：口服。1次3~4片（糖衣片）或2片（薄膜衣片），1日3次。

药物来源：《中华人民共和国药典》。

注意事项：①风寒袭肺所致不宜使用。②服药期间，应戒烟酒，忌辛辣。③不宜过量长期应用。

【中成药二】千柏鼻炎片

药物组成：千里光2424g，羌活16g，麻黄81g，白芷8g，卷柏404g，决明子242g，川芎8g。

剂型与规格：糖衣片，每片0.25g。薄膜衣片，每片0.5g。

药理研究：主要有抑菌、抗过敏等作用。①抑菌：试管法抑菌试验结果显示，千柏鼻炎片对金黄色葡萄球菌、甲型溶血性链球菌、乙型溶血性链球菌、肺炎球菌、卡他球菌、白喉杆菌、大肠杆菌、绿脓杆菌、白色念珠菌等呼吸道常见的病原菌和条件致病菌均有不同程度的抑菌作用，其中对金黄色葡萄球菌、乙型溶血性链球菌的作用较强，对甲型链球菌、肺炎球菌和白喉杆菌作用次之。②抗过敏：豚鼠灌胃给药，显示对角叉菜胶引起的非特异性渗出性炎症有显著抑制作用，并呈量效关系。对组织胺和乙酰胆碱喷雾所致豚鼠哮喘有抑制作用，证明千柏鼻炎片有抗过敏作用。

功效与主治：清热解毒，活血祛风，宣肺通窍。用于风热犯肺、内郁化火、凝滞气血所致的鼻塞、鼻痒气热、流涕黄稠，或持续鼻塞、嗅觉迟钝。主治急慢性鼻炎、急慢性鼻窦炎见上述证候者。

用法用量：口服。1次3~4片（糖衣片）或2片（薄膜衣片），1日3次。

药物来源：《中华人民共和国药典》。

注意事项：①服药期间，应戒烟酒，忌辛辣，以免生热助湿，加重病情。②不宜过量服用，不宜长期应用。③外感风寒、肺脾气虚者慎用。

【中成药三】鼻渊舒口服液。

药物组成：苍耳子，薄荷，黄芩，辛夷，白芷，栀子，柴胡，川芎，川木通，茯苓，细辛，黄芪，桔梗。

剂型与规格：口服液，每支装10ml。

功效与主治：疏风清热，祛湿通窍。用于鼻炎、鼻窦炎属肺经风热及胆腑郁热证者。本品对鼻塞、鼻涕增多、嗅觉障碍、头昏痛、头闷胀、鼻甲肿大、黏膜充血等为主要表现的急慢性鼻窦炎、急慢性鼻炎有确切的疗效，且见效快、复发率低。

用法：口服。1次10ml，1日2~3次，7日为一疗程。

药物来源：《中华人民共和国药典》。

其他剂型：鼻渊舒胶囊。每装0.3g，1次3粒，1日3次。

不良反应：少数病人有胃肠道反应。

注意事项：①肺脾气虚或气滞血瘀者忌用，孕妇慎用。②服药期间，应戒酒，忌辛辣。③不宜过量、长期应用。

【中成药四】鼻炎滴剂。

药物组成：盐酸麻黄碱，黄芩苷，金银花提取液，辛夷油，冰片。

剂型与规格：滴鼻剂，每瓶装5ml（每1ml含黄芩苷20mg）。

功效与主治：散风，清热，宣肺，通窍。用于风热蕴肺型急慢性鼻炎。

用法用量：滴鼻，1次2~4滴，1日2~4次，1个月为一个疗程。

药物来源：《卫生部药品标准中药成方制剂》。

注意事项：①高血压，青光眼患者慎用。②外感风寒、肺脾气虚、气滞血瘀者慎用。③服药期间，应戒烟酒，忌辛辣，以免生热助湿，加重病情。

第五节 慢 性 鼻 炎

慢性鼻炎（chronic rhinitis）是由各种原因引起的鼻黏膜及黏膜下组织的慢性炎症，以鼻塞、鼻甲肥大为主要临床表现，男女老幼均可发病，无季节及地域差别。属于中医"鼻窒"范畴。

慢性鼻炎多因肺、脾脏气虚损，邪气久羁，滞留鼻窍，以致病情缠绵难愈，多以温补肺脏，散寒通窍；健脾利湿，益气通窍分型论治。

1. 肺经郁热，邪壅鼻窍

【临床表现】鼻塞时轻时重，多为交替性或间歇性，鼻涕色黄量少，鼻窍干燥焮热，全身可见口干欲饮，咳嗽痰黄；舌尖红，苔薄黄，脉数。检查见鼻黏膜充血，下鼻甲肿胀，表面光滑，柔软有弹性。

【治法】清热散邪，宣肺通窍。

【中成药一】鼻炎康片。

药物组成：野菊花、黄芩、猪胆汁、薄荷、麻黄、藿香、苍耳子、鹅不食草、当归、扑尔敏。

剂型与规格：糖衣片剂，每片含扑尔敏1mg，每瓶30片或60片。

药理研究：本方经药理实验证明，具有较强的抑菌作用，对金黄色葡萄球菌、肺炎双球菌、溶血性链球菌、流感杆菌、大肠杆菌等均有不同程度的抑制作用。麻黄所含挥发油具有解热镇痛作用。猪胆汁有抑菌、抗过敏作用。当归具有补血、改善血液循环、促进炎症吸收作用。扑尔敏是抗过敏药物。诸药合用，具有消炎、抗过敏、解热镇痛之功效，对多种鼻病有较好疗效。

功效与主治：宣肺通窍，清热解毒，消肿止痛。外感风邪，肺经有热，或中焦、肝胆蕴热所致的急慢性鼻炎、慢性副鼻窦炎及过敏性鼻炎等，表现鼻窍不利，流涕，头痛发热，不闻臭香等症状者。

用法用量：口服，1次2~4次，1日3次。

药物来源：《卫生部药品标准中药成方制剂》。

不良反应：偶尔有消化系统不良反应。

注意事项：①外感风寒未化热，或虚证鼻病勿用。②服药期间，应戒烟酒，忌辛辣。③个别患者服药后出现轻度嗜睡，停药后即可消失。用药期间不宜驾驶车辆、管理机器及高空作业等。④不宜过量、长期服用。

【中成药二】辛芳鼻炎胶囊。

药物组成：辛夷，白芷，黄芩，柴胡，川芎，桔梗，薄荷，菊花，荆芥穗，枳壳（炒），防风，细辛，蔓荆子（炒），龙胆，水牛角浓缩粉。

剂型与规格：胶囊剂，每粒装 0.25g。

功效与主治：解表散风，清热解毒，宣肺通窍。用于慢性鼻炎，鼻窦炎。

用法用量：口服。1次6粒，1日2~3次；小儿酌减，15天为一个疗程。

药物来源：《卫生部药品标准中药成方制剂》。

不良反应：表现为疲倦、精神不济等。

注意事项：①孕妇慎服。②服药期间，应戒烟酒，忌辛辣。③不宜过量服用。

【中成药三】辛夷鼻炎丸。

药物组成：辛夷，薄荷，紫苏叶，甘草，广藿香，苍耳子，鹅不食草，板蓝根，山白芷，防风，鱼腥草，菊花，三叉苦。

剂型与规格：丸剂，每袋装 3g。

功效与主治：祛风清热，消炎解毒。用于治疗鼻炎（包括过敏性鼻炎，慢性鼻炎等），神经性头痛，感冒流涕，鼻塞不通。

用法用量：口服。1 次 3g，1 日 3 次。

药物来源：《卫生部药品标准中药成方制剂》。

不良反应：偶尔有消化系统不良反应。

注意事项：①服药期间，应戒烟酒，忌辛辣，以免生热助湿，加重病情。②不宜过量，长期应用。③外感风寒、肺脾气虚、气滞血瘀者慎用。

【中成药四】鼻炎滴剂。

药物组成：盐酸麻黄碱，黄芩苷，金银花提取液，辛夷油，冰片。

剂型与规格：滴鼻剂，每瓶装 5ml（每 1ml 含黄芩苷 20mg）。

功效与主治：散风，清热，宣肺，通窍。用于风热蕴肺型急慢性鼻炎。

用法：滴鼻，1 次 2～4 滴，1 日 2～4 次，1 个月为一个疗程。

药物来源：《卫生部药品标准中药成方制剂》。

注意事项：①高血压，青光眼患者慎用。②外感风寒、肺脾气虚、气滞血瘀者慎用。③服药期间，应戒烟酒，忌辛辣，以免生热助湿，加重病情。

2. 肺脾气虚，邪滞鼻窍

【临床表现】鼻塞时轻时重，或呈交替性，涕白而稀黏，天冷尤甚，头昏闷沉重。可伴面白无华，体倦乏力，少气懒言，或恶风自汗，咳嗽痰稀，易于感冒，或大便溏薄；舌淡苔白，脉缓弱。检查见鼻黏膜及鼻甲淡红肿胀，触之柔软。

【治法】补益脾肺，散邪通窍。

【中成药一】通窍鼻炎片。

药物组成：苍耳子（炒）200g，黄芪250g，辛夷150g，薄荷50g，防风150g，白芷150g，白术（炒）150g。

剂型与规格：口服，1次5~7片，1日3次。

药理研究：本方为玉屏风散与苍耳子散的组合方，玉屏风散具有提高机体免疫力、预防感冒作用，苍耳子散有抑菌作用，二方合用，对体虚鼻炎有较好疗效。

功效与主治：益气固表，宣肺通窍。适用于肺气虚弱，复感风邪所致的急性鼻炎、慢性鼻炎、过敏性鼻炎及副鼻窦炎等鼻病。主要用于急慢性鼻炎证见鼻塞不通、遇寒加重、打喷嚏、流清涕者。也用于过敏性鼻炎证见遇冷或接触异味即打喷嚏、流清涕如水、鼻塞、暂时性嗅觉减退者。

用法：口服。1次5~7片，1日3次。

药物来源：《中华人民共和国药典》。

注意事项：①服药期间，应戒烟酒，忌辛辣，以免生热助湿，加重病情。②不宜过量，长期应用。③外感风寒或气滞血瘀者慎用。④用后唇部麻木者应停药。

【中成药二】香菊胶囊。

药物组成：化香树果序（除去种子），夏枯草，黄芪，防风，辛夷，野菊花，白芷，川芎，甘草。

剂型与规格：胶囊剂，每粒装0.3g。

功效与主治：祛风通窍，解毒固表。用于急慢性鼻窦炎，鼻炎。

用法用量：口服，1次2~4粒，1日3次。

其他剂型：香菊片。每片0.3g。口服，1次2~4片，1日

3 次。

注意事项：服药期间，应戒烟酒，忌辛辣，注意鼻道卫生。

【中成药三】参苓白术散。

药物组成：人参 100g，茯苓 100g，白术（炒）100g，山药 100g，白扁豆（炒）75g，莲子 50g，薏苡仁（炒）50g，砂仁 50g，桔梗 50g，甘草 100g。

剂型与规格：散剂，每袋装 9g。

药理研究：本方的药理作用表现在能增加肠管对水及氯化物的吸收，对肠管呈小剂量兴奋、大剂量抑制收缩的双向作用，抑制作用为主，兴奋作用为辅，故为胃肠活动调整剂。

功效与主治：补脾胃，益肺气。用于肺脾气虚，邪滞鼻窍的慢性鼻炎。

用法用量：口服。1 次 6～9g，1 日 2～3 次，温开水送服。

药物来源：《国家医保药品目录》。

注意事项：本方稍偏温燥，阴虚火旺者慎用；实热便秘者忌用；高血压患者及热证者忌用；孕妇忌用。

【中成药四】滴通鼻炎水。

药物组成：蒲公英，细辛，黄芩，麻黄，苍耳子，石菖蒲，白芷，辛夷。

剂型与规格：滴鼻剂，每瓶装 20ml。

功效与主治：祛风清热，宣肺通窍。用于伤风鼻塞，鼻窒（慢性鼻炎），鼻鼽（过敏性鼻炎）、鼻渊（鼻窦炎）等病。

用法用量：外用滴鼻，1 次 2～3 滴，1 日 3～4 次。

药物来源：《卫生部药品标准中药成方制剂》。

注意事项：①高血压、青光眼患者慎用。②不宜过量久用。③忌食辛辣油腻之品。

3. 邪毒久留，血瘀鼻窍

【临床表现】鼻塞较甚，呈持续性，涕黏量多，或黄或白，嗅觉减退，语声重浊，或有头胀闷隐痛，耳鸣重听。检查见鼻黏膜暗红肿胀，鼻甲肥大硬实，表面凹凸不平，呈桑椹状；舌质暗红，或有瘀点，脉弦细。

【治法】活血化瘀，行气通窍。

【中成药一】元胡止痛片。

药物组成：延胡索（醋制）445g，白芷223g。

剂型与规格：糖衣片或薄膜衣片，每片0.5g。

药理研究：①镇痛作用：延胡索镇痛作用效价为阿片的1/10，作用能持续2小时。②抗溃疡、抑制胃液分泌等作用：对幽门结扎大鼠具有显著抑制胃液分泌作用。③有一定的抗心肌坏死和抑菌作用。可增加动物冠脉流量，对抗心肌缺氧。

功效与主治：理气，活血，止痛。用于邪毒久留，血瘀鼻窍，鼻塞较甚，呈持续性，涕黏量多，或黄或白，嗅觉减退，语声重浊，或有头胀闷隐痛，耳鸣重听。

用法用量：口服，1次4~6片，1日3次。

药物来源：《中华人民共和国药典》。

其他剂型：①元胡止痛软胶囊。每粒装0.5g，口服，1次2粒，1日3次。②元胡止痛颗粒剂。每袋装5g；开水冲服。1次5g，1日3次。③元胡止痛口服液。每支装10ml；1次10ml，1日3次。④元胡止痛滴丸。每10丸0.5g，1次20~30丸，1日3次。

不良反应：偶有恶心、眩晕、乏力，但过量可出现呼吸抑制、帕金森氏综合征等。

注意事项：①孕妇慎用。②脾胃虚寒及阴虚火旺者慎用。

【中成药二】血府逐瘀丸。

药物组成：柴胡、当归、地黄、赤芍、红花、桃仁、枳壳

（麸炒）、甘草、川芎、牛膝、桔梗。

剂型与规格：大蜜丸，每丸9g。

药理研究：本品主要有抑制血小板聚集，改善心功能，抗心律失常，改善血液流变性及微循环，抗缺氧，镇痛，抗炎，降血脂及增强免疫功能等作用。

功效与主治：活血祛瘀，行气止痛。用于用于邪毒久留，血瘀鼻窍，鼻塞较甚，呈持续性，涕黏量多，或黄或白，嗅觉减退，语声重浊。或有头胀闷隐痛，耳鸣重听头痛或胸痛等症。

用法：大蜜丸，1次1~2丸，空腹用红糖水送服，1日2次。

药物来源：《卫生部药品标准中药成方制剂》。

其他剂型：①血府逐瘀胶囊剂。每粒装0.4g，1次6粒，空腹用红糖水送服，1日2次。②血府逐瘀口服液。每支10ml，1次1支，1日3次。一个月为一疗程。

注意事项：①忌食生冷、油腻食物。②孕妇忌服。③气虚血瘀者慎用。④体弱无瘀者不宜使用。

第六节　萎缩性鼻炎

萎缩性鼻炎（atrophic rhinitis）是一种发展缓慢的鼻腔萎缩性炎症。主要临床特点是鼻黏膜、鼻甲萎缩，鼻腔宽大，鼻腔内积结黄绿色分泌物和痂皮，恶臭，嗅觉障碍。无臭味者为单纯性萎缩性鼻炎，有臭味者为臭鼻证（ozena）。本病多发生于山区和气候干燥地区。女性多于男性，体格瘦弱者多于健壮者。本病属于中医"鼻槁"范畴。

本病临床上以清燥润肺，宣肺散邪；健脾益气，祛湿化浊为治则。因属慢性疾患，若久病不愈，则易夹瘀，在辨证用药时，酌加活血化瘀之品，以助活血通络，化瘀生肌。

1. 燥热犯肺

【临床表现】鼻内干燥，灼热疼痛，鼻涕污秽，涕痂带血，咽痒咽痛，时而咳嗽；舌质红，苔黄少津，脉细数。检查见鼻黏膜充血或有痂块。

【治法】清肺润燥，宣肺散邪。

【中成药一】秋燥感冒颗粒。

药物组成：桑叶，北沙参，竹叶，前胡，伊贝母，桔梗，麦冬，苦杏仁（炒），甘草，菊花，山豆根。

剂型与规格：颗粒剂，每袋装10g。

药理研究：药理研究证实，桑叶有解热、祛痰、镇咳、抑菌作用，菊花能抗流感病毒并有抑菌作用，桔梗、杏仁、前胡、浙贝母有祛痰镇咳作用。

功效与主治：清燥退热，润肺止咳。用于燥热犯肺证，证见鼻内干燥，灼热疼痛，鼻涕污秽，涕痂带血，咽痒咽痛，时而咳嗽，舌质红，苔黄少津，脉细数。

用法用量：开水冲服。1次10～20g，1日3次，儿童酌减。

药物来源：《卫生部药品标准中药成方制剂》。

注意事项：①风寒感冒者、脾胃虚寒者忌服。②孕妇慎用。③忌食辛辣厚味。

【中成药二】养阴清肺膏。

药物组成：地黄100g，麦冬60g，玄参80g，川贝母40g，白芍40g，牡丹皮40g，薄荷25g，甘草20g。

剂型与规格：膏剂，每瓶装120ml。

药理研究：本品能改善感染白喉动物的神经系统症状，增进食欲，延长存活时间；对白喉毒素有解毒、"中和"效能；

对白喉杆菌也有明显的抗菌作用。进一步实验发现，方中单味生药白芍、麦冬、玄参、贝母的"中和"作用最强。养阴清肺汤中生地、丹皮、白芍、甘草对白喉杆菌有很好的抑杀作用，其抑杀作用超过原方（其他4种药用量均比原方低）。本品尚有使血液中嗜酸性细胞减少的趋势，提示可能有促肾上腺皮质分泌的作用。

功效与主治：养阴润燥，清肺利咽。用于阴虚肺燥，咽喉干痛，干咳少痰或痰中带血。

用法：口服，1次10~20ml，1日2~3次。

药物来源：《中华人民共和国药典》。

不良反应：尚未发现。

其他剂型：①养阴清肺糖浆剂。每瓶装120ml，60ml，10ml；1次20ml，1日2次。②养阴清肺口服液。每支装10ml；1次10ml，1日2~3次。③养阴清肺丸剂。每丸9g；1次1丸，1日2次。

注意事项：①本品甘寒滋阴，若脾虚便溏，痰多湿盛的咳嗽慎服。②孕妇慎用。③服用期间忌食辛辣、生冷、油腻食物。

2. 肺肾阴虚

【临床表现】鼻内及鼻咽部干燥、灼热，鼻衄，嗅觉减退，干咳少痰，或痰带血丝，腰膝酸软，手足心热，头晕，耳鸣，舌红少苔，脉细数。检查见鼻黏膜色红干燥，鼻甲萎缩，有黄绿色痂皮积留。

【治法】滋养肺肾，生津润燥。

【中成药一】百合固金丸。

药物组成：百合100g，地黄200g，熟地黄300g，麦冬150g，玄参80g，川贝母100g，当归100g，白芍100g，桔梗80g，甘草100g。

剂型与规格：浓缩丸，每 8 丸相当原生药 3g。

药理研究：本方对氨水引起的鼠咳嗽有止咳作用；并能对抗组织胺引起的蟾蜍哮喘；外用有止血作用。地黄有抗炎、降血糖及一定的强心、降压、止血、保肝、利尿、抗放射、抗真菌等作用。玄参有降压、强心、扩张血管、抑制皮肤真菌作用；亦有一定的镇静、抗惊、解热作用；其乙醇提取物能增加冠脉流量，增强耐缺氧能力。川贝有祛痰、降低血压、使动物子宫张力增加、唾液分泌减少等作用。麦冬有较好的耐缺氧作用，除能增加冠脉流量外，尚能抑制心肌，减慢心率，降低血压，舒张主动脉，扩张外周血管；还有镇静、强心（大剂量抑制）等作用。桔梗对咽及胃黏膜有刺激作用，具恶心性祛痰作用及抗炎作用，尚有镇静、镇痛、解热、抗乙酰胆碱和组织胺作用。当归有抗贫血、扩张冠脉、抗炎、促进非特异性免疫、松弛支气管平滑肌、保肝等作用，对子宫有双向作用，并有利尿、抗菌等作用。

功效与主治：养阴润肺，化痰止咳。用于肺肾阴虚，燥咳少痰，痰中带血，咽干喉痛。

用法：口服。1 次 8 丸，1 日 3 次。

药物来源：《中华人民共和国药典》。

其他剂型：①大蜜丸。每丸 9g，口服，1 次 1 丸，1 日 2 次。②水蜜丸。1 次 6g，1 日 2 次。③口服液。每支装 20ml，1 次 20ml，1 日 3 次。

注意事项：①外感咳嗽，寒湿痰喘者忌用。②脾虚便溏，食欲不振者慎用。③忌食辛辣燥热，生冷油腻之品。

【中成药二】二冬膏。

药物组成：天冬 500g，麦冬 500g。

剂型与规格：膏剂，每瓶装 150g。

药理研究：主要有抗菌，降血糖等作用。①抗菌：天门冬、麦门冬体外试验对白色葡萄球菌、金黄色葡萄球菌、白喉杆菌、肺炎双球菌等有不同程度的抗菌作用。②降血糖：麦门冬对四氧嘧啶性糖尿病患者有降血糖作用，并促使胰岛细胞恢复，肝糖原较对照组有增加趋势。

功效与主治：养阴润肺。用于肺阴不足引起的燥咳痰少、痰中带血、鼻干咽痛。

用法：口服。1 次 9~15g，1 日 2 次，温开水送服。

药物来源：《中华人民共和国药典》。

注意事项：①本品甘寒滋腻，若湿盛痰多的咳嗽，或脾虚大便溏泻者不宜服用。②用药期间忌食辛辣、生冷、油腻食物。

【中成药三】六味地黄丸。

药物组成：熟地黄 160g，山茱萸（制）80g，牡丹皮 60g，山药 80g，茯苓 60g，泽泻 60g。

剂型与规格：大蜜丸，每丸 9g。水蜜丸，每袋装 6g。小蜜丸，每袋装 9g。

药理研究：本品可增加体重，增强体力，降低小鼠前胃鳞癌的诱发率，使接受化学致癌物的动物脾脏淋巴小结生发中心增生活跃，在接种移植性肿瘤的初期，可增强单核巨噬细胞的吞噬活性，提高血清蛋白/球蛋白比例，增强机体免疫功能，抗肿瘤，抗衰老。

功效与主治：滋阴补肾。用于肾阴亏损，头晕耳鸣，腰膝酸软，骨蒸潮热，盗汗遗精，口干口渴。

用法用量：口服。水蜜丸 1 次 6g，小蜜丸 1 次 9g，大蜜丸 1 次 1 丸，1 日 2 次。

药物来源：《中华人民共和国药典》。

其他剂型：①六味地黄颗粒。每袋装 5g，开水冲服，1 次 5g，1 日 2 次；②浓缩丸。每 8 丸相当于原药材 3g，1 次 8 丸，开水冲服，1日3次；③胶囊剂。每粒装0.3g；1次8粒，1日2次；④软胶囊。每粒装0.38g，1次3粒，1日2次；⑤口服液。每支装10ml，1次10ml，1日2次；⑥片剂。1次8片，1日2次。

不良反应：六味地黄丸误用后可出现胸膈痞闷、脘腹胀满、口黏乏味、食欲下降、大便溏泄等。

注意事项：①本品为阴虚证所设，体实及阳虚者忌服。②感冒者慎用，以免表邪不解。③本品药性滋腻，有碍消化，凡脾虚，气滞，食少纳呆者慎服。④服药期间饮食宜选清淡易消化之品，忌食辛辣，油腻之品。

3. 脾气虚弱

【临床表现】鼻内干燥，鼻涕黄绿腥臭，痂皮多，嗅觉减退或消失，鼻气腥臭，头昏重而痛。兼见面色萎黄，倦怠无力，食少腹胀，大便时溏；舌淡，苔白，脉缓弱。检查见鼻黏膜色淡、干萎较甚，鼻腔宽大，涕痂积留。

【治法】健脾益气，祛湿化浊。

【中成药一】补中益气丸。

药物组成：炙黄芪200g，党参60g，炙甘草100g，白术（炒）60g，当归60g，升麻60g，柴胡60g，陈皮60g。

剂型与规格：小蜜丸，每袋装9g。大蜜丸，每丸9g。

药理研究：补中益气丸具有调节胃肠运动，抗胃溃疡和抗胃黏膜损伤，影响消化液分泌，促进小肠吸收作用。能调节免疫功能，有强心和升高血压、抗肿瘤、抗突变作用，能兴奋子宫，促进代谢，影响内分泌，并有抑菌、耐缺氧的作用。

功效与主治：补中益气，升阳举陷。用于脾胃虚弱、中气下陷所致的体倦乏力、食少腹胀、便溏久泻、肛门下坠或脱肛、子宫脱垂等。

用法用量：口服。小蜜丸1次9g，大蜜丸1次1丸，1日

2~3次。

药物来源:《中华人民共和国药典》。

其他剂型:①补中益气丸（水丸）。口服，1次6g，1日2~3次。②口服液。1次10ml，1日2~3次。③合剂。1次10~15ml，1日3次。

注意事项:①阴虚内热者忌用。②不宜与感冒药同时服用。③忌食生冷油腻，不易消化食物。

【中成药二】人参健脾丸。

药物组成:人参25g，茯苓50g，陈皮50g，砂仁25g，当归50g，白术（麸炒）150g，山药100g，木香12.5g，炙黄芪100g，酸枣仁（炒）50g，远志（制）25g。

剂型与规格:水蜜丸，每袋装8g。大蜜丸，每丸6g。

药理研究:临床药理研究表明，人参健脾丸具有影响人体内分泌、调节机体代谢、增强免疫功能作用，还有松弛平滑肌、抗胃溃疡、抗菌等作用。

功效与主治:健脾益气，和胃止泻。用于脾胃虚弱所致的饮食不化、脘闷嘈杂、恶心呕吐、腹痛便溏、不思饮食、体弱倦怠。

用法用量:口服。水蜜丸1次8g，大蜜丸1次2丸，1日2次。温开水或淡姜汤送服，小儿酌减。

药物来源:《中华人民共和国药典》。

其他剂型:人参健脾丸（片）1次4片，1日2次，温开水或淡姜汤送服，小儿酌减。

注意事项:①湿热内蕴所致泄泻，厌食，水肿及痰火咳嗽者忌用。②本药宜饭前服用。③服药期间忌食荤腥油腻、不易消化食品。④本品含有薏苡仁，孕妇慎用。⑤忌恼怒、忧郁、劳累过度，保持心情舒畅。

第七节 变应性鼻炎

变态反应性鼻炎（allergic rhinitis）简称变应性鼻炎，又称过敏性鼻炎，为鼻黏膜的 I 型（速发型）变态反应性疾病，包括季节性和常年性两种临床类型。本病发生无明显性别差异，多发于青壮年及儿童。属于中医"鼻鼽"范畴。

本病发作期和缓解期的病机特点与临床特征各有不同，需分型论治，临床上根据不同证型采用温肺散寒，益气固表；益气健脾，升阳通窍；温补肾阳，固肾纳气；清宣肺气，通利鼻窍等治法。同时结合针灸疗法及穴位敷贴。

1. 肺气虚弱，感受风寒

【临床表现】鼻窍奇痒，喷嚏频频，继则流大量清涕，鼻塞不适，嗅觉减退，每遇风寒即发，平素恶风怕冷，易感冒，倦怠乏力，气短懒言，面色无华，或咳嗽痰稀。舌质淡，苔薄白，脉虚弱。检查见鼻黏膜淡白或灰白，下鼻甲肿大光滑，鼻道有水样分泌物。

【治法】温补肺脏，祛风散寒。

【中成药一】辛芩颗粒。

药物组成：细辛200g，黄芩200g，荆芥200g，防风200g，白芷200g，苍耳子200g，黄芪200g，白术200g，桂枝200g，石菖蒲200g。

剂型与规格：颗粒剂，每袋装20g，5g（无蔗糖）。

药理研究：主要有抑制过敏反应和抗组胺作用。①抑制过敏反应：本品对天花粉所致大鼠被动皮肤过敏反应所引起的血管通透性亢进有明显抑制作用。②抗组胺：本品能明显抑制组胺所致的豚鼠离体回肠收缩，在 0.5g/L 时其抑制率可达

37.3%，表现出较强的抗组胺作用。

功效与主治：益气固表，祛风通窍。用于肺气不足，风邪外袭所致的鼻痒，喷嚏，流清涕，易感冒；过敏性鼻炎见上述证候者。

用法用量：开水冲服：1 次 1 袋，1 日 3 次。20 日为一疗程。

药物来源：《中华人民共和国药典》。

其他剂型：冲剂。1 次 20g，1 日 3 次，饭后服。

注意事项：①忌辛辣，戒烟酒。②不宜长期应用。③外感风热或风寒化热者慎用；兼肾阳虚衰，正气不足者，应配伍补肾药同用。④本品宜在饭后服用，偶有胃部轻微不适，适当对症处理后，多可继续服用。

【中成药二】通窍鼻炎片。

药物组成：苍耳子（炒）200g，黄芪 250g，辛夷 150g，薄荷 50g，防风 150g，白芷 150g，白术（炒）150g。

剂型与规格：糖衣片，每片 0.5g。

药理研究：本方为玉屏风散与苍耳子散的组合方，玉屏风散具有提高机体免疫力，预防感冒作用，苍耳子散有抑菌作用，二方合用，对体虚鼻炎有较好疗效。

功效与主治：益气固表，宣肺通窍。适用于肺气虚弱，复感风邪所致的急性鼻炎、慢性鼻炎、过敏性鼻炎及副鼻窦炎等鼻病。主要用于急慢性鼻炎证见鼻塞不通、遇寒加重、打喷嚏、流清涕者。也用于过敏性鼻炎证见遇冷或接触异味即打喷嚏、流清涕如水、鼻塞、暂时性嗅觉减退者。

用法用量：口服。1 次 5~7 片，1 日 3 次。

药物来源：《中华人民共和国药典》。

注意事项：①服药期间，应戒烟酒，忌辛辣，以免生热助湿，加重病情。②不宜过量，长期应用。③外感风寒或气滞血瘀者慎用。④用后唇部麻木者应停药。

【中成药三】玉屏风口服液（配服）。

药物组成：黄芪600g，防风200g，白术（炒）200g。

剂型与规格：口服液，每支装10ml。

药理研究：药理研究表明，本方能增强机体免疫功能，能抗菌抗病毒，具有抗变态反应、增强肾上腺皮质功能、抗应激、抗衰老等作用。

功效与主治：益气，固表，止汗。用于表虚不固，自汗恶风，面白无华，或体虚易感风邪者。

用法用量：口服。1次10ml，1日3次。

药物来源：《中华人民共和国药典》。

注意事项：①热病忌用。②慎避风寒。③服药期间饮食宜清淡，忌生冷、油腻食物。④少数患者服药后出现轻度口干症状，口干多于前10天出现，以后逐渐消失。

【中成药四】滴通鼻炎水。

药物组成：蒲公英，细辛，黄芩，麻黄，苍耳子，石菖蒲，白芷，辛夷。

剂型与规格：滴鼻剂，每瓶装20ml。

功效与主治：祛风清热，宣肺通窍。用于急慢性鼻炎，过敏性鼻炎、鼻窦炎等病。

用法用量：外用滴鼻。1次2~3滴，1日3~4次。

药物来源：《卫生部药品标准中药成方制剂》。

注意事项：①高血压、青光眼患者慎用。②不宜过量久用。③忌食辛辣油腻之品。

2. 脾气虚弱，清阳不升

【临床表现】鼻塞鼻胀较重，鼻痒，继而喷嚏频作，鼻涕清稀或黏白，淋漓而下，嗅觉迟钝。面色萎黄，平素有头重头昏，倦怠乏力，少气懒言，纳呆腹胀，便溏。舌质淡或淡胖，边有齿痕，苔薄白，脉弱无力。检查见下鼻甲肿大光滑，黏膜淡白或灰白，或呈息肉样变，有清稀分泌物。

【治法】益气健脾，升阳通窍。

【中成药一】参芪片。

药物组成：人参、黄芪、天麻、当归、熟地黄、泽泻、决明子、菟丝子、鹿角、枸杞子、细辛。

剂型与规格：糖衣片，每片含人参总皂苷 1.2mg。

药理研究：本品具有保护骨髓、促进造血功能恢复、促进小鼠巨噬细胞吞噬功能作用。人参、黄芪合用，对于缺氧老年小鼠心脏有保护作用，可调节磷酸化酶活性适应环境的变化。

功效与主治：补益元气。用于脾气虚所致的体弱，四肢无力。

用法用量：口服。1 次 4 片，1 日 3 次。

药物来源：《中华人民共和国药典》。

其他剂型：糖浆剂，1 次 15ml，1 日 2 次。

注意事项：①阴虚或实热证者忌用。②感冒者慎用，以免表邪不解。③服药期间饮食宜选清淡易消化之品。

【中成药二】补中益气丸。

药物组成：炙黄芪 200g，党参 60g，炙甘草 100g，白术（炒）60g，当归 60g，升麻 60g，柴胡 60g，陈皮 60g。

剂型与规格：小蜜丸，每袋装 9g。大蜜丸，每丸 9g。

药理研究：补中益气丸具有调节胃肠运动，抗胃溃疡和抗胃黏膜损伤，影响消化液分泌，促进小肠吸收作用。能调节免疫功能，有强心和升高血压、抗肿瘤、抗突变作用，能兴奋子宫，促进代谢，影响内分泌，并有抑菌、耐缺氧的作用。

功效与主治：补中益气，升阳举陷。用于脾胃虚弱、中气下陷所致的体倦乏力、食少腹胀、便溏久泻、肛门下坠或脱肛、子宫脱垂等。

用法用量：口服。小蜜丸 1 次 9g，大蜜丸 1 次 1 丸，1 日 2～3 次。

药物来源：《中华人民共和国药典》。

其他剂型：①补中益气丸（水丸）。口服，1 次 6g，1 日 2～3 次。②口服液：1 次 10ml，1 日 2～3 次。③合剂。1 次 10～15ml，1 日 3 次。

注意事项：①阴虚内热者忌用。②不宜与感冒药同时服用。③忌食生冷油腻，不易消化食物。

【中成药三】六君子丸。

药物组成：党参，白术（麸炒），茯苓，半夏（制），陈皮，甘草（蜜炙）。

剂型与规格：水丸，每 20 丸 1g。

药理研究：六君子丸具有调节胃肠运动作用，能抗胃溃疡，抗胃黏膜损伤，还能调节免疫功能。

功效与主治：补脾益气，燥湿化痰。用于脾胃虚弱，食量不多，气虚痰多，腹胀便溏。

用法用量：口服。1 次 9g，1 日 2 次。

药物来源：《国家医保药品目录》。

注意事项：①脾胃阴虚胃痛，痞满者不宜使用本品。②湿热泄泻者不宜使用本品。③痰热咳嗽者不宜使用本品。④忌食生冷油腻等不易消化食物。

3. 肾阳不足，温煦失职

【临床表现】多为常年发作，冬季较甚。鼻塞、鼻痒、喷嚏频作，清涕难敛，早晚易发，每次发作时间较长。面色淡白，神疲乏力，畏寒肢冷，腰膝酸软，小便清长，夜尿频多，或阳痿早泄。舌质淡嫩，苔白润，脉沉细无力。检查可见下鼻甲肿大光滑，黏膜淡白，鼻道有水样分泌物。

【治法】温补肾阳，固肾纳气。

【中成药一】桂附地黄丸。

药物组成：肉桂20g，附子（制）20g，熟地黄160g，山茱萸（制）80g，牡丹皮60g，山药80g，茯苓60g，泽泻60g。

剂型与规格：大蜜丸，每丸9g。水蜜丸，每袋装6g。小蜜丸，每袋装9g。

药理研究：本方有降血糖、降血脂、增强免疫力、改善内分泌、清除自由基、利尿、降血压等作用。

功效与主治：温补肾阳。用于肾阳不足，腰膝酸冷，肢体浮肿，小便不利或反多，痰饮喘咳，消渴。

用法用量：口服。水蜜丸：1次6g，1日2次；小蜜丸：1次9g，1日2次；大蜜丸：1次1丸，1日2次；浓缩丸：1次8丸，1日3次。

药物来源：《中华人民共和国药典》。

其他剂型：胶囊。每粒装0.34g，1次7粒，1日2次。

不良反应：有报道内服桂附地黄丸曾引起过敏反应。

注意事项：①本品为阴阳两虚消渴所设，若肺热津伤，胃热炽盛，阴虚内热消渴者忌用。②治疗期间，宜节制房事。③本品药性温热，中病即可，不可过服以防止化燥伤阴。④本品含附子，有毒，不可过服、久服。孕妇慎用。⑤服药期间忌食生冷油腻，以防寒凉伤阳，加重病情。

【中成药二】龟鹿补肾丸。

药物组成：菟丝子（炒）51g，续断（蒸）43g，狗脊（蒸）64g，制何首乌64g，陈皮（蒸）21g，熟地黄64g，金樱子（蒸）51g，山药（炒）43g，淫羊藿（蒸）43g，锁阳（蒸）51g，酸枣仁（炒）43g，炙甘草21g，鹿角胶（炒）9g，龟甲胶（炒）13g，炙黄芪43g，覆盆子（蒸）85g。

剂型与规格：大蜜丸，每丸6g，12g。水蜜丸，每袋装9g。

功效与主治：补肾壮阳，益气血，壮筋骨。用于肾阳虚所致的身体虚弱、精神疲乏、腰腿酸软、头晕目眩、精冷、性欲减退、小便夜多、健忘、失眠。

用法用量：口服。水蜜丸1次4.5~9g，大蜜丸1次6~12g，1日2次。

药物来源：《中华人民共和国药典》。

其他剂型：①胶囊剂。口服，1次2~4粒，1日2次。②口服液。1次10~20ml，1日2次。

注意事项：①本品补肾壮阳，若阴虚火旺者忌用。②感冒者慎用，以免表邪不解。③服药期间饮食宜用清淡易消化之品，忌食辛辣油腻之物，以免助湿生热。④因本品具有温补之性，长期服用者如出现烦热、咽痛等证，当停服。

【中成药三】健脾益肾颗粒。

药物组成：党参，枸杞子，女贞子，白术，菟丝子，补骨脂（盐炙）。

剂型与规格：颗粒剂，每袋30g。

功效与主治：健脾益肾。用于脾肾两虚所致的脘腹胀满，纳呆，面色㿠白，体倦乏力，腰膝酸软，能减轻肿瘤病人放、化疗副反应，提高机体免疫功能。

用法用量：开水冲服。1次30g，1日2次。

药物来源：《中华人民共和国药典》。

注意事项：①本品为补益之剂，外感表证及内有湿热证时慎用。②服药期间饮食宜选清淡易消化之品，忌食辛辣、油腻、生冷之品。

4. 肺经伏热，上犯鼻窍

【临床表现】鼻痒，喷嚏频作，鼻塞，流清涕，常在闷热天气中或进热食时发作。全身或见咽痒，咳嗽，口干，烦热；舌质红，苔白或黄，脉数。检查见鼻黏膜色红或暗红，鼻甲肿胀。

【治法】清宣肺气，通利鼻窍。

【中成药一】辛夷鼻炎丸。

药物组成：辛夷，薄荷，紫苏叶，甘草，广藿香，苍耳子，鹅不食草，板蓝根，山白芷，防风，鱼腥草，菊花，三叉苦。

剂型与规格：丸剂，每丸3g。

功效与主治：祛风清热，消炎解毒。用于治疗鼻炎（包括过敏性鼻炎，慢性鼻炎等），神经性头痛，感冒流涕，鼻塞不通。

用法用量：口服。1次3g，1日3次。

药物来源：《卫生部药品标准中药成方制剂》。

注意事项：①服药期间，应戒烟酒，忌辛辣，以免生热助湿，加重病情。②不宜过量、长期应用。③外感风寒、肺脾气虚、气滞血瘀者慎用。

【中成药二】鼻炎康片。

药物组成：野菊花、黄芩、猪胆汁、薄荷、麻黄、藿香、苍耳子、鹅不食草、当归、扑尔敏。

剂型与规格：糖衣片剂，每片含扑尔敏1mg，每瓶30片或60片。

药理研究：本方经药理实验证明，具有较强的抑菌作用，对金黄色葡萄球菌、肺炎双球菌、溶血性链球菌、流感杆菌、大肠杆菌等均有不同程度的抑制作用。麻黄所含挥发油具有解热镇痛作用。猪胆汁有抑菌、抗过敏作用。当归具有补血、改善血液循环、促进炎症吸收作用。扑尔敏是抗过敏药物。诸药合用，具有消炎、抗过敏、解热镇痛之功效，对多种鼻病有较好疗效。

功效与主治：宣肺通窍，清热解毒，消肿止痛。用于外感风邪，肺经有热，或中焦、肝胆蕴热所致的急慢性鼻炎，过敏性鼻炎等而见鼻窍不利，流涕，头痛发热，不闻香臭者。

用法用量：口服。1次2~4片，1日3次。

药物来源：《卫生部药品标准中药成方制剂》。

不良反应：偶尔有消化系统不良反应。

注意事项：①用药期间不宜驾驶车辆、管理机器及高空作业等；②服药期间，应戒烟酒，忌辛辣；③不宜过量、长期服用。④外感风寒未化热，或虚证鼻病勿用。⑤个别患者服药后出现轻度嗜睡，停药后即可消失。

【中成药三】藿胆鼻炎胶囊。

药物组成：苍耳子提取物、广藿香油、精制猪胆汁膏。

剂型与规格：胶囊剂，每粒装0.4g。

药理研究：现代药理研究证实，苍耳子醇具有抑菌作用，藿香油有抗菌、抗螺旋体作用。猪胆干膏中主要成分为胆汁酸、胆色素黏蛋白等，具有消炎、抗过敏、抑菌作用，体外抑菌试验，对百日咳杆菌、金黄色葡萄球菌、痢疾杆菌有不同程度的抑菌作用。本方诸药合用，具有较好的抗炎作用。

功效与主治：清风热，通鼻窍。慢性鼻炎、慢性副鼻窦炎及过敏性鼻炎。主要用于肝胆湿热型急慢性鼻窦炎、鼻炎。

用法用量：口服。1次2粒，1日3次。

药物来源：《卫生部药品标准中药成方制剂》。

注意事项：注意不可久服，凡服本药后，口唇麻木者应停药。

【中成药四】滴通鼻炎水。

药物组成：蒲公英，细辛，黄芩，麻黄，苍耳子，石菖蒲，白芷，辛夷。

剂型与规格：滴鼻剂，每瓶装20ml。

功效与主治：祛风清热，宣肺通窍。用于伤风鼻塞，鼻窒

（慢性鼻炎），鼻鼽（过敏性鼻炎）、鼻渊（鼻窦炎）等病。

　　用法用量：外用滴鼻。1 次 2~3 滴，1 日 3~4 次。

　　药物来源：《卫生部药品标准中药成方制剂》。

　　注意事项：①高血压、青光眼患者慎用。②不宜过量久用。③忌食辛辣油腻之品。

第八节　化脓性鼻窦炎

　　化脓性鼻窦炎（suppurative sinusitis）有急、慢性之分。急性者，是指鼻窦黏膜的急性化脓性炎症，严重者可累及骨质，并可引起周围组织和邻近器官的并发症。常继发于急性鼻炎，多发生在单个鼻窦。相当于中医的"实证鼻渊"。慢性者，是鼻窦黏膜的慢性化脓性感染。多因急性化脓性鼻窦炎反复发作，未彻底治愈迁延而致，以常流脓涕为主要临床特征。本病可单侧或单窦发病，但常为双侧或多窦患病。当一侧或双侧各窦均患病时，称全鼻窦炎。相当于中医的"虚证鼻渊"。

　　本病以实证为主，起病急，病程短，需分型论治，主要有疏风清热，宣肺通窍；清泻胆热，利湿通窍；清热利湿，化浊通窍等治法。结合针灸疗法及外治法。

　　1. 肺经风热

　　【临床表现】鼻塞，鼻涕量多白黏或黄稠，嗅觉减退，全身可伴发热、微恶风寒，头痛，口干咽痛，或有咳嗽痰多；舌质红，苔薄黄，脉浮数。检查见鼻黏膜红赤肿胀，尤以中鼻甲为甚，中鼻道或嗅沟可见黏性或脓性分泌物。头额、眉棱骨或颌面部有叩击痛或压痛。

　　【治法】疏风清热，宣肺通窍。

　　【中成药一】利鼻片。

药物组成：黄芩、苍耳子、辛夷、薄荷、白芷、细辛、蒲公英。

剂型与规格：糖衣片，每片含原药材 0.925g。

功效与主治：清热解毒、祛风开窍。主要用于急慢性鼻窦炎，证见鼻塞、流涕、头痛者。

用法用量：口服。1 次 4 片，1 日 2 次。

药物来源：《卫生部药品标准中药成方制剂》。

注意事项：①服药期间，应戒烟酒，忌辛辣，以免生热助湿，加重病情。②不宜过量、长期应用。③外感风寒或肺脾气虚者慎用。

【中成药二】千柏鼻炎片。

药物组成：千里光 2424g，羌活 16g，麻黄 81g，白芷 8g，卷柏 404g，决明子 242g，川芎 8g。

剂型与规格：糖衣片，每片 0.5g。

药理研究：主要有抑菌、抗过敏等作用。①抑菌：试管法抑菌试验结果显示，千柏鼻炎片对金黄色葡萄球菌、甲型溶血性链球菌、乙型溶血性链球菌、肺炎球菌、卡他球菌、白喉杆菌、大肠杆菌、绿脓杆菌、白色念珠菌等呼吸道常见的病原菌和条件致病菌均有不同程度的抑菌作用，其中对金黄色葡萄球菌、乙型溶血性链球菌的作用较强，对甲型链球菌、肺炎球菌和白喉杆菌作用次之。②抗过敏：豚鼠灌胃给药，显示对角叉菜胶引起的非特异性渗出性炎症有显著抑制作用，并呈量效关系。对组织胺和乙酰胆碱喷雾所致豚鼠哮喘有抑制作用，证明千柏鼻炎片有抗过敏作用。

功效与主治：清热解毒，活血祛风，宣肺通窍。用于风热犯肺、内郁化火、凝滞气血所致的鼻塞、鼻痒气热、流涕黄稠，或持续鼻塞、嗅觉迟钝；主治急慢性鼻炎、急慢性鼻窦炎见上述证候者。

用法用量：口服。1次3~4片，1日3次。

药物来源：《中华人民共和国药典》。

注意事项：①服药期间，应戒烟酒，忌辛辣，以免生热助湿，加重病情；②不宜过量服用，不宜长期应用；③外感风寒、肺脾气虚者慎用。

【中成药三】鼻渊舒口服液。

药物组成：苍耳子，薄荷，黄芩，辛夷，白芷，栀子，柴胡，川芎，川木通，茯苓，细辛，黄芪，桔梗。

剂型与规格：口服液，每支装10ml。

功效与主治：疏风清热，祛湿通窍。用于鼻炎、鼻窦炎属肺经风热及胆腑郁热证者。本品对鼻塞、鼻涕增多、嗅觉障碍、头昏痛、头闷胀、鼻甲肿大、黏膜充血等为主要表现的急慢性鼻窦炎、急慢性鼻炎有确切的疗效，且见效快、复发率低。

用法用量：口服。1次10ml，1日2~3次，7日为一疗程。

药物来源：《中华人民共和国药典》。

其他剂型：胶囊剂。每粒装0.3g，1次3粒，1日3次。

不良反应：少数病人有胃肠道反应。

注意事项：①肺脾气虚或气滞血瘀者，孕妇慎用。②服药期间，应戒酒，忌辛辣。③不宜过量、长期应用。

【中成药四】鼻炎滴剂。

药物组成：盐酸麻黄碱，黄芩苷，金银花提取液，辛夷油，冰片。

剂型与规格：滴鼻剂，每瓶装5ml（每1ml含黄芩苷20mg）。

功效与主治：散风，清热，宣肺，通窍。用于风热蕴肺型急慢性鼻炎。

用法用量：滴鼻。1次2~4滴，1日2~4次，1个月为一个疗程。

药物来源：《卫生部药品标准中药成方制剂》。

注意事项：①高血压，青光眼患者慎用。②外感风寒、肺脾气虚、气滞血瘀者慎用。③服药期间，应戒烟酒，忌辛辣，以免生热助湿，加重病情。

2. 肝胆郁热

【临床表现】鼻涕量多，黄浊黏稠如脓样，或带血丝，气味腥臭，鼻塞、嗅觉减退，头痛剧烈，或为前额眉间疼痛，或为头额两侧疼痛。全身可兼见发热，面赤，口苦咽干，耳鸣耳聋，烦躁易怒，便秘溲赤，舌质红，苔黄，脉弦数。检查见鼻黏膜充血肿胀，中鼻道、嗅沟或鼻底可见黏性或脓性分泌物潴留，头额、眉棱骨或颌面部可有叩击痛或压痛。

【治法】清泻肝胆，利湿通窍。

【中成药一】龙胆泻肝丸。

药物组成：龙胆120g，黄芩60g，泽泻120g，车前子（盐炒）60g，地黄120g，柴胡120g，栀子（炒）60g，木通60g，当归（酒炒）60g，炙甘草60g。

剂型与规格：水丸，每袋装6g。

药理研究：药理研究表明，本方有抗菌、抗炎、增强免疫、抗过敏及利尿作用。本方体内外实验表明，对乙型链球菌感染的小鼠有一定的保护作用；对金黄色葡萄球菌、溶血性链球菌、大肠杆菌、绿脓杆菌及福氏痢疾杆菌均有一定的抑制作用；对醋酸所致小鼠毛细血管通透性增高及大鼠蛋清性足肿胀均有显著抑制作用；对大鼠被动皮肤过敏反应有显著抑制作用；能显著增加幼鼠胸腺重量，明显提高巨噬细胞的吞噬功能；对家兔有显著利尿作用，可显著提高动物的泌尿量。

功效与主治：清肝胆，利湿热。用于肝胆湿热，头晕目赤，耳鸣耳聋，耳肿疼痛，胁痛口苦，尿赤涩痛，湿热带下。

用法用量：口服。1 次 3~6g，1 日 2 次。

药物来源：《中华人民共和国药典》。

其他剂型：①颗粒剂。每袋装4g，开水冲服，1 次 4~8g，1 日 2 次。②口服液。每支装 10ml；1 次 10ml，1 日 3 次。③大蜜丸。每丸6g，口服，1 次 1~2 丸，1 日 2 次。④片剂。每片0.4g，相当于生药0.84g，1 次 4~6 片，1 日 2~3 次。

不良反应：本品久服或过量用可出现恶心、便溏等副作用。

注意事项：①脾胃虚寒者忌用。②孕妇慎用。③忌辛辣油腻之品，以免助湿生热。④本品苦寒，易伤正气，体弱年迈者慎用，即使体质壮实行，也应中病即止，不可过服、久服。⑤原发性高血压产生的剧烈头痛，服药后头痛不减，伴有呕吐、神志不清，或口眼歪斜等高血压危象者，应立即停药并采取相应急救措施。

【中成药二】鼻炎康片。

药物组成：野菊花、黄芩、猪胆汁、薄荷、麻黄、藿香、苍耳子、鹅不食草、当归、扑尔敏。

剂型与规格：糖衣片剂，每片含扑尔敏 1mg，每瓶 30 片或 60 片。

药理研究：本方经药理实验证明，具有较强的抑菌作用，对金黄色葡萄球菌、肺炎双球菌、溶血性链球菌、流感杆菌、大肠杆菌等均有不同程度的抑制作用。麻黄所含挥发油具有解热镇痛作用。猪胆汁有抑菌、抗过敏作用。当归具有补血、改善血液循环、促进炎症吸收作用。扑尔敏是抗过敏药物。诸药合用，具有消炎、抗过敏、解热镇痛之功效，对多种鼻病有较好疗效。

功效与主治：宣肺通窍，清热解毒，消肿止痛。用于外感风邪，肺经有热，或中焦、肝胆蕴热所致的急慢性鼻炎、鼻窦炎、过敏性鼻炎等而见鼻窍不利，流涕，头痛发热，不闻香臭者。

用法用量：口服，1次2~4片，1日3次。

药物来源：《卫生部药品标准中药成方制剂》。

不良反应：偶尔有消化系统不良反应。

注意事项：①用药期间不宜驾驶车辆、管理机器及高空作业等。②服药期间，应戒烟酒，忌辛辣。③不宜过量、长期服用。④外感风寒未化热，或虚证鼻病勿用。⑤个别患者服药后出现轻度嗜睡，停药后即可消失。

【中成药三】藿胆鼻炎胶囊。

药物组成：苍耳子提取物、广藿香油、精制猪胆汁膏。

剂型与规格：胶囊剂，每粒装0.4g。

药理研究：现代药理研究证实，苍耳子醇具有抑菌作用，藿香油有抗菌、抗螺旋体作用。猪胆干膏中主要成分为胆汁酸、胆色素粘蛋白等，具有消炎、抗过敏、抑菌作用，体外抑菌试验，对百日咳杆菌、金黄色葡萄球菌、痢疾杆菌有不同程度的抑菌作用。本方诸药合用，具有较好的抗炎作用。

功效与主治：清风热，通鼻窍。主要用于肝胆湿热型急慢性鼻窦炎、鼻炎及过敏性鼻炎。

用法用量：口服。1次2粒，1日3次。

药物来源：《卫生部药品标准中药成方制剂》。

注意事项：注意不可久服，凡服本药后，口唇麻木者应停药。

【中成药四】滴通鼻炎水。

药物组成：蒲公英，细辛，黄芩，麻黄，苍耳子，石菖蒲，白芷，辛夷。

剂型与规格：滴鼻剂，每瓶装20ml。

功效与主治：祛风清热，宣肺通窍。用于伤风鼻塞，鼻窒（慢性鼻炎）、鼻鼽（过敏性鼻炎）、鼻渊（鼻窦炎）等病。

用法用量：外用滴鼻。1次2~3滴，1日3~4次。

药物来源：《卫生部药品标准中药成方制剂》。

注意事项：①高血压、青光眼患者慎用。②不宜过量久用。③忌食辛辣油腻之品。

3. 脾胃湿热

【临床表现】鼻涕黄浊而量多，涓涓流出，或涕带臭味，鼻塞重而持续，嗅觉减退，全身可见头昏闷疼痛或胀重不适，肢体困倦，纳呆食少，脘腹胀满，小便黄短，或有便溏不爽，舌质红，苔黄腻，脉滑数。检查见鼻黏膜红肿，尤以肿胀为甚，中鼻道、嗅沟或鼻底有黏性或脓性分泌物，颌面、额头或眉棱骨有压痛。

【治法】清利湿热，化浊通窍。

【中成药一】藿胆丸。

药物组成：广藿香叶4000g，猪胆粉315g。

剂型与规格：丸剂，每瓶装36g。

药理研究：广藿香具有抗菌、抗螺旋体作用，其主要成分挥发油中含有广藿香醇、苯甲醛、丁香油等。猪胆汁具有消炎、抗过敏、抑菌等作用，兔耳在热水（60℃）中烫一分钟以造成炎症，12小时后以猪胆粉0.5g/kg灌胃，可使炎症消退较对照组为快。对大鼠甲醛性"关节炎"有一定抗炎作用。以组织化学法观察肝、脾、肾上腺、肠系膜淋巴结的酸性磷酸酶染色、网状纤维染色及肝脏星状细胞活体染色，胆汁能提高抗炎能力。体外抑菌试验，对百日咳杆菌、痢疾杆菌、金黄色葡萄球菌、沙门氏杆菌、大肠杆菌等有不同程度的抑菌作用。

功效与主治：芳香化浊，清热通窍。主要用于治疗湿浊内蕴、胆经郁火所致的慢性副鼻窦炎、慢性鼻炎，证见鼻塞欠通、时流清涕或浊涕、前额头痛者。

用法用量：口服。1 次 3~6g，1 日 2 次。

药物来源：《中华人民共和国药典》。

注意事项：①忌辛辣、鱼腥食物。②凡脾气虚，证见鼻涕清稀者，应在医生指导下使用。

【中成药二】鼻窦炎口服液。

药物组成：辛夷、薄荷、柴胡、白芷、荆芥、桔梗、苍耳子、川芎、黄芩、茯苓、黄芪、栀子、川木通、龙胆草。

剂型与规格：口服液，每支装 10ml。

药理研究：主要有抗菌抗炎作用。①抗菌：辛夷、荆芥、苍耳子具有明显的抗菌作用。②抗炎：辛夷、柴胡具有抗炎作用。

功效与主治：疏散风热，清热利湿，宣通鼻窍。用于湿热内蕴、风热犯肺所致的鼻塞不通、流黄稠涕；主要用于急慢性鼻炎、副鼻窦炎见上述证候者。

用法用量：口服。1 次 10ml，1 日 3 次。20 日为一疗程。

药物来源：《卫生部药品标准中药成方制剂》。

注意事项：①孕妇慎用。②服药期间，应戒烟酒，忌辛辣，以免生热助湿，加重病情。③不宜过量、长期应用。

【中成药三】甘露消毒丸。

药物组成：滑石，茵陈，石菖蒲，木通，射干，豆蔻，连翘，黄芩，川贝母，藿香，薄荷。

剂型与规格：水丸，每袋装 9g。

药理研究：①保肝利胆：方中茵陈、黄芩、连翘等能减轻肝脏的病理损害，降低谷丙转氨酶。黄芩、茵陈均有促进胆汁分泌、减少血中胆红素作用。②促进消化：方中豆蔻、石菖蒲、藿香、薄荷均能促进消化液分泌，制止胃肠异常发酵，驱除肠道积气。豆蔻尚能止呕，兴奋肠道蠕动。石菖蒲、薄荷能缓解胃肠道平滑肌痉挛，藿香亦能解痉，连翘具有镇吐作用。③抗病原微生物：黄芩、茵陈、滑石等对金黄色葡萄球菌等革兰阳性菌和痢疾杆菌等革兰阴性菌均有抑制作用。黄芩、茵陈、藿香对流感病毒、多种真菌和钩端螺旋体亦有抑制作用。④解热利尿：方中石菖蒲、木通、薄荷均有解热作用，茯苓、木通、黄芩有利尿作用。

功效与主治：芳香化浊，清热解毒。用于暑湿蕴结，身热肢酸，胸闷腹胀，尿赤黄疸。

用法用量：口服。1次6~9g，儿童3~7岁1次2~3g，7岁以上3~5g，1日2次。用温开水送服。

药物来源：《中华人民共和国药典》。

不良反应：有报道甘露消毒丸致马兜铃酸肾病2例。

注意事项：①本品芳香化湿，清热解毒，寒湿内阻者慎用。②孕妇忌服。③服药期间忌食辛辣、生冷、油腻食物。④湿热兼有阴虚津亏证者慎用。

4. 肺气虚寒

【临床表现】鼻塞时轻时重，鼻涕白黏，嗅觉减退，稍遇风冷则喷嚏时作，鼻塞加重，鼻涕增多。全身可见面白无华，自汗畏风，头昏头胀，体倦乏力，气短懒言，舌质淡，苔薄白，脉缓弱。检查见鼻黏膜淡红肿胀，中鼻甲肥大或息肉样变。中鼻道可见有黏性分泌物。

【治法】温补肺脏，散寒通窍。

【中成药一】通窍鼻炎片。

药物组成：苍耳子（炒）200g，黄芪250g，辛夷150g，薄荷50g，防风150g，白芷150g，白术（炒）150g。

剂型与规格：糖衣片，每片0.35g。

药理研究：本方为玉屏风散与苍耳子散的组合方，玉屏风散具有提高机体免疫力，预防感冒作用，苍耳子散有抑菌作用，二方合用，对体虚鼻炎有较好疗效。

功效与主治：益气固表，宣肺通窍。适用于肺气虚弱，复感风邪所致的急性鼻炎、慢性鼻炎、副鼻窦炎及过敏性鼻炎等鼻病。主要用于急慢性鼻炎证见鼻塞不通、遇寒加重、打喷嚏、流清涕者。也用于过敏性鼻炎证见遇冷或接触异味即打喷嚏、流清涕如水、鼻塞、暂时性嗅觉减退者。

用法用量：口服。1次5~7片，1日3次。

药物来源：《中华人民共和国药典》。

注意事项：①服药期间，应戒烟酒，忌辛辣，以免生热助湿，加重病情。②不宜过量、长期应用。③外感风寒或气滞血瘀者慎用。④用后唇部麻木者应停药。

【中成药二】辛芩颗粒。

药物组成：细辛200g，黄芩200g，荆芥200g，防风200g，白芷200g，苍耳子200g，黄芪200g，白术200g，桂枝200g，石菖蒲200g。

剂型与规格：颗粒剂：每袋装20g；5g（无蔗糖）。

药理研究：主要有抑制过敏反应和抗组胺作用。①抑制过敏反应：本品对天花粉所致大鼠被动皮肤过敏反应所引起的血管通透性亢进有明显抑制作用。②抗组胺：本品能明显抑制组胺所致的豚鼠离体回肠收缩，在0.5g/L时其抑制率可达37.3%，表现出较强的抗组胺作用。

功效与主治：益气固表，祛风通窍。用于肺气不足，风邪外袭所致的鼻痒，喷嚏，流清涕，易感冒；过敏性鼻炎见上述证候者。

用法用量：开水冲服，1次1袋，1日3次。20日为一疗程。

药物来源：《中华人民共和国药典》。

注意事项：①忌辛辣，戒烟酒。②不宜长期应用。③外感风热或风寒化热者慎用。兼肾阳虚衰，正气不足者，应配伍补肾药同用。④本品宜在饭后服用，偶有胃部轻微不适，适当对症处理后，多可继续服用。

【中成药三】玉屏风口服液。

药物组成：黄芪 600g，防风 200g，白术（炒）200g。

剂型与规格：口服液，每支装 10ml。

药理研究：药理研究表明，本方能增强机体免疫功能，能抗菌抗病毒，具有抗变态反应、增强肾上腺皮质功能、抗应激、抗衰老等作用。

功效与主治：益气，固表，止汗。用于表虚不固，自汗恶风，面白无华，或体虚易感风邪者。

用法用量：口服。1 次 10ml，1 日 3 次。

药物来源：《中华人民共和国药典》。

注意事项：①热病忌用。②慎避风寒。③服药期间饮食宜清淡，忌生冷、油腻食物。④少数患者服药后出现轻度口干症状，口干多于前 10 天出现，以后逐渐消失。

其他剂型：①胶囊剂。每粒装 0.5g，口服：1 次 2 粒，1 日 3 次。②颗粒剂。每袋装 5g，开水冲服，1 次 5g，1 日 3 次。

5. 脾气虚弱

【临床表现】鼻涕白黏或黄稠，量多，鼻塞较重，嗅觉减退。全身伴见面色萎黄，头昏重或闷胀，肢困乏力，食少纳呆，脘腹胀满，大便溏薄，舌质淡，苔薄白，脉缓弱。检查见鼻黏膜淡红或红，中鼻甲肥大或息肉样变，中鼻道、嗅裂或鼻底有黏性或脓性分泌物潴留。

【治法】健脾益气，利湿通窍。

【中成药一】参苓白术散。

药物组成：人参 100g，茯苓 100g，白术（炒）100g，山药 100g，白扁豆（炒）75g，莲子 50g，薏苡仁（炒）50g，砂仁 50g，桔梗 50g，甘草 100g。

剂型与规格：散剂，每袋装 9g。

药理研究：本方的药理作用表现在能增加肠管对水及氯化物的吸收，对肠管呈小剂量兴奋、大剂量抑制收缩的双向作用，抑制作用为主，兴奋作用为辅，故为胃肠活动调整剂。

功效与主治：补脾胃，益肺气。用于脾胃虚弱，食少便溏，气短咳嗽，肢倦乏力。

用法用量：口服。1 次 6~9g，1 日 2~3 次，温开水送服。

药物来源：《国家医保药品目录》。

注意事项：实热便秘者忌用。高血压者及孕妇忌用。

【中成药二】人参健脾丸。

药物组成：人参 25g，茯苓 50g，陈皮 50g，砂仁 25g，当归 50g，白术（麸炒）150g，山药 100g，木香 12.5g，炙黄芪 100g，酸枣仁（炒）50g，远志（制）25g。

剂型与规格：水蜜丸，每袋装 8g。大蜜丸，每丸 6g。

药理研究：临床药理研究表明，人参健脾丸具有影响人体内分泌、调节机体代谢、增强免疫功能作用，还有松弛平滑肌、抗胃溃疡、抗菌等作用。

功效与主治：健脾益气，和胃止泻。用于脾胃虚弱所致的饮食不化、脘闷嘈杂、恶心呕吐、腹痛便溏、不思饮食、体弱倦怠。

用法用量：口服。水蜜丸 1 次 8g，大蜜丸 1 次 2 丸，1 日 2 次。温开水或淡姜汤送服。小儿酌减。

药物来源：《中华人民共和国药典》。

其他剂型：人参健脾丸（片）。1 次 4 片，1 日 2 次，温开水或淡姜汤送服。小儿酌减。

注意事项：①湿热内蕴所致泄泻，厌食，水肿及痰火咳嗽者忌用。②本药宜饭前服用为佳。③服药期间忌食荤腥油腻，不易消化食品。④本品含有薏苡仁，孕妇慎用。⑤忌恼怒、忧郁、劳累过度，保持心情舒畅。

【中成药三】六君子丸。

药物组成：党参，白术（麸炒），茯苓，半夏（制），陈皮，甘草（蜜炙）。

剂型与规格：丸剂，每丸9g。

药理研究：六君子丸具有调节胃肠运动作用，能抗胃溃疡，抗胃黏膜损伤，还能调节免疫功能。

功效与主治：补脾益气，燥湿化痰。用于脾胃虚弱，食量不多，气虚痰多，腹胀便溏。

用法用量：口服。1次9g，1日2次。

药物来源：《国家医保药品目录》。

注意事项：①脾胃阴虚胃痛，痞满者不宜使用本品。②湿热泄泻者不宜使用本品。③痰热咳嗽者不宜使用本品。④忌食生冷油腻等不易消化食物。

第九节 鼻 出 血

鼻出血（nasal bleedingepistaxis）既是鼻腔疾病常见症状之一，也是某些全身性疾病或鼻腔邻近结构病变的症状之一，但以前者多见。由于可引起鼻出血的病因很多，故临床表现亦有较多变化。多为单侧出血，亦可双侧；可表现为间歇性反复出血，亦可呈持续性出血。

出血量多少不一，轻者仅鼻涕带血，重者可大量出血而休克；反复出血则可导致贫血。中医称为"鼻衄"。

鼻衄实证多见于肺经风热、肝火上逆、心火亢盛等证；辨证用药多以疏风清热，凉血止血；清肝泻火，凉血止血；清心泻火，凉血止血为治则；虚证则多属肝肾阴虚，脾不统血。以滋补肝肾，养血止血，健脾益气，摄血止血为治则。临床治疗时要遵照急则治其标、缓则治其本之原则。

1. 肺经风热

【临床表现】鼻中出血，点滴而下，色鲜红，量不甚多，鼻腔干燥、灼热感。多伴有鼻塞涕黄，咳嗽痰少，口干身热，舌质红，苔薄白而干，脉数或浮数。

【治法】疏风清热，凉血止血。

【中成药一】桑菊感冒片。

药物组成：桑叶465g，菊花185g，连翘280g，薄荷素油1ml，苦杏仁370g，桔梗370g，甘草150g，芦根370g。

剂型与规格：糖衣片，每片0.35g。

药理研究：主要有解热、抗炎、发汗、抗菌、抑制肠蠕动亢进等作用。

功效与主治：疏风清热，宣肺止咳。用于风热感冒初起，头痛，咳嗽，口干，咽痛。

用法用量：口服。1次4～8片，1日2～3次。

药物来源：《中华人民共和国药典》。

其他剂型：①颗粒剂。每袋装11g，1次11～22g，开水冲服，1日2～3次。②合剂。1次15～20ml，1日3次，用时摇匀。

注意事项：①本方疏风清热，宣肺止咳，风寒外感者忌用。②服药期间忌食辛辣、油腻食品。

【中成药二】羚羊清肺丸。

药物组成：浙贝母40g，桑白皮（蜜炙）25g，前胡25g，麦冬25g，天冬25g，天花粉50g，地黄50g，玄参50g，石斛100g，桔梗50g，枇杷叶（蜜炙）50g，苦杏仁（炒）25g，金果榄25g，金银花50g，大青叶25g，栀子50g，黄芩25g，板蓝根

25g，牡丹皮25g，薄荷25g，甘草15g，熟大黄25g，陈皮30g，羚羊角粉6g。

剂型与规格：大蜜丸，每丸6g。

药理研究：现代药理研究表明：方中大青叶、板蓝根、金银花、牡丹皮、大黄、黄芩等对多种革兰氏阳性及阴性菌都有不同程度的抑菌作用，对流感病毒也有抑制作用。浙贝母、桔梗、枇杷叶、陈皮有镇咳祛痰作用，羚羊角、大青叶、金银花、玄参等有镇静解热作用。地黄、桑白皮有抗炎作用，故本品有较好的解热、抗菌、消炎、镇咳祛痰、平喘、镇静、抗惊厥作用。

功效与主治：清肺利咽，清瘟止嗽。用于肺胃热盛，感受时邪，身热头晕，四肢酸懒，咳嗽痰盛，咽喉肿痛，鼻衄咳血，口干舌燥。

用法用量：口服。1次1丸，1日3次。

药物来源：《中华人民共和国药典》。

其他剂型：颗粒剂。每袋装6g，开水冲服，1次6g，1日3次。

注意事项：①外感风寒或寒痰咳嗽者忌服。②孕妇慎用。③用药期间宜清淡，忌食辛辣、油腻之品，忌烟酒。

【中成药三】断血流片。

药物组成：本品为断血流经加工制成的片。

剂型与规格：薄膜衣片，每片0.35g。

药理研究：本品主要有收缩血管，改善血管壁功能，促进血小板聚集与黏附，促进血栓形成，止血，增强子宫收缩力，抗炎，抗菌等作用。

功效与主治：凉血止血。用于血热妄行所致的衄血、吐血、咯血、尿血、便血、月经过多、崩漏、血色鲜红或紫红；功能失调性子宫出血、子宫肌瘤出血及多种出血证、单纯性紫癜、原发性血小板减少性紫癜见上述证候者。

用法用量：口服。1次3～6片，1日3次。

药物来源：《中华人民共和国药典》。

其他剂型：①断血流颗粒。每袋装10g。口服，1次1袋，1日3次，开水冲服。②胶囊剂。1次3～6粒，1日3次。

注意事项：①脾虚证、肾虚证、血瘀证者忌用。②暴崩者慎用。③忌食辛辣食品。④糖尿病患者慎用。⑤妊娠期出血忌用。

【中成药四】景天三七糖浆。

药物组成：景天，三七。

剂型与规格：糖浆剂，每瓶装120ml。

功效与主治：止血。用于各种出血病症。

用法用量：口服。1次15～25ml，1日3次。

药物来源：《中华人民共和国药典》。

不良反应：部分病人服糖浆剂后见上腹不适。

注意事项：①服药期间饮食宜清淡易消化，忌食辛辣、油腻之品，以免加重病情。②各种出血出现大出血时，应立即采取综合急救措施。

2. 胃热炽盛

【临床表现】鼻中出血，量多，色鲜红或深红，鼻黏膜色深红而干。多伴有口渴引饮，口臭，或齿龈红肿、糜烂出血，大便秘结，小便短赤，舌质红，苔黄厚而干，脉洪数或滑数。

【治法】清胃泻火，凉血止血。

【中成药一】清胃黄连丸。

药物组成：黄连80g，石膏80g，桔梗80g，甘草40g，知母80g，玄参80g，地黄80g，牡丹皮80g，天花粉80g，连翘80g，栀子200g，黄柏200g，黄芩200g，赤芍80g。

剂型与规格：大蜜丸，每丸9g。

药理研究：①抗菌抗病毒作用：黄连、连翘、黄柏、黄芩、丹皮、知母、栀子等对多种致病菌及病毒均有抑制作用。②抗炎作用：黄连、黄芩、连翘、桔梗、丹皮等均有抗炎作用。

功效与主治：清胃泻火，解毒消肿。用于肺胃火盛所致的口舌生疮，齿龈、咽喉肿痛。

用法用量：口服。1次1~2丸，1日2次。

药物来源：《中华人民共和国药典》。

其他剂型：①水蜜丸。口服。1次9g，1日2次。②片剂。每片含原生药1.125g。1次8片，1日2次。

不良反应：尚未发现。

注意事项：①孕妇慎用。②阴虚火旺者慎用。③不可过服或久服。

【中成药二】清火栀麦片。

药物组成：穿心莲800g，栀子100g，麦冬100g。

剂型与规格：糖衣片，每片0.35g。

功效与主治：清热解毒，凉血消肿。用于肺胃热盛所致的咽喉肿痛、发热、牙痛、目赤。

用法用量：口服。1次2片，1日2次。

药物来源：《卫生部药品标准中药成方制剂》。

其他剂型：胶囊剂。每粒装0.25g，1次2粒，1日2次。

注意事项：①属风寒喉痹，虚火喉痹者慎用。②服药期间饮食宜清淡，忌食辛辣，油腻食物，以免加重病情。③孕妇、老人、儿童及素体脾胃虚弱者慎服。④本品苦寒，不宜在服药期间同时服用温补性中成药。

【中成药三】四红丹。

药物组成：当归，当归（炭），大黄，大黄（炭），地榆（炭），槐花（炭）。

剂型与规格：丸剂，每丸9g。

功效与主治：清热止血。用于血热所致的吐血，衄血、便血、妇女崩漏下血。

用法用量：口服。1 次 1 丸，1 日 2 次。

药物来源：《卫生部药品标准中药成方制剂》。

注意事项：①本品清热止血，脾不统血所致出血者慎用。②服药期间饮食宜清淡、易消化，忌食辛辣油腻之品，以免助热生湿。③本药苦寒，易伤正气，体弱年迈者慎服。④出血量大者，应立即采取综合急救措施。⑤本品含有泻下之品，有碍胎气，孕妇慎用。

3. 肝火上逆

【临床表现】鼻衄暴发，量多，血色深红，鼻黏膜色深红。常伴有头痛头晕、耳鸣，口苦咽干，胸胁苦满，面红目赤，烦躁易怒，舌质红，苔黄，脉弦数。

【治法】清肝泻火，凉血止血。

【中成药一】龙胆泻肝丸。

药物组成：龙胆120g，黄芩60g，泽泻120g，车前子（盐炒）60g，地黄120g，柴胡120g，栀子（炒）60g，木通60g，当归（酒炒）60g，炙甘草60g。

剂型与规格：水丸，每袋装9g。

药理研究：药理研究表明，本方有抗菌、抗炎、增强免疫、抗过敏及利尿作用。本方体内外实验表明，对乙型链球菌感染的小鼠有一定的保护作用，对金黄色葡萄球菌、溶血性链球菌、大肠杆菌、绿脓杆菌及福氏痢疾杆菌均有一定的抑制作用；对醋酸所致小鼠毛细血管通透性增高及大鼠蛋清性足肿胀均有显著抑制作用；对大鼠被动皮肤过敏反应有显著抑制作用；能显著增加幼鼠胸腺重量，明显提高巨噬细胞的吞噬功能；对家兔有显著利尿作用，可显著提高动物的泌尿量。

功效与主治：清肝胆，利湿热。用于肝胆湿热，头晕目赤，耳鸣耳聋，耳肿疼痛，胁痛口苦，尿赤涩痛，湿热带下。

用法用量：口服。1 次 3～6g，1 日 2 次。

药物来源：《中华人民共和国药典》。

其他剂型：①颗粒剂。每袋装4g，开水冲服，1 次 4～8g，1 日 2 次。②口服液。每支装 10ml；1 次 10ml，1 日 3 次。③大蜜丸。每丸6g，口服，1 次 1～2 丸，1 日 2 次。④片剂。每片0.4g，相当于生药0.84g，1 次 4～6 片，1 日 2～3 次。

不良反应：本品久服或过量用可出现恶心、便溏等副作用。

注意事项：①脾胃虚寒者忌用。②孕妇慎用。③忌辛辣油腻之品，以免助湿生热。④本品苦寒，易伤正气，体弱年迈者慎用，即使体质壮实行，也应中病即止，不可过服、久服。⑤原发性高血压产生的剧烈头痛，服药后头痛不减，伴有呕吐、神志不清，或口眼歪斜等高血压危象者，应立即停药并采取相应急救措施。

【中成药二】清热地黄丸。

药物组成：水牛角、牡丹皮、生地黄、芍药。

剂型与规格：蜜丸，每丸9g。

药理研究：主要有解热作用、对心血管作用及抗炎、抗菌等作用。①解热：本品口服可使家兔静注五联疫苗造成的发热模型体温下降，起效缓但作用时间持久，其作用强度与阿司匹林（0.2mg/kg）相似。②对心血管系统作用：水牛角、地黄有显著的强心作用。赤芍、丹皮可抑制血小板聚集，赤芍还可抑制血栓形成，降低心肌耗氧量，增加心营养性血流量，明显扩张外周血管。③抗炎、抗菌：芍药、丹皮、地黄有较强的抗炎作用，水牛角、丹皮、赤芍有较好的广谱抗菌作用。

功效与主治：清热解毒，凉血散瘀。适用于热入血分，血热妄行所致之吐血、衄血、发斑、发疹及热扰神昏诸证。主要用于紫癜、蛛网膜下腔出血、上消化道急性出血、鼻出血、急性弥漫性血管内凝血（DIC）、荨麻疹、深部霉菌感染、流行性脑脊髓膜炎等。

用法用量：口服。成人1次2丸，1日2次。小儿酌减。

药物来源：《中华人民共和国药典》。

注意事项：血分无热禁用本方，阳虚及脾胃虚弱者不宜使用。

【中成药三】荷叶丸。

药物组成：荷叶320g，藕节64g，大蓟（炭）48g，小蓟（炭）48g，知母64g，黄芩（炭）64g，地黄（炭）96g，棕榈（炭）96g，栀子（焦）64g，白茅根（炭）96g，玄参96g，白芍64g，当归32g，香墨8g。

剂型与规格：大蜜丸，每丸9g。

药理研究：本方主要有止血、解热、抗菌作用。①止血：荷叶、藕节、大蓟（炭）、小蓟（炭）、棕榈（炭）、香墨、白茅根（炭）具有止血作用。②解热：玄参、白芍、当归、地黄、知母、黄芩、栀子具有解热作用。③抗菌：知母、地黄、栀子、玄参、白芍、当归具有抗菌作用。

功效与主治：凉血止血。用于血热所致的咯血，衄血，尿血，便血，崩漏。

用法用量：口服。1次1丸，1日2~3次。

药物来源：《中华人民共和国药典》。

注意事项：①本品凉血止血，虚寒性出血者忌用。②服药期间饮食宜清淡，忌食辛辣之品，以免动血以加重病情。③本药苦寒，易伤正气，体弱年迈者慎服。④调畅情志，忌恼怒。⑤出血量大者，应立即采取综合急救措施。

【中成药四】裸花紫珠片。

药物组成：裸花紫珠浸膏。

剂型与规格：片剂，每片含干浸膏 0.2g。

功效与主治：清热解毒，收敛止血。用于血热毒盛所致的鼻衄、咯血、吐血、崩漏下血；呼吸道、消化道出血，子宫功能性出血，人流后出血见上述证候者及细菌感染性炎症。

用法用量：口服。1 次 3~5 片，1 日 3~4 次。

药物来源：《中华人民共和国药典》。

注意事项：①本品寒凉，脾胃虚寒者慎用。②服药期间饮食宜清淡易消化，忌食辛辣油腻之品，以免加重病情。③出血量多者，应采取综合急救措施。④治疗细菌性感染引起的炎症时，可配合使用抗生素，以增强疗效。

4. 心火亢盛

【临床表现】鼻血外涌，血色鲜红，鼻黏膜红赤。伴有面赤，心烦失眠，身热口渴，口舌生疮，大便秘结，小便黄赤，舌尖红，苔黄，脉数。甚则神昏谵语，舌质红绛，少苔，脉细数。

【治法】清心泻火，凉血止血。

【中成药】一清颗粒。

药物组成：黄连 165g，大黄 500g，黄芩 250g。

剂型与规格：颗粒剂，每袋装 7.5g。

药理研究：药理研究表明，本品具有如下药理作用：①抗炎、退热、镇痛作用：本品可以显著降低伤寒、副伤寒菌苗引起的家兔体温升高与角叉菜胶所致大鼠体温升高，明显抑制二甲苯所致小鼠耳肿胀与角叉菜胶所致大鼠足肿胀，明显抑制热刺激小鼠引起的疼痛反应，提高痛阈值。②抗菌、抗病毒作用：本品对金黄色葡萄球菌、乙型链球菌、肺炎球菌、绿脓杆菌、变形杆菌有抑制作用，对腺病毒 3 型、柯萨奇 B 组（B_1、B_5）病毒有灭活作用。③止血作用：本品能促进血小板聚集，增加血小板数目，缩短凝血时间。此外，本品尚有降压、降脂及护肝利胆作用。

功效与主治：清热泻火解毒，化瘀凉血止血。用于火毒血热所致的身热烦躁、目赤口疮、咽喉牙龈肿痛、大便秘结、吐血、咯血、衄血、痔血；咽炎、扁桃体炎、牙龈炎见上述证候者。

用法用量：开水冲服。1 次 7.5g，1 日 3～4 次。

药物来源：《中华人民共和国药典》。

不良反应：偶见皮疹，恶心，腹泻，腹痛。

注意事项：①本品清热泻火解毒，主治火毒血热诸证，若属阴虚火旺者慎用。②孕妇慎用。③服药期间饮食宜选清淡易消化之品，忌烟、酒及辛辣、油腻食物。④出现腹泻时，可酌情减量。⑤本药苦寒，易伤阳气，体弱年迈者慎用；中病即止，不可过量、久服。⑥出血量多者，应采取综合急救措施。

【中成药二】万氏牛黄清心丸。

药物组成：牛黄 10g，朱砂 60g，黄连 200g，栀子 120g，郁金 80g，黄芩 120g。

剂型与规格：大蜜丸，每丸 1.5g，3g。

药理研究：现代研究证明，牛黄有显著的镇痛、抗惊厥及解热镇痛作用，牛黄及其所含的去氧胆酸钠对乙脑病毒有直接灭活作用，栀子亦有较强的抑菌作用，黄芩有解热、镇静、解痉作用，朱砂亦有镇静、安神作用。

功效与主治：清热解毒，镇惊安神。用于热入心包、热盛动风证，证见高热烦躁、神昏谵语及小儿高热惊厥。

用法用量：口服。小丸 1 次 2 丸，大丸 1 次 1 丸，1 日 2～3 次。

药物来源：《中华人民共和国药典》。

其他剂型：浓缩丸。每 4 丸相当于原材料 1.5g。1 次 4 丸，1 日 2～3 次，小儿酌减。

注意事项：①本方清热解毒，镇静安神，用于外感热病，热盛动风证，虚风内动者忌用。②本品含有牛黄、朱砂，不宜长期服用。③孕妇忌服。④属高热急证者，应采取综合治疗。

【中成药三】景天三七糖浆。

药物组成：景天，三七。

剂型与规格：糖浆剂，每瓶装120ml。

功效与主治：止血。用于各种出血病症。

用法用量：口服。1次15~25ml，1日3次。

药物来源：《中华人民共和国药典》。

不良反应：部分病人服糖浆剂后见上腹不适。

注意事项：①服药期间饮食宜清淡易消化，忌食辛辣、油腻之品，以免加重病情。②各种出血出现大出血时，应立即采取综合急救措施。

【中成药四】荷叶丸。

药物组成：荷叶320g，藕节64g，大蓟（炭）48g，小蓟（炭）48g，知母64g，黄芩（炭）64g，地黄（炭）96g，棕榈（炭）96g，栀子（焦）64g，白茅根（炭）96g，玄参96g，白芍64g，当归32g，香墨8g。

剂型与规格：大蜜丸，每丸9g。

药理研究：本方主要有止血、解热、抗菌作用。①止血：荷叶、藕节、大蓟（炭）、小蓟（炭）、棕榈（炭）、香墨、白茅根（炭）具有止血作用。②解热：玄参、白芍、当归、地黄、知母、黄芩、栀子具有解热作用。③抗菌：知母、地黄、栀子、玄参、白芍、当归具有抗菌作用。

功效与主治：凉血止血。用于血热所致的咯血，衄血，尿血，便血，崩漏。

用法用量：口服。1次1丸，1日2~3次。

药物来源：《中华人民共和国药典》。

注意事项：①本品凉血止血，虚寒性出血者忌用。②服药期间饮食宜清淡，忌食辛辣之品，以免动血以加重病情。③本药苦寒，易伤正气，体弱年迈者慎服。④调畅情志，忌恼怒。⑤出血量大者，应立即采取综合急救措施。

5. 肝肾阴虚

【临床表现】鼻衄色红，量不多，时作时止，鼻黏膜色淡红而干嫩，伴口干少津，头晕眼花，耳鸣，五心烦热，健忘失眠，腰膝酸软，或颧红盗汗，舌红少苔，脉细数。

【治法】滋补肝肾，养血止血。

【中成药一】知柏地黄丸。

药物组成：知母 40g，黄柏 40g，熟地黄 160g，山茱萸（制）80g，牡丹皮 60g，山药 80g，茯苓 60g，泽泻 60g。

剂型与规格：水蜜丸，每袋装 6g。小蜜丸，每袋装 9g。大蜜丸，每丸 9g。

药理研究：现代药理研究表明，本品具有提高甲亢阴虚型小鼠的耐缺氧能力，并能显著提高大鼠巨噬细胞和中性粒细胞的吞噬率而呈现抗炎抗菌作用。

功效与主治：滋阴降火。用于阴虚火旺，潮热盗汗，口干咽痛，耳鸣遗精，小便短赤。

用法用量：口服。水蜜丸 1 次 6g，小蜜丸 1 次 9g，大蜜丸 1 次 1 丸，1 日 2 次。

药物来源：《中华人民共和国药典》。

其他剂型：浓缩丸，每 8 丸相当于原生药 3g。1 次 8 丸，1 日 3 次。

不良反应：有口服本品出现肛门周围瘙痒，刺痛，痔疮发作，大便带血，鼻腔黏膜渗血的 1 例报道。

注意事项：①本品为阴虚证所设，气虚发热及实热者忌服。②感冒者慎用，以免表邪不解。③本品药性滋腻而寒凉，凡脾虚便溏，气滞中满者不宜使用。④服药期间饮食宜选清淡易消化之品，忌食辛辣，油腻之品。

【中成药二】归芍地黄丸。

药物组成：当归40g，白芍（酒炒）40g，熟地黄160g，山茱萸（制）80g，牡丹皮60g，山药80g，茯苓60g，泽泻60g。

剂型与规格：水蜜丸，每袋装6g。小蜜丸，每袋装9g。大蜜丸，每丸9g。

药理研究：有抑制平滑肌，保肝降酶，免疫调节等作用。①对平滑肌影响：白芍抑制动物离体肠管和在体胃、子宫平滑肌。当归的水溶性、结晶性等成分有收缩平滑肌，其挥发性组分对子宫有弛缓作用。②保肝：白芍醇提取物对黄曲霉素 B2 所致的肝损伤有预防或逆转作用；当归则能保护肝脏、防止肝糖原减少。③增强免疫功能：当归、白芍、茯苓、熟地黄、牡丹皮有增强免疫功能的作用。④降压：牡丹皮有降低血压的作用。

功效与主治：滋肝肾，补阴血，清虚热。用于肝肾两亏，阴虚血少，头晕目眩，耳鸣咽干，午后潮热，腰腿酸痛，足跟疼痛等。

用法用量：口服。水蜜丸1次6g，小蜜丸1次9g，大蜜丸1次1丸，1日2~3次。

药物来源：《中华人民共和国药典》。

注意事项：①肾阳虚，脾虚湿困所致的头晕，腰酸忌用。②服药期间忌食寒凉油腻之品。③平素脾虚便溏者慎用。

【中成药三】二至丸。

药物组成：女贞子（蒸）500g，墨旱莲500g。

剂型与规格：水蜜丸，每袋装9g。

药理研究：药理研究显示，二至丸作用广泛，主要有增强机体免疫功能，降血脂，降低血清过氧化脂质含量，抗血栓形成，提高耐缺氧能力，抗氧化，护肝及镇静等作用。

功效与主治：补益肝肾，滋阴止血。用于肝肾阴虚，眩晕耳鸣，咽干鼻燥，腰膝酸痛，月经量多。

用法用量：口服。1次9g，1日2次。

药物来源：《中华人民共和国药典》。

注意事项：①肝火上炎而见头晕、耳鸣、耳聋者慎用。②实热内盛所致的月经过多，色泽鲜红者慎用。③服药期间，宜食清淡易消化食物。忌食辛辣、油腻之品。④脾胃虚寒腹泻者慎用。

【中成药四】血美安胶囊。

药物组成：猪蹄甲，地黄，赤芍，牡丹皮。

剂型与规格：胶囊剂，每粒装0.27g。

药理研究：主要有拮抗白细胞、血小板的减少及增强机体的免疫功能等作用。

功效与主治：清热养阴，凉血活血。用于原发性血小板减少性紫癜血热伤阴挟瘀证，证见皮肤紫癜、齿衄、鼻衄、妇女月经过多，口渴、烦热、盗汗。

用法用量：口服。1次6粒，1日3次，小儿酌减。1个月为一疗程。

药物来源：《国家基本药物目录》。

注意事项：①本品清热养阴，凉血活血，若脾胃虚寒者忌用。②服药期间饮食宜选清补易消化之品，忌食辛辣油腻之品，以免加重病情。③当血色素低于60g/L，且患者耐受较差时，可输血，同时要控制出血及感染。④偶见腹胀、呕吐，一般不须停药，可自行缓解。

【中成药五】荷叶丸。

药物组成：荷叶320g，藕节64g，大蓟（炭）48g，小蓟（炭）48g，知母64g，黄芩（炭）64g，地黄（炭）96g，棕榈

（炭）96g，栀子（焦）64g，白茅根（炭）96g，玄参96g，白芍64g，当归32g，香墨8g。

剂型与规格：大蜜丸，每丸9g。

药理研究：本方主要有止血、解热、抗菌作用。①止血：荷叶、藕节、大蓟（炭）、小蓟（炭）、棕榈（炭）、香墨、白茅根（炭）具有止血作用。②解热：玄参、白芍、当归、地黄、知母、黄芩、栀子具有解热作用。③抗菌：知母、地黄、栀子、玄参、白芍、当归具有抗菌作用。

功效与主治：凉血止血。用于血热所致的咯血，衄血，尿血，便血，崩漏。

用法用量：口服。1次1丸，1日2~3次。

药物来源：《中华人民共和国药典》。

注意事项：①本品凉血止血，虚寒性出血者忌用。②服药期间饮食宜清淡，忌食辛辣之品，以免动血以加重病情。③本药苦寒，易伤正气，体弱年迈者慎服。④调畅情志，忌恼怒。⑤出血量大者，应立即采取综合急救措施。

6. 脾不统血

【临床表现】鼻衄常发，渗渗而出，色淡红，量或多或少，鼻黏膜色淡。全身证见面色无华，少气懒言，神疲倦怠，食少便溏，舌淡苔白，脉缓弱。

【治法】健脾益气，摄血止血。

【中成药一】归脾丸。

药物组成：党参80g，炙黄芪80g，茯苓160g，酸枣仁（炒）80g，当归160g，大枣（去核）40g，白术（炒）160g，炙甘草40g，远志（制）160g，龙眼肉160g，木香40g。

剂型与规格：水蜜丸，每袋装6g。小蜜丸，每袋装9g。大蜜丸，每丸9g。

药理研究：用小鼠灌胃给药，能对抗烫伤性休克，调节神经功能，改善小鼠学习记忆获得能力，调节胆碱能神经功能，增强细胞吞噬功能，促进免疫，增强造血功能。

功效与主治：益气健脾，养血安神。用于心脾两虚，气短心悸，失眠多梦，头昏头晕，肢倦乏力，食欲不振，崩漏便血。

用法用量：温开水或生姜汤送服。水蜜丸 1 次 6g，小蜜丸 1 次 9g，大蜜丸 1 次 1 丸，1 日 3 次。

药物来源：《中华人民共和国药典》。

其他剂型：①浓缩丸。8 丸相当于原生药材 3g，口服，1 次 8～10 丸，1 日 3 次。②合剂。1 次 10～20ml，1 日 3 次，用时摇匀。

注意事项：①本品为心脾两虚之证所设，若阴虚火旺者忌用。②服药期间，饮食宜选清淡、易消化之品，忌食辛辣、油腻、生冷之品。

【中成药二】益气止血颗粒。

药物组成：白及，党参，黄芪，白术（炒），茯苓，功劳叶，地黄，防风。

剂型与规格：颗粒剂，每袋装 20g。

功效与主治：益气，止血，固表，健脾。用于气不摄血所致的咯血、吐血。

用法用量：口服。1 次 20g，1 日 3～4 次。儿童酌减。

药物来源：《中华人民共和国药典》。

注意事项：①血热出血者忌用。②服药期间饮食宜清淡易消化，忌食辛辣油腻之品，以免化湿生热，加重病情；宜戒烟酒。③出血量多者，应采取综合救治措施。

【中成药三】三七片。

药物组成：本品为三七制成的片剂。

剂型与规格：片剂，每片含三七 0.25g（小片），0.5g

（大片）。

药理研究：本品主要有止血，提高血小板内 cAMP 含量，扩张冠脉，抗心律失常，抗炎，镇痛，护肝，双向调节机体糖代谢，抗脑缺血等作用。动物实验证明，三七温浸液能缩短家兔凝血时间，并有收缩血管作用，其次，三七水煎液对大鼠实验性关节炎有明显抑制作用而能抗炎，三七黄酮苷能明显增加心冠状动脉流量，同时能使心肌耗氧量减少。

功效与主治：散瘀止血，消肿止痛。用于衄血，咯血，吐血，便血，崩漏，外伤出血，胸腹刺痛，跌扑肿痛等。

用法用量：口服。1 次小片 4～12 片，大片 2～6 片，1 日三次。

药物来源：《中华人民共和国药典》。

注意事项：①孕妇忌服。②服药期间饮食宜清淡易消化，忌食辛辣、油腻之品，以免加重病情。③出血量大者，应采取相应急救措施。④用本品治疗软组织损伤时，可配合外用红花油等活血之品，以增疗效。⑤有报道服用本品偶见过敏性皮疹。1 次服用 10g 以上，可出现房室传导阻滞。

第三章 咽科疾病

第一节 急性咽炎

急性咽炎（acute pharyngitis）是咽黏膜、黏膜下组织及淋巴组织的急性炎症。也是上呼吸道感染的一部分。可单独发生，也可由急性鼻炎、急性扁桃体炎蔓延所致。四季可发病，以秋冬及冬春之交多见，若治疗不当，或机体抵抗力降低，或细菌、病毒毒力过强可以引起中耳炎、鼻窦炎及上下呼吸道并发症。急性脓毒咽炎甚至可以导致急性肾炎、风湿热及败血症等疾病。本病属中医"喉痹"范畴。

中医治疗重在祛邪。初期邪在肺卫，以疏解为主，采取疏风散寒或疏风清热之治法为要；邪热传里，肺胃热盛，须泄热解毒。内服药物与局部治疗有机结合，有助提高疗效。

1. 风热犯咽

【临床表现】咽痛较重，吞咽时痛增，发热，恶风，头痛，咳痰黄稠，舌苔薄黄，脉浮数。检查可见咽黏膜鲜红、肿胀，或有颌下淋巴结肿大。

【治法】疏散风热，宣肺利咽。

【中成药一】银翘解毒片。

药物组成：金银花 200g，连翘 200g，薄荷 120g，荆芥

80g，淡豆豉 100g，牛蒡子（炒）120g，桔梗 120g，淡竹叶80g，甘草 100g。

剂型与规格：片剂，每片 0.5g。

功效与主治：辛凉解表，清热解毒。用于风热感冒，表现为发热、无汗或有汗不畅、微恶风寒、咳嗽、头痛口干、咽喉疼痛。

用法用量：口服。1 次 4 片，1 日 2～3 次。

药物来源：《中华人民共和国药典》。

其他剂型：①银翘解毒颗粒（冲剂）。每袋 15g（相当于原药材 15g），开水冲服，1 次 1 袋，1 日 3 次，重证者加服 1次，糖尿病患者忌服。②银翘解毒合剂。口服，1 次 10ml，1日 3 次，用时摇匀。③银翘解毒丸。每丸 3g，芦根汤或温开水送服，1 次 1 丸，1 日 2～3 次。④银翘解毒丸（浓缩丸）。每 10 丸 1.5g，口服，1 次 5 丸，1 日 3 次。

不良反应：动物实验发现其含有的荆芥成分可致动物肝损害，长期滥服可引起恶心、头晕、血压下降或升高、肝脏损害等过敏性不良反应。

【中成药二】银翘散。

药物组成：金银花、连翘、薄荷、荆芥、淡豆豉、牛蒡子、芦根、桔梗、淡竹叶、甘草。

剂型与规格：散剂，每袋装 6g。

功效与主治：辛凉透表，清热解毒。用于外感风热，发热头痛，口干咳嗽，咽喉疼痛，小便短赤。

用法用量：温开水吞服或开水泡服，1 次 1 包，1 日 2～3 次。

药物来源：《中华人民共和国药典》。

【中成药三】桑菊感冒片。

药物组成：桑叶、菊花、连翘、薄荷油、苦杏仁、桔梗、芦根、甘草。

剂型与规格：片剂，每片0.5g。

功效与主治：疏风清热，宣肺止咳。用于风热感冒初起、头痛、咳嗽、口干微渴、咽痛。

用法用量：口服。1次4~8片，1日2~3次。儿童参考量：5~7岁，1次1~2片；7~10岁，1次2~4片；1日2~3次。

药物来源：《中华人民共和国药典》。

【中成药四】疏风散热胶囊。

药物组成：金银花、桔梗、忍冬藤、地黄、栀子、连翘、薄荷、淡竹叶、淡豆豉、牛蒡子、荆芥、甘草。

剂型与规格：胶囊剂，每粒0.25g。

功效与主治：清热解毒，疏风散热。用于风热感冒，发热头痛，咳嗽口干，咽喉肿痛。

用法：口服。1次3~4粒，1日3次。儿童酌减。

药物来源：《中华人民共和国药典》。

【中成药五】银柴颗粒。

药物组成：忍冬藤、芦根、薄荷、柴胡、枇杷叶。

剂型与规格：颗粒剂，每袋装12g。

功效与主治：清热，解表，止咳。用于风热感冒，发热咳嗽、咽痛。

用法用量：温开水冲服，1次1袋，1日3~4次。

药物来源：《中华人民共和国药典》。

注意事项：上述各中成药须注意如下事项：①本品不适用于风寒感冒患者，其临床表现为恶寒重、发热轻、无汗，鼻塞流清涕，口不渴，咳吐稀白痰。②有高血压、心脏病、肝病、糖尿病、肾病等慢性病严重者、孕妇或正在接受其他治疗的患者，均应在医师指导下服用。③按照用法用量服用，小儿、年老体虚者应在医师指导下服用。④药品性状发生改变时禁止服用。⑤本品偶可引起过敏反应，对本品有过敏症状者禁用。（过敏反应表现：荨麻疹样皮疹、多形性红斑性药疹、药物性皮炎等）⑥服药期间饮食宜清淡，忌辛辣、生冷、油腻、荤腥食物；忌抽烟、喝酒。⑦不宜同时服用滋补性中成药。⑧脾胃虚寒者慎用，其临床表现为腹痛、喜暖、泄泻等。⑨服用本品3天后如症状无改善，或出现发热、咳嗽加重，或有其他症状如胸闷、心慌等应立即停药，并去医院诊治。

2. 风寒犯咽

【临床表现】咽痛较轻，恶寒发热较甚，头痛，身痛，咳嗽痰稀；舌质淡红，脉浮紧。检查见咽黏膜淡红。

【治法】疏散风寒，宣肺利咽。

【中成药一】风寒感冒颗粒（冲剂）。

药物组成：麻黄、葛根、紫苏叶、防风、桂枝、白芷、陈皮、苦杏仁、桔梗、甘草、干姜。

剂型与规格：颗粒剂，每袋装8g。

功效与主治：解表发汗，疏风散寒。用于治疗风寒感冒，主要表现为恶寒重、发热轻，无汗、头痛、关节疼痛明显，鼻塞声重、流清鼻涕、口不渴、咳嗽时吐白稀痰，咽喉肿痛不明显，或仅见咽痒，舌不红，苔薄白而润。

用法用量：温开水冲服。成人1次1袋，1日3次。儿童参考剂量：7岁以上儿童1次0.5袋；3~7岁儿童1次1/3袋；1日3次。

药物来源：《中华人民共和国药典》。

【中成药二】解热感冒片。

药物组成：荆芥穗、防风、蒲公英、板蓝根、白芷、柴胡、甘草、葛根、薄荷、苦地丁、黄芩、芦根、玄参、苦杏仁。

剂型与规格：片剂，每片 0.25g（相当于总药材 0.69g）。

功效与主治：解热解表。用于外感风寒引起的头痛，鼻塞流涕，发热怕冷，咳嗽音哑，咽喉干痛。

用法用量：口服。1 次 12 片，1 日 2 次，小儿酌减。

药物来源：《卫生部药品标准中药成方制剂》。

【中成药三】荆防颗粒。

药物组成：荆芥、防风、羌活、独活、柴胡、前胡、川芎、枳壳、桔梗、茯苓、甘草。

剂型与规格：颗粒剂，每袋装 15g。

功效与主治：发汗解表，散风祛湿。用于治疗风寒感冒，主要表现为恶寒重、发热轻，头痛、关节疼痛酸楚明显，鼻塞声重、流清鼻涕，口不渴、咳嗽时吐白稀痰，无汗，咽喉疼痛不明显，或仅见咽痒；舌不红，苔薄白而润。

用法用量：开水冲服。1 次 1 袋，1 日 3 次。

药物来源：《国家基本药物目录》。

注意事项：上述各中成药须注意如下事项：①服药后应多饮白开水，适当保暖、避风寒，汗出勿令太多，一旦汗出病愈，立即停服。②服药期间饮食宜清淡，忌辛辣、生冷、油腻食物；忌抽烟、喝酒。③对本品过敏者禁用，过敏体质者慎用。④不宜同时服用滋补性中成药。⑤本品不适用于风热感冒的患者（风热感冒表现：微恶风、发热重，有汗，鼻流浊涕，口渴，咽喉红肿热痛、咯吐黄痰）。⑥糖尿病患者忌服（本品含有蔗糖）。⑦孕妇、小儿、年老体虚者应在医生指导下服用。⑧高血压病、心脏病、肝病、肾病等慢性病严重者或正在接受其他治疗的患者慎用；可在医生指导下服用。⑨服药 3 天后病情无好转，症状无改善，或出现发热、咳嗽加重，并有其他症状如胸闷、心慌等时应去医院诊治。

3. 肺胃热盛，上攻咽喉

【临床表现】咽痛较剧，吞咽困难，发热，口渴喜饮，口气臭秽，大便燥结，小便短赤；舌质红，舌苔黄，脉洪数。检查见咽部红赤肿胀明显，咽后壁淋巴滤泡红肿，颌下淋巴结肿大。

【治法】清热解毒，消肿利咽。

【中成药一】黄连上清丸。

药物组成：黄连10g，栀子（姜制）80g，连翘80g，蔓荆子（炒）80g，防风40g，荆芥穗80g，白芷80g，黄芩80g，菊花160g，薄荷40g，酒大黄320g，黄柏（酒炒）40g，桔梗80g，川芎40g，石膏40g，旋覆花20g，甘草40g。

剂型与规格：水丸，每袋装6g；水蜜丸，每40丸3g；大蜜丸，每丸6g。

药理研究：药理研究表明，黄连、黄芩、黄柏、栀子均有抗感染作用，对多种致病菌、皮肤真菌、病毒、原虫等均有抑制用，又都有不同程度的解热、镇静、降压作用；防风有抗炎、解热作用；白芷具有抗菌、抗病毒作用；薄荷可扩张皮肤血管；菊花有抗菌、解热作用；连翘有抗菌、抗病毒、解热、强心、抗内毒素、抗休克作用；石膏有解热、镇静作用；桔梗亦能解热，且可促进吞噬细胞功能；大黄除泻下作用外，还有抗感染作用。

功效与主治：清热通便，散风止痛。用于上焦风热，头昏脑涨，牙龈肿痛，口舌生疮，咽喉红肿，耳痛耳鸣，暴发火眼，大便燥结，小便黄赤。

用法用量：口服。水丸或水蜜丸1次3~6g，大蜜丸1次1~2丸，1日2次。儿童酌减。

药物来源：《中华人民共和国药典》。

不良反应：内服有致胃黏膜损害的可能。

注意事项：①忌辛辣刺激等食物。②对本品过敏者禁用，过敏体质者慎用。③孕妇忌服。④脾胃虚寒者禁用。⑤糖尿病、心脏病、肝病、肾病等慢性病严重者须在医生指导下服用。⑥小儿、年老体弱者、大便溏软者须在医生指导下服用。⑦服药3天后如症状未改善，或出现其他严重症状，需停药并到医院诊治。

【中成药二】利咽解毒颗粒。

药物组成：板蓝根、金银花、连翘、薄荷、牛蒡子（炒）、山楂（焦）、桔梗、大青叶、僵蚕、玄参、黄芩、地黄、天花粉、大黄、川贝母、麦冬。

剂型与规格：颗粒剂，每袋装20g（相当于原药材19g）。

功效与主治：清肺利咽，解毒退热。用于咽喉肿痛、口舌生疮。

用法用量：开水冲服。1次1袋，1日3~4次。

药物来源：《中华人民共和国药典》。

其他剂型：利咽解毒颗粒（无糖型）。每袋装6g（相当于原药材19g），口服，1次1袋，1日3~4次。

注意事项：①服药期间忌辛辣、过咸食物；忌烟、酒。②对本品过敏者禁用，过敏体质者慎用。③凡声嘶、咽痛初起，兼见恶寒发热、鼻流清涕等外感风寒者忌服。④本药性寒凉，故以饭后服用为佳。⑤本剂型含糖，糖尿病患者忌服。⑥儿童应在医生指导下服用。⑦服药3天后病情无好转、症状无改善，或出现发热渐高等其他症状者，建议到医院诊治。

【中成药三】双黄连口服液。

药物组成：金银花375g，黄芩375g，连翘750g。

剂型与规格：口服液，每支装10ml。

功效与主治：清热解毒，清宣透邪。用于风湿邪在肺卫或风热闭肺证，发热，微恶风寒或不恶寒，咳嗽气促，咯痰色黄，咽红肿痛。

用法用量： 口服。1次2支（20ml），1日3次。小儿酌减，参考剂量为：7岁以上儿童服1/2量，3~7岁服1/3量。

药物来源：《中华人民共和国药典》。

其他剂型： ①双黄连颗粒（冲剂）。每袋装5g，口服或开水冲服，1次1袋，1日3次，糖尿病患者忌服，儿童参考剂量：6个月以下小儿，1次1.0~1.5g；6个月至1岁，1次1.5~2.0g；1~3岁，1次2.0~2.5g，3岁以上儿童酌量。②双黄连片。每片0.5g，口服，1次4片，1日3次。③双黄连咀嚼片。每片1.0g，咀嚼或含化，1次3片，1日3次。④双黄连气雾剂。每支6ml，振摇均匀后，口腔吸入，1日1~2支，间隔0.5小时吸入1次，1次吸入10~15喷，儿童1次吸入5喷。⑤双黄连胶囊。每粒0.4g，口服，1次4粒，1日3次。⑥双黄连含片。每片0.5g，含服，1次1片，1日18片。

注意事项： ①服药期间饮食宜清淡，忌辛辣、生冷、油腻、荤腥食物；忌抽烟、喝酒。②对本品过敏者禁用，过敏体质者慎用。③不宜同时服用滋补性中成药。④本品不适用于风寒感冒的患者（风寒感冒表现：恶寒重、发热轻，无汗，鼻塞流清涕，口不渴，咳吐稀白痰）。⑤糖尿病患者忌服（本品含有蔗糖）。⑥孕妇、小儿、年老体虚者应在医生指导下服用。⑦高血压病、心脏病、肝病、肾病等慢性病严重者或正在接受其他治疗的患者慎用；可在医生指导下服用。⑧如果有轻微沉淀，用前请摇匀，不影响疗效。⑨服药3天后病情无好转，症状无改善，或出现发热、咳嗽加重，并有其他症状如胸闷、心慌等时应去医院诊治。

第二节 慢性咽炎

慢性咽炎（chronic pharyngiti）是咽部黏膜、黏膜下及淋巴组织的弥漫性炎症。常为上呼吸道慢性炎症的一部分。本病多见于成人，各年龄段均可患病，且无明显地域性，是咽科临床发病率极高的一种常见病，多发病。病程长，症状顽固，较难治愈。本病属中医"喉痹"、"阴虚喉痹"、"虚火喉痹"范畴。

本病以虚证居多，治疗关键在于扶正固本，根据不同证型，或滋阴降火，或益气健脾，或温补脾肾，兼以利咽。但须注意养阴不可过于滋腻，温补不可过于辛燥。至于有痰瘀互结者，乃虚中夹实，故不可一味攻伐损伤正气，致病情更为缠绵。

1. 肺肾阴虚，虚火上炎

【临床表现】咽部干燥，灼热疼痛不适，午后较重，或咽部梗梗不利，干咳痰少而稠，或痰中带血，手足心热，舌红少津，脉细数。检查可见咽部黏膜暗红，或咽部黏膜干燥少津。

【治法】滋养阴液，降火利咽。

【中成药一】养阴清肺膏。

药物组成：地黄100g，麦冬60g，玄参80g，川贝母40g，白芍40g，牡丹皮40g，薄荷25g，甘草20g。

剂型与规格：膏剂，每瓶装100ml。

药理研究：本品能改善感染白喉动物的神经系统症状，增进食欲，延长存活时间；对白喉毒素有解毒、"中和"效能；对白喉杆菌也有明显的抗菌作用。进一步实验发现，方中单味生药白芍、麦冬、玄参、贝母的"中和"作用最强。养阴清肺汤中生地、丹皮、白芍、甘草对白喉杆菌有很好的抑杀作用，其抑杀作用超过原方（其他4种药用量均比原方低）。本品尚有使血液中嗜酸性细胞减少的趋势，提示可能有促肾上腺皮质分泌的作用。

功效与主治：养阴润肺，清热利咽。用于肺阴不足，阴虚内热，表现为咽喉干燥疼痛，干咳、少痰或无痰。

用法用量：口服。1次10~20ml，1日2~3次。

药物来源：《中华人民共和国药典》。

其他剂型：①养阴清肺丸。1次1丸（9g），1日2次。②养阴清肺糖浆。每次10~20ml，1日2次。③养阴清肺口服液。1次10~20毫升，1日2次。

注意事项：①忌烟、酒及食辛辣油腻食物。②孕妇、糖尿病患者慎用。③风寒咳嗽者忌服（表现为咳嗽声重、鼻塞流清涕）。④痰湿壅盛患者忌服（表现为痰多黏稠或稠厚成块）。⑤肺心病、肺脓疡、支气管扩张的患者慎用，应在医生指导下服用。⑥服用3天病情无好转、症状无改善，应到医院诊治。

【中成药二】六味地黄丸。

药物组成：熟地黄160g，山茱萸（制）80g，牡丹皮60g，山药80g，茯苓60g，泽泻60g。

剂型与规格：大蜜丸，每丸9g。水蜜丸，每袋装6g。小蜜丸，每袋装9g。

药理研究：六味地黄丸具有显著的抗疲劳、抗低温、耐缺氧作用，与人参相似；能激活细胞免疫及抗体生成反应，提高细胞免疫功能，促进扁桃体细胞诱生干扰素，提高血清干扰素水平；能扩张血管，对动脉狭窄性高血压有明显的降压和改善肾功能作用；能减少心肌胶原的沉着，防治高血压心血管损害；能改善血液流变性，降低全血黏度、血浆黏度、纤维蛋白原，抑制梗死心脏中氧自由基的生成，缩小梗死面积，防治冠心病、心肌梗死；可明显降低胆固醇、甘油三酯和磷脂，增加高密度脂蛋白，提高 HDL－C/TC 的比值，促进脂质代谢，长期服用有防止动脉粥样硬化的作用；有改善植物神经系统功能紊乱的作用；可改善性腺功能障碍，通过作用于下丘脑－垂体－性腺轴而改善性激素分泌，促进精子生成，提高精子活动率，增强性功能；促进肾脏对体内代谢产物尿素的排泄，保护肾排泄功能；对肝损伤有保护作用，它对正常的 ALT 活性无明显影响，但对四氯化碳、硫代乙酰胺及强的松龙所致的 ALT 活性升高有显著的降低作用；实验研究表明，它能增加小鼠体重，增强体力，延长游泳时间，使接受化学致癌物的动物脾脏淋巴小结发生中心活跃；可增强单核巨噬系统的吞噬活性，提高存活时间，提高腹水型宫颈癌 U14 细胞内的 cAMP，提高癌细胞增殖抑制率；能抑制氨基甲酸乙酯、亚硝胺的肿瘤诱发率；对于食道上皮细胞增生症，有阻断癌变作用，可预防食道癌发生，减低发病率；六味地黄丸中泽泻含锌量高，山茱萸含铬量高，对动脉粥样硬化和糖尿病有预防作用，故六味地黄丸对预防老化和早衰有一定作用；能使红细胞糖代谢恢复正常；具有抗化疗药物毒副作用，延长生存率，保护红细胞、白细胞、血小板功能，防止心、肝、肾功能的损害，保护 NK 细胞活性，增强 T、B 淋巴细胞转化功能。

　　功效与主治：滋阴补肾。用于肾阴不足亏损，表现为头晕耳鸣、耳鸣耳聋、腰膝酸软、骨蒸潮热、遗精盗汗、消渴、潮热、手足心热、小便淋沥等。

　　用法：口服。水蜜丸 1 次 6g，小蜜丸 1 次 9g，大蜜丸 1 次 1 丸，1 日 2 次。

　　药物来源：《中华人民共和国药典》。

　　不良反应：六味地黄丸误用后可出现胸膈痞闷、脘腹胀满、口黏乏味、食欲下降、大便溏泄等。

注意事项：①忌辛辣、油腻食物。②小儿、孕妇应在医生指导下服用。③服药期间出现食欲不振、胃脘不适、大便稀、腹痛等症状时应到医院就诊。④一般可长期服用，但遇急性病症如实热证、感冒等应停药。⑤服用本品 2 周后病情无好转、症状未改善应到医院诊治。

【中成药三】知柏地黄丸。

药物组成：知母 40g，黄柏 40g，熟地黄 160g，山茱萸（制）80g，牡丹皮 60g，山药 80g，茯苓 60g，泽泻 60g。

剂型与规格：大蜜丸，每丸 9g。水蜜丸，每袋装 6g。小蜜丸，每袋装 9g。

药理研究：具有抗菌，抗炎，镇静，降血糖，降血压等作用。

功效与主治：滋阴清热。用于阴虚火旺，表现为潮热虚烦、骨蒸盗汗、口干咽燥、耳鸣、遗精、小便短赤、或口舌生疮、咽喉干痛等。

用法用量：口服。水蜜丸 1 次 6g，小蜜丸 1 次 9g，大蜜丸 1 次 1 丸；1 日 2 次。

药物来源：《中华人民共和国药典》。

注意事项：①因为阴虚是本，火旺是标。因此，降火药只能暂用，虚热症状消失后应改用六味地黄丸。②虚寒性病证患者忌用，其表现为怕冷、手足凉、喜热饮。③孕妇忌服。④不宜和感冒类药同时服用。⑤本品宜空腹或饭前服用开水或淡盐水送服。⑥服药一周症状无改善，应去医院就诊。⑦忌辛辣、油腻食物。

【中成药四】百合固金丸。

药物组成：百合 100g，地黄 200g，熟地黄 300g，麦冬 150g，玄参 80g，川贝母 100g，当归 100g，白芍 100g，桔梗 80g，甘草 100g。

剂型与规格：大蜜丸，每丸9g。水蜜丸，每袋装9g。

功效与主治：养阴润肺，化痰止咳。用于肺肾阴虚，表现为咽喉干燥，燋热微痛，痒咳少痰，常有"清嗓"习惯，声音嘶哑，午后加重，或咯痰带血，手足心热，咽干喉痛，舌红少苔等。

用法用量：口服。水蜜丸1次6g，大蜜丸1次1丸，1日2次。

药物来源：《中华人民共和国药典》。

其他剂型：百合固金口服液。每支20ml。口服，1次1支，1日3次。小儿酌减。疗程2周。

注意事项：①饮食宜清淡，忌腥冷、油腻、辛辣食物，忌烟酒。②风寒咳嗽者忌服（表现为咳嗽声重，鼻塞流清涕）。③脾胃虚弱，食少腹胀，大便稀溏者忌服。④痰湿壅盛患者忌服（表现为痰多黏稠或稠厚成块）。⑤小儿、孕妇、年老体虚者须在医生指导下服用。⑥支气管扩张、肺脓肿、肺结核、肺心病及糖尿病的患者慎用，应在医生指导下服用。⑦服用3天后病情无好转、症状无改善，应去医院诊治。

【中成药五】杞菊地黄丸。

药物组成：枸杞子40g，菊花40g，熟地黄160g，山茱萸（制）80g，牡丹皮60g，山药80g，茯苓60g，泽泻60g。

剂型与规格：大蜜丸，每丸9g。水蜜丸，每袋装6g。

药理研究：可增强免疫功能，抗衰老，改善肝脏脂肪代谢，促进肝细胞新生，预防脂肪肝发生，降低毛细血管通透性，抗炎，降低四氧嘧啶引起的高血糖，减少东莨菪碱对学习记忆功能的影响，抗肿瘤、降血脂。

功效与主治：滋肾养肝。用于肝肾阴亏，眩晕耳鸣、目涩畏光、视物昏花、迎风流泪，失眠，腰膝酸软，舌红少苔，脉细数。

用法用量：口服。大蜜丸 1 次 1 丸，1 日 2 次。水蜜丸 1 次 6g，1 次 8 丸，1 日 3 次。

药物来源：《中华人民共和国药典》。

其他剂型：①杞菊地黄丸（小蜜丸）。口服，1 次 9g，1 日 2 次。②杞菊地黄丸（浓缩丸）。每 8 丸相当于原生药 3g。口服，1 次 8 丸，1 日 3 次。③杞菊地黄口服液。口服，1 次 1 支，1 日 2 次，糖尿病患者忌服。④杞菊地黄片。口服，1 次 3~4 片，1 日 3 次。⑤杞菊地黄胶囊。每粒装 0.3g。口服，1 次 5~6 粒，1 日 3 次。

不良反应：服用本品个别病人偶见过敏反应，如四肢及全身出现疱疹、瘙痒或轻度蚁走感，或伴有轻度发热等，停药并用抗过敏药物治疗后，症状可完全消失。

注意事项：①用药期间忌辛辣、油腻、生冷食物。②脾胃虚寒，大便稀溏者慎用。③用药 2 周病情无好转、症状未改善者建议到医院诊治。

2. 脾胃虚弱，咽喉失养

【临床表现】咽喉梗梗不利或痰黏着感，咽燥微痛，口干而不欲饮或喜热饮，易恶心，或时有呃逆反酸，若受凉、疲倦、多言则症状加重。平素倦怠乏力，少气懒言，胃纳欠佳，或腹胀，大便不调，舌质淡红边有齿印，苔薄白，脉细弱。检查见咽黏膜淡红或微肿，喉底颗粒较多，可呈扁平或融合，或有少许分泌物附着。

【治法】益气健脾，升清利咽。

【中成药】补中益气丸。

药物组成：炙黄芪 200g，党参 60g，炙甘草 100g，白术（炒）60g，当归 60g，升麻 60g，柴胡 60g，陈皮 60g。

剂型与规格：大蜜丸，每丸 6g。

功效与主治：补中益气，升阳举陷。用于脾胃虚弱，中气不足，表现为久病鼻涕清稀；或耳鼻牙龈出血，血液渗渗而出，色淡红；或咽部微痛、咽黏膜淡红或微肿；或声嘶日久，语音低沉、不能持久，劳动后加重，咳嗽声低。伴有神疲倦怠、面白少华、少气懒言、自汗畏风、食少腹胀、大便溏稀；或气虚下陷病证，如久痢、久泻、脱肛、内脏下垂。

用法用量：口服。1 次 6 克，1 日 2～3 次。宜空腹或饭前服为佳，亦可在进食同时服。

药物来源：《中华人民共和国药典》。

注意事项：①恶寒发热表证者、暴饮暴食脘腹胀满实证者忌服。②不宜和感冒类药同时服用。③高血压患者慎服。④服本药时不宜同时服用藜芦或其制剂。⑤本品宜空腹或饭前服为佳，亦可在进食同时服。⑥按照用法用量服用，小儿应在医师指导下服用。⑦服药期间出现头痛、头晕、复视等症状，或皮疹、面红者，以及血压有上升趋势，应立即停药。⑧忌食生冷食物。

3. 脾肾阳虚，咽失温煦

【临床表现】咽部异物感，梗梗不利，痰涎稀白，面色苍白，形寒肢冷，腰膝冷痛，腹胀纳呆，下利清谷，舌质淡嫩，舌体胖，苔白，脉沉细弱。检查见咽部黏膜淡红。

【治法】补益脾肾，温阳利咽。

【中成药一】附子理中丸。

药物组成：附子（制）100g，党参 200g，白术（炒）150g，干姜 100g，甘草 100g。

剂型与规格：大蜜丸，每丸 9g。

功效与主治：温中祛寒、益气健脾。用于脾胃虚寒所致的脘腹冷痛、呕吐或便利清稀、四肢冷等。

用法用量：口服。水蜜丸 1 次 6，大蜜丸 1 次 1 丸，1 日 2～3 次。7 岁以上儿童服成人的 1/2 量；3～7 岁儿童服成人的 1/3 量。

药物来源:《中华人民共和国药典》。

不良反应:个别患者服药后出现过敏反应,此外,本品偶可引起心律失常,面部浮肿及舌头卷缩,失去味觉等症状。

注意事项:①忌生冷、油腻食物。②孕妇忌服。温热燥气之失血者忌服。③阴虚阳盛,热证疼痛者忌服。④偶有舌头失灵、甲状腺微肿、呼吸紧迫感等,服生黄豆浆可解毒。⑤泄泻兼有大便不畅、肛门灼热的急性肠胃炎患者忌服。⑥小儿、高血压、心脏病、肾病、咳喘、浮肿患者或正在接受其他药物治疗者慎用,应在医生指导下服用。⑦本药中有附子,服药后如有血压增高、头痛、心悸等症状,应立即停药并到医院诊治。⑧慢性肠胃炎、泄泻患者服药 3 天后病情无好转、症状未改善应去医院就诊。

【中成药二】桂附地黄丸。

药物组成:肉桂 20g,附子(制)20g,熟地黄 160g,山茱萸(制)80g,牡丹皮 60g,山药 80g,茯苓 60g,泽泻 60g。

剂型与规格:大蜜丸,每丸 9g。水蜜丸,每袋装 6g。小蜜丸,每袋装 9g。

药理研究:本品可增强体力,延长小鼠游泳时间,改善动物神经系统及性腺功能障碍,并使红细胞糖代谢恢复正常,对大鼠肾动脉狭窄性高血压有明显的降压及改善肾功能作用。

功效与主治:温补肾阳。用于肾阳不足,表现为青盲、夜盲、腰膝酸冷、下肢冷感、少腹拘急、水肿、小便不利或尿频、遗尿、阳痿、消渴等。

用法用量:口服。水蜜丸 1 次 6g,小蜜丸 1 次 9g,大蜜丸 1 次 1 丸,1 日 2 次。

药物来源:《中华人民共和国药典》。

不良反应:有报道内服桂附地黄丸曾引起过敏反应。

注意事项：①阴虚有火、阳亢者忌服。②孕妇忌服。③本品不宜和外感药同时服用。④不宜同时服用赤石脂或其制剂。⑤本药中有肉桂属温热药，不适用于具有口干舌燥，烦躁气急，便干尿黄症状的糖尿病，慢性肾炎，高血压，心脏病的患者。⑥小儿、年老体虚者应在医生指导下服用。⑦本药以饭前服或进食同时服为佳。⑧服药2周后病情无好转、症状无改善，或出现食欲不振，头痛，胃脘不适等症状时应到医院诊治。

4. 痰凝血瘀，结聚咽喉

【临床表现】咽部异物感、痰黏着感、焮热感，或咽微痛，痰黏难咯，咽干不欲饮，易恶心呕吐，胸闷不适。舌质暗红，或有瘀斑瘀点，苔白或微黄，脉弦滑。检查见咽黏膜暗红，喉底颗粒增多或融合成片，咽侧索肥厚。

【治法】祛痰化瘀，散结利咽。

【中成药一】四物合剂。

药物组成：当归250g，川芎250g，白芍250g，熟地黄250g。

剂型与规格：合剂，每支装10ml或每瓶装100ml。

功效与主治：养血活血化瘀。用于血瘀咽喉所致的咽干涩不利，或刺痛胀痛，舌质暗有瘀点，苔白腻，脉细涩。

用法用量：口服。1次10～15ml，1日3次。

药物来源：《中华人民共和国药典》。

注意事项：①忌生冷、油腻食物。②按照用法用量服用，如服药期间出现口干、便干、舌红、苔黄等症状应到医院诊治。③孕妇忌用。④外感风寒、风热，湿热内盛者不宜服用。⑤身体壮实不虚者忌服。⑥服本药时不宜同服感冒类药，藜芦、赤石脂或其制剂。⑦本药以饭前服或进食同时服为佳。

【中成药二】二陈丸。

药物组成：陈皮、半夏（姜制）、甘草（蜜炙）、生姜、茯苓。

剂型与规格：水丸，每袋装9g。

功效与主治：燥湿化痰，理气和胃。用于痰湿停滞导致的咳嗽痰多，胸脘胀闷，恶心呕吐。

用法用量：口服。1次9～15g，1日2次。

药物来源：《中华人民共和国药典》。

注意事项：①服药期间饮食宜清淡，忌食辛辣、油腻食物，以免助火生痰。②本药偏燥，为治湿痰而设，凡肺阴虚所致之燥痰、血痰等忌用。③本药内含半夏，孕妇慎用，半夏反乌头，忌与含乌头的药物同用。④肺心病、肺脓疡、支气管扩张、肺结核患者应在医生指导下服用。⑤服用本品期间，如果患者出现高热、体温超过38℃，或出现喘促气急，或是咳嗽加重，痰量明显增多，或是痰中出现脓血等，应到医院诊治。⑥服用本品1周后如症状无改善，应停药并到医院诊治。

【中成药三】血府逐瘀胶囊。

药物组成：当归、生地黄、桃红、红花、枳壳、赤芍、柴胡、川芎、桔梗、甘草、牛膝。

剂型与规格：胶囊剂，每粒装0.4g。

功效与主治：活血化瘀、理气止痛。用于气滞血瘀咽喉所致的咽干涩不利，或刺痛胀痛，舌质暗有瘀点，苔白腻，脉细涩。

用法用量：口服。1次4粒，1日2次，温开水或姜汤送下。

药物来源：《中华人民共和国药典》。

其他剂型：血府逐瘀丸。蜜丸（每丸9g），口服，1次1～2丸，1日2次，空腹用红糖水送服。

注意事项：①无瘀血证者忌用。②孕妇忌用。③服药期间忌食辛辣寒凉食物。

第三节　急性扁桃体炎

急性扁桃体炎（acute tonsillitis）为腭扁桃体的急性非特异性炎症，常伴有不同程度的咽黏膜和淋巴组织炎症，是一种很常见的咽部疾病。多发生于10～30岁的青少年，50岁以上少见，在春秋两季气温变化时最易发病。如及时治疗，预后良好；若治疗不当，或机体抵抗力过低，或细菌、病毒毒力过强，可引起扁桃体周围脓肿、急性卡他性中耳炎、急性鼻炎、急性淋巴结炎、咽旁脓肿、急性肺炎等局部并发症。甚至可致风湿热、心肌炎及急性肾炎等全身性并发症。本病属中医"急乳蛾"、"烂乳蛾"、"风热乳蛾"范畴。

中医治疗以祛邪为主。初期风邪外袭犯肺，肺经风热邪毒循经上犯咽喉，宜疏风清热，消肿利咽；外邪壅盛传里，肺胃受邪热盛，喉核化腐成脓，应泻热解毒，托脓消肿利咽。

1. 风热外袭，肺经有热

【临床表现】病初起咽喉干燥灼热，疼痛逐渐加剧，吞咽时更重。全身见头痛，发热，微恶风，咳嗽；舌质红，苔薄黄，脉浮数等。检查见喉核红肿，连及周围咽部，喉核表面有少量黄白色腐物。

【治法】疏风清热，利咽消肿。

【中成药一】银黄口服液。

药物组成：金银花提取物（以绿原酸计）12g，黄芩提取物（以黄芩苷计）24g。

剂型与规格：口服液，每支10ml。

功效与主治：清热，解毒，消炎。用于上呼吸道感染，急、慢性扁桃体炎，急、慢性咽喉炎。

用法用量：口服，1 次 10 ~ 20ml，1 日 3 次。小儿酌减。

药物来源：《中华人民共和国药典》。

其他剂型：银黄含化片。含化，1 次 1 ~ 2 片，1 日 6 ~ 8 次。

注意事项：①服药期间忌辛辣、鱼腥食物。②不宜同时服用温补性中成药。③咽喉肿痛初起，兼见恶寒发热等外感风邪的患者忌用。④脾气虚寒证见有大便溏者慎用。⑤扁桃体化脓及全身高热者须到医院诊治。⑥服药 3 天后如症状无改善，或出现其他症状，须停药并到医院诊治。

【中成药二】银蒲解毒片。

药物组成：金银花、紫花地丁、蒲公英、野菊花、夏枯草。

剂型与规格：片剂，每片 0.3g。

功效与主治：清热解毒。用于风热型急性咽炎，证见：咽痛、充血、咽干或具灼热感、舌苔薄黄等；风湿热型肾盂肾炎，证见：尿频短急、灼热疼痛、头身疼痛、小腹坠胀、肾区叩击痛等。

用法用量：口服。1 次 4 ~ 5 片，1 日 3 ~ 4 次。儿童酌减。

药物来源：《国家基本药物目录》。

注意事项：①服药期间忌辛辣、鱼腥食物。②小儿须在医生指导下服用。③孕妇慎用。④咽喉肿痛初起，兼见恶寒发热等外感风寒的患者忌用。⑤不宜同时服用温补性中成药。⑥服药 3 天后如症状无改善，或出现其他症状，须停药并到医院诊治。

【中成药三】板蓝根颗粒。

药物组成：板蓝根。

剂型与规格：颗粒剂，每袋装 5g 或 10g。

功效与主治：清热解毒。用于病毒性感冒，咽喉肿痛。

用法用量：口服。1次3~6g，1日3~4次。

药物来源：《国家基本药物目录》。

其他剂型：①板蓝根颗粒（含糖型冲剂）。开水冲服，1次5g~10g，1日3~4次。②板蓝根糖浆。口服，1次15ml，1日3次。小儿酌减。糖尿病患者忌服。

不良反应：可出现头晕。

注意事项：①服药期间饮食宜清淡，忌辛辣、生冷、油腻、荤腥食物，忌抽烟、喝酒。②不宜同时服用滋补性中成药。③本品不适用于风寒感冒的患者（风寒感冒表现：恶寒重、发热轻，无汗，鼻塞流清涕，口不渴，咳吐稀白痰）。④非实火热毒者忌服。⑤本品含有蔗糖，糖尿病患者忌服；必要时可服用无糖型冲剂或片剂、胶囊剂等。⑥孕妇、小儿、年老体虚者应在医生指导下服用。⑦高血压病、心脏病、肝病、肾病等慢性病严重者或正在接受其他治疗的患者慎用；可在医生指导下服用。⑧服药3天后病情无好转，症状无改善，或出现发热、咳嗽加重，并有其他症状如胸闷、心慌等时应去医院诊治。

【中成药四】羚翘解毒丸。

药物组成：羚羊角，金银花，连翘，薄荷，荆芥穗，淡豆豉，牛蒡子（炒），桔梗，淡竹叶，甘草。

剂型与规格：水丸，每袋装5g。大蜜丸，每丸9g。

功效与主治：疏风清热，解毒。用于风热感冒，主要表现为恶寒发热、头晕目眩、咳嗽、咽痛、舌苔薄黄，脉浮数等。

用法用量：口服。水丸，1次1袋，大蜜丸1次1丸，1日2~3次。

药物来源：《国家基本药物目录》。

不良反应：曾有报道口服羚翘解毒丸引起皮肤红肿、片状红斑等过敏反应。服用羚翘解毒丸过量，可出现头晕、恶心、四肢麻木、发烧、呼吸急促，血压下降等症状。

注意事项：①服药期间饮食宜清淡，忌辛辣、生冷、油腻食物，忌抽烟、喝酒。②不宜同时服用滋补性中成药。③本品不适用于风寒感冒的患者（风寒感冒表现：恶寒重，发热轻，无汗，鼻塞流清涕，口不渴，咳吐稀白痰）。④糖尿病患者忌服（本品含有蔗糖）。⑤孕妇、小儿、年老体虚者应在医生指导下服用。⑥高血压病、心脏病、肝病、肾病等慢性病严重者或正在接受其他治疗的患者慎用；可在医生指导下服用。⑦服药3天后病情无好转，症状无改善，或出现发热、咳嗽加重，并有其他症状如胸闷、心慌等时应去医院诊治。

2. 邪热传里，肺胃热盛

【临床表现】咽部疼痛剧烈，连及耳根，吞咽困难，痰涎较多。全身证见高热，口渴引饮，咳嗽痰黄稠，口臭，腹胀，便秘溲黄，舌质红，苔黄厚，脉洪大而数。检查见喉核红肿，有黄白色脓点，甚者喉核表面腐脓成片，并有咽峡红肿，颌下有瘰核。

【治法】泄热解毒，利咽消肿。

【中成药一】黄连上清丸。

药物组成：黄连10g，栀子（姜制）80g，连翘80g，蔓荆子（炒）80g，防风40g，荆芥穗80g，白芷80g，黄芩80g，菊花160g，薄荷40g，酒大黄320g，黄柏（酒炒）40g，桔梗80g，川芎40g，石膏40g，旋覆花20g，甘草40g。

剂型与规格：水丸，每袋装6g；水蜜丸，每40丸3g；大蜜丸，每丸6g。

药理研究：药理研究表明，黄连、黄芩、黄柏、栀子均有抗感染作用，对多种致病菌、皮肤真菌、病毒、原虫等均有抑制用，又都有不同程度的解热、镇静、降压作用；防风有抗炎、解热作用；白芷具有抗菌、抗病毒作用；薄荷可扩张皮肤血管；菊花有抗菌、解热作用；连翘有抗菌、抗病毒、解热、强心、抗内毒素、抗休克作用；石膏有解热、镇静作用；桔梗亦能解热，且可促进吞噬细胞功能；大黄除泻下作用外，还有抗感染作用。

功效与主治：清热通便，散风止痛。用于上焦风热，头昏脑涨，牙龈肿痛，口舌生疮，咽喉红肿，耳痛耳鸣，暴发火眼，大便燥结，小便黄赤。

用法用量：口服。水丸，1次3~6g。大蜜丸，1次1~2丸，1日2次，温开水送服。

药物来源：《中华人民共和国药典》。

不良反应：内服有致胃黏膜损害的可能。

注意事项：①忌辛辣刺激等食物。②对本品过敏者禁用，过敏体质者慎用。③孕妇忌服。④脾胃虚寒者禁用。⑤糖尿病、心脏病、肝病、肾病等慢性病严重者须在医生指导下服用。⑥小儿、年老体弱者、大便溏软者须在医生指导下服用。⑦服药3天后如症状未改善，或出现其他严重症状，需停药并到医院诊治。

【中成药二】牛黄上清丸。

药物组成：黄连24g，生石膏120g，黄芩75g，薄荷45g，莲子心60g，白芷24g，桔梗24g，菊花60g，川芎24g，赤芍24g，当归75g，黄柏15g，荆芥穗24g，栀子75g，大黄120g，甘草15g，连翘75g，朱砂18g，明雄黄18g，牛黄3g，冰片15g。

剂型与规格：大蜜丸，每丸6g。

药理研究：本品具有抗菌、抗炎、解热、降血压、镇静、镇痛等作用，对感染伤寒杆菌引起的发热有一定的解热作用。并能减轻巴豆油所致耳肿胀，降低腹腔毛细血管通透性，对醋酸引起的小鼠扭体反应和热板致痛反应有提高痛阈值作用。

功效与主治：清热泻火，散风止痛。用于内热火热所致的头痛眩晕，目赤耳鸣，咽喉肿痛，口舌生疮，牙龈肿痛，大便燥结。

用法用量：口服。1次1丸，1日1~3次，温开水送下。

药物来源：《国家基本药物目录》。

不良反应：内服有致胃黏膜损害的可能。

注意事项：①忌食辛辣食物。②对本品过敏者禁用，过敏体质者慎用。③孕妇忌用。④脾胃虚寒者（大便溏软）禁用。⑤小儿、年老体虚患者应在医生指导下服用。⑥服药期间不宜同时服用温补性中成药。⑦心律失常、心脏病、肝病、肾病等慢性病严重者或正在接受其他治疗的患者，应在医生指导下服用。⑧服药3天后如病情无好转，症状未改善，应到医院诊治。

【中成药三】喉痛灵片。

药物组成：水牛角浓缩粉、野菊花、荆芥穗、板蓝根。

剂型与规格：片剂，每片 g。

功效与主治：清热，解毒，消炎，利咽喉。用于咽喉炎，感冒发热，上呼吸道炎，疔疮等。

用法用量：口服。1次4~6片，1日3~4次。

药物来源：《中华人民共和国药典》。

注意事项：①服药期间忌辛辣、鱼腥食物，忌烟酒之物。②不宜同时服用温补性中成药。③小儿须在医生指导下服用。④属外感风寒之咽喉痛者禁用。⑤糖尿病患者慎用。⑥服药3天后如症状无改善，或出现高热等其他症状者，须停药并到医院诊治。

【中成药四】西瓜霜。

药物组成：西瓜皮、芒硝。

剂型与规格：散剂，每瓶装 1.5g。

功效与主治：清热泻火，消肿止痛。用于肺胃火热上蒸引起的咽喉红肿，喉痹疼痛，喉结红肿，咽痛乳蛾，口舌生疮，牙龈宣肿。

用法用量：外用。取少许药粉吹于口腔、咽喉患处。1 日 2 ~ 3 次。

药物来源：《中华人民共和国药典》。

不良反应：可出现恶心呕吐。

注意事项：①服药期间忌辛辣、鱼腥食物。②孕妇禁用。③脾气虚寒证见有大便溏者慎用。④在喷药时不要吸气，以免药粉进入呼吸道而引起呛咳。⑤服药 3 天后如症状无改善，或出现其他症状，须停药并到医院诊治。

【中成药五】六神丸。

药物组成：牛黄、珍珠（豆腐制）、麝香、冰片、蟾酥、雄黄（飞）。

剂型与规格：水丸，每瓶装 10 粒。

药理研究：具有强心、抗惊、镇静与增强免疫力等作用。

功效与主治：清凉解毒，消炎止痛。用于咽喉肿痛，喉风喉痈，单双乳蛾等。

用法用量：口服，1 日 3 次，温开水吞服，1 岁 1 次 1 粒，2 岁 1 次 2 粒，3 岁 1 次 3 ~ 4 粒，4 ~ 8 岁 1 次 5 ~ 6 粒，9 ~ 15 岁 1 次 8 ~ 9 粒，成年 1 次 10 粒。

药物来源：《中华人民共和国药典》。

不良反应：①过敏反应：主要表现为药疹，也有出现喉头水肿者，严重者会出现过敏性休克。②子宫收缩。③脱毛。

注意事项：①孕妇或哺乳期妇女忌服。②小儿慎用，新生儿禁用。③本药含有雄黄，为砷的化合物，不宜与助消化药多酶片及胃蛋白酶、抗贫血药富马铁片、解痉止痛药阿托品等联用，否则会促使雄黄氧化，增加毒性反应。④过敏体质者应慎用。⑤六神丸性香燥，易败胃，故宜饭后服用。凡脾胃不足、身体虚弱者应慎用或禁用。

第四节　慢性扁桃体炎

慢性扁桃体炎（chronic tonsillitis）多由急性扁桃体炎反复发作或因扁桃体隐窝引流不畅，窝内细菌、病毒滋生感染而演变为慢性炎症。儿童多表现为腭扁桃体的增生肥大，成人多表现为炎性改变，是临床常见疾病之一。慢性扁桃体炎在一定诱因及机体抵抗力低下时，易形成病灶，发生变态反应，产生各种并发症，如风湿性关节炎、风湿热、心脏病、肾炎、胆囊炎、病毒性甲状腺肿及多种邻近组织疾病等。本病属中医"乳蛾"的范畴。

中医认为本病病程迁延反复，多为虚实夹杂证。治以补益正气为主，活血祛痰排毒为辅，兼以外治法。小儿及年老体弱者用药应谨慎。

1. 肺肾阴虚，虚火上炎

【临床表现】咽部干燉，微痒微痛，哽哽不利，午后症状加重。全身可见午后颧红，手足心热，失眠多梦，或干咳痰少而黏，耳鸣眼花，腰膝酸软，大便干，舌质干红少苔，脉细数。检查见喉核肥大或干瘪，表面不平，色潮红，或有细白星点，喉核被挤压时，有黄白色腐物自隐窝口内溢出。

【治法】滋养肺肾，清利咽喉。

【中成药】参见"肺肾阴虚，虚火上炎"型慢性咽炎。

2. 脾胃虚弱，喉核失养

【临床表现】咽干痒不适，异物梗阻感，咳嗽痰白，胸脘痞闷，易恶心呕吐，口淡不渴，大便不实，舌质淡，苔白腻，脉缓弱。检查见喉核淡红或淡暗，肥大，溢脓白黏。

【治法】健脾和胃，祛湿利咽。

【中成药一】六君子丸。

药物组成：党参、白术（麸炒）、陈皮、半夏（制）、茯苓、甘草（蜜炙）。

剂型与规格：水丸，20 丸 1g。

功效与主治：补脾益气，燥湿化痰。用于脾胃虚弱，食量不多，消化不良，腹胀便溏。

用法用量：口服。1 次 9g，1 日 2 次，温开水送服。7 岁以下儿童服成人的 1/2 量。

药物来源：《国家医保药品目录》。

注意事项：①服药期间饮食宜清淡，忌生冷、油腻及煎炸等不易消化的食物，以免损伤脾胃。②孕妇忌服。③本品不适用于脾胃阴虚者，其临床表现为口干、舌少津、大便干。④服用本品 3 天后如症状无改善，或出现其他症状时，应立即停药，并到医院诊治。⑤小儿、年老体虚者须在医生指导下服用。

【中成药二】参苓白术散。

药物组成：莲子肉 500g，薏苡仁 500g，砂仁 500g，桔梗 500g，白扁豆 750g，白茯苓 1000g，人参 1000g，炙甘草 1000g，白术 1000g，山药 1000g。

剂型与规格：散剂，每袋装 6g。

功效与主治：健脾益气，渗湿止泻。用于脾胃虚弱，表现为食少便溏或泄、体倦乏力、胸脘闷胀、形体瘦弱、面色萎黄等。

用法用量：口服。1 次 6～9g，1 日 2～3 次。7 岁以上儿童服成人的 1/2 量；3～7 岁儿童服成人的 1/3 量。饭前服用或进食同时服用。

药物来源:《国家医保药品目录》。

其他剂型: 参苓白术胶囊。每粒装 0.5g,口服,1 次 3 粒,1 日 3 次。

注意事项: ①忌生冷食物。②妊娠期妇女忌服。泄泻伴有大便不通畅、肛门有下坠感者忌服。③不宜同时服用感冒类药、藜芦、五灵脂、皂荚或其制剂。不宜喝茶和吃萝卜以免影响药效。④高血压、心脏病、肾脏病、糖尿病患者慎用,应在医生指导下服用。⑤小儿、年老体虚者应在医生指导下服用。⑥服药 2 周后病情无好转应到医院诊治。

3. 痰瘀互结,凝聚喉核

【临床表现】咽干涩不利,或刺痛胀痛,痰黏难咯,迁延不愈。全身症状不明显。舌质暗有瘀点,苔白腻,脉细涩。检查见喉关暗红,喉核肥大质韧,表面凹凸不平。

【治法】活血化瘀,祛痰利咽。

【中成药】参见"痰凝血瘀,结聚咽喉"型慢性咽炎。

第五节 鼻 咽 炎

1. 风热侵袭颃颡

【临床表现】鼻咽部干燥不适,干咳少痰,鼻塞,涕黏白或黄稠。鼻咽黏膜红肿,表面附有分泌物。伴有发热头痛,周身不适,耳痛耳闷。舌边尖红,苔薄黄,脉浮数。

【治法】疏风清热,解毒利咽。

【中成药一】银翘解毒片。

药物组成: 金银花 200g,连翘 200g,薄荷 120g,荆芥 80g,淡豆豉 100g,牛蒡子(炒)120g,桔梗 120g,淡竹叶

80g，甘草 100g。

剂型与规格：片剂，每片 0.5g。

功效与主治：辛凉解表，清热解毒。用于风热感冒，表现为发热、无汗或有汗不畅、微恶风寒、咳嗽、头痛口干、咽喉疼痛。

用法用量：口服，1 次 4 片，1 日 2～3 次。

药物来源：《中华人民共和国药典》。

其他剂型：①银翘解毒颗粒（冲剂）。每袋装 15g（相当于原药材 15g），开水冲服，1 次 1 袋，1 日 3 次，重症者加服 1 次，糖尿病患者忌服。②银翘解毒合剂。口服，1 次 10ml，1 日 3 次，用时摇匀。③银翘解毒丸。每丸 3g，芦根汤或温开水送服，1 次 1 丸，1 日 2～3 次。④银翘解毒丸（浓缩丸）。10 丸 1.5g，口服，1 次 5 丸，1 日 3 次。

不良反应：动物实验发现其含有的荆芥成分可致动物肝损害，长期滥服可引起恶心、头晕、血压下降或升高、肝脏损害等过敏性不良反应。

【中成药二】银翘散。

药物组成：金银花、连翘、薄荷、荆芥、淡豆豉、牛蒡子、芦根、桔梗、淡竹叶、甘草。

剂型与规格：散剂，每袋装 6g。

功效与主治：辛凉透表，清热解毒。用于外感风热，发热头痛，口干咳嗽，咽喉疼痛，小便短赤。

用法用量：温开水吞服或开水泡服，1 次 1 包，1 日 2～3 次。

药物来源：《中华人民共和国药典》。

注意事项：上述各中成药须注意如下事项：①本品不适用于风寒感冒患者，其临床表现为恶寒重、发热轻、无汗，鼻塞流清涕，口不渴，咳吐稀白痰。②有高血压、心脏病、肝病、糖尿病、肾病等慢性病严重者、孕妇或正在接受其他治疗的患者，均应在医师指导下服用。③按照用法用量服用，小儿、年老体虚者应在医师指导下服用。④药品性状发生改变时禁止服用。⑤本品偶可引起过敏反应，对本品有过敏症状者禁用。（过敏反应表现：荨麻疹样皮疹、多形性红斑性药疹、药物性皮炎等）⑥服药期间饮食宜清淡，忌辛辣、生冷、油腻、荤腥食物；忌抽烟、喝酒。⑦不宜同时服用滋补性中成药。⑧脾胃虚寒者慎用，其临床表现为腹痛、喜暖、泄泻等。⑨服用本品 3 天后如症状无改善，或出现发热、咳嗽加重，或有其他症状如胸闷、心慌等应立即停药，并去医院诊治。

2. 肺胃热壅颃颡

【临床表现】鼻咽干痛灼热，咳嗽痰稠，不易咳出，鼻塞不通，流黄脓涕，张口呼吸。鼻咽黏膜弥漫性红肿，表面有脓性分泌物附着。伴发热头痛，呕吐腹泻，颈项强直。舌质红，苔黄，脉洪数。

【治法】清泄肺胃，解毒利咽。

【中成药一】利咽解毒颗粒。

药物组成：板蓝根、金银花、连翘、薄荷、牛蒡子（炒）、山楂（焦）、桔梗、大青叶、僵蚕、玄参、黄芩、地黄、天花粉、大黄、川贝母、麦冬。

剂型与规格：颗粒剂，每袋装 20g，（相当于原药材 19g）。

功效与主治：清肺利咽，解毒退热。用于咽喉肿痛、口舌生疮。

用法用量：开水冲服。1 次 1 袋，1 日 3～4 次。

药物来源：《中华人民共和国药典》。

其他剂型：利咽解毒颗粒（无糖型）。每袋装 6g（相当于原药材 19g），口服，1 次 1 袋，1 日 3～4 次。

注意事项：①服药期间忌辛辣、过咸食物；忌烟、酒。

②对本品过敏者禁用，过敏体质者慎用。③凡声嘶、咽痛初起，兼见恶寒发热、鼻流清涕等外感风寒者忌服。④本药性寒凉，故以饭后服用为佳。⑤本剂型含糖，糖尿病患者忌服。⑥儿童应在医生指导下服用。⑦服药 3 天后病情无好转、症状无改善，或出现发热渐高等其他症状者，建议到医院诊治。

【中成药二】牛黄上清丸。

药物组成：黄连 24g，生石膏 120g，黄芩 75g，薄荷 45g，莲子心 60g，白芷 24g，桔梗 24g，菊花 60g，川芎 24g，赤芍 24g，当归 75g，黄柏 15g，荆芥穗 24g，栀子 75g，大黄 120g，甘草 15g，连翘 75g，朱砂 18g，明雄黄 18g，牛黄 3g，冰片 15g。

剂型与规格：大蜜丸，每丸 6g。

药理研究：本品具有抗菌、抗炎、解热、降血压、镇静、镇痛等作用，对感染伤寒杆菌引起的发热有一定的解热作用。并能减轻巴豆油所致耳肿胀，降低腹腔毛细血管通透性，对醋酸引起的小鼠扭体反应和热板致痛反应有提高痛阈值作用。

功效与主治：清热泻火，散风止痛。用于内热火热所致的头痛眩晕，目赤耳鸣，咽喉肿痛，口舌生疮，牙龈肿痛，大便燥结。

用法用量：口服。1 次 1 丸，1 日 1~3 次，温开水送下。

药物来源：《中华人民共和国药典》。

不良反应：内服有致胃黏膜损害的可能。

注意事项：①忌食辛辣食物。②对本品过敏者禁用，过敏体质者慎用。③孕妇忌用。④脾胃虚寒者（大便溏软）禁用。⑤小儿、年老体虚患者应在医生指导下服用。⑥服药期间不宜同时服用温补性中成药。⑦心律失常、心脏病、肝病、肾病等慢性病严重者或正在接受其他治疗的患者，应在医生指导下服用。⑧服药 3 天后如病情无好转，症状未改善，应到医院诊治。

【中成药三】双黄连口服液。

药物组成：金银花 375g，黄芩 375g，连翘 750g。

剂型与规格：口服液，每支 10ml。

功效与主治：清热解毒，清宣透邪。用于风湿邪在肺卫或风热闭肺证，发热，微恶风寒或不恶寒，咳嗽气促，咯痰色黄，咽红肿痛。

用法用量：口服，1 次 2 支（20ml），1 日 3 次。小儿酌减，参考剂量为：7 岁以上儿童服 1/2 量，3~7 岁服 1/3 量。

药物来源：《中华人民共和国药典》。

其他剂型：①双黄连颗粒（冲剂）。每袋 5g，口服或开水冲服，1 次 1 袋，1 日 3 次，糖尿病患者忌服，儿童参考剂量：6 个月以下小儿，1 次 1.0~1.5g；6 个月至 1 岁，1 次 1.5~2.0g；1~3 岁，1 次 2.0~2.5g，3 岁以上儿童酌量；②双黄连片。每片 0.5g，口服，1 次 4 片，1 日 3 次；③双黄连咀嚼片。每片 1.0g，咀嚼或含化，1 次 3 片，1 日 3 次；④双黄连气雾剂。每支 6ml，振摇均匀后，口腔吸入，1 日 1~2 支，间隔 0.5 小时吸入 1 次，1 次吸入 10~15 喷，儿童 1 次吸入 5 喷；⑤双黄连胶囊。每粒 0.4g，口服，1 次 4 粒，1 日 3 次；⑥双黄连含片。每片 0.5g，含服，1 次 1 片，1 日 18 片。

注意事项：①服药期间饮食宜清淡，忌辛辣、生冷、油腻、荤腥食物；忌抽烟、喝酒。②不宜同时服用滋补性中成药。③本品不适用于风寒感冒的患者（风寒感冒表现：恶寒重、发热轻，无汗，鼻塞流清涕，口不渴，咳吐稀白痰）。④糖尿病患者忌服（本品含有蔗糖）。⑤孕妇、小儿、年老体虚者应在医生指导下服用。⑥高血压病、心脏病、肝病、肾病等慢性病严重者或正在接受其他治疗的患者慎用；可在医生指导下服用。⑦服药 3 天后病情无好转，症状无改善，或出现发热、咳嗽加重，并有其他症状如胸闷、心慌等时应去医院诊治。

【中成药四】六神丸。

药物组成：牛黄、珍珠（豆腐制）、麝香、冰片、蟾酥、雄黄（飞）。

剂型与规格：水丸，每瓶装10粒。

药理研究：具有强心、抗惊、镇静与增强免疫力等作用。

功效与主治：清凉解毒，消炎止痛。用于咽喉肿痛，喉风喉痈，单双乳蛾等。

用法用量：口服，1日3次，温开水吞服，1岁1次1粒，2岁1次2粒，3岁1次3~4粒，4~8岁1次5~6粒，9~15岁1次8~9粒，成年1次10粒。

药物来源：《中华人民共和国药典》。

不良反应：①过敏反应：主要表现为药疹，也有出现喉头水肿者，严重者会出现过敏性休克。②子宫收缩。③脱毛。

注意事项：①孕妇或哺乳期妇女忌服。②小儿慎用，新生儿禁用。③本药含有雄黄，为砷的化合物，不宜与助消化药多酶片及胃蛋白酶、抗贫血药富马铁片、解痉止痛药阿托品等联用，否则会促使雄黄氧化，增加毒性反应。

3. 肺肾阴虚

【临床表现】鼻咽干灼，隐隐作痛，咽痒干咳，午后加重，涕或痰中带血丝。鼻咽黏膜充血少津，薄亮如镜，或黏膜粗糙，有溃疡。伴心烦失眠，手足心热，腰膝酸软，头晕纳差。舌质红，少苔，脉细或细数。

【治法】滋养肺肾，降火利咽。

【中成药一】养阴清肺膏。

药物组成：地黄100g，麦冬60g，玄参80g，川贝母40g，白芍40g，牡丹皮40g，薄荷25g，甘草20g。

剂型与规格：膏剂，每瓶装 100ml。

药理研究：本品能改善感染白喉动物的神经系统症状，增进食欲，延长存活时间；对白喉毒素有解毒、"中和"效能；对白喉杆菌也有明显的抗菌作用。进一步实验发现，方中单味生药白芍、麦冬、玄参、贝母的"中和"作用最强。养阴清肺汤中生地、丹皮、白芍、甘草对白喉杆菌有很好的抑杀作用，其抑杀作用超过原方（其他4种药用量均比原方低）。本品尚有使血液中嗜酸性细胞减少的趋势，提示可能有促肾上腺皮质分泌的作用。

功效与主治：养阴润肺，清热利咽。用于肺阴不足，阴虚内热，表现为咽喉干燥疼痛，干咳、少痰或无痰。

用法用量：口服，1次10~20ml，1日2~3次。

药物来源：《中华人民共和国药典》。

其他剂型：①养阴清肺丸。1次1丸（9g），1日2次。②养阴清肺糖浆。1次10~20ml，1日2次。③养阴清肺口服液。1次10~20ml，1日2次。

注意事项：①忌烟、酒及食辛辣油腻食物。②孕妇、糖尿病患者慎用。③风寒咳嗽者忌服（表现为咳嗽声重，鼻塞流清涕）。④痰湿壅盛患者忌服（表现为痰多黏稠或稠厚成块）。⑤肺心病、肺脓疡、支气管扩张的患者慎用，应在医生指导下服用。⑥服用3天病情无好转、症状无改善，应到医院诊治。

【中成药二】知柏地黄丸（水蜜丸）。

药物组成：知母40g，黄柏40g，熟地黄160g，山茱萸（制）80g，牡丹皮60g，山药80g，茯苓60g，泽泻60g。

剂型与规格：大蜜丸，每丸9g。水蜜丸，每袋装6g。小蜜丸，每袋装9g。

药理研究：具有抗菌，抗炎，镇静，降血糖，降血压等作用。

功效与主治：滋阴清热。用于阴虚火旺，表现为潮热虚烦、骨蒸盗汗、口干咽燥、耳鸣、遗精、小便短赤，或口舌生疮、咽喉干痛等。

用法用量：口服。水蜜丸 1 次 6g，小蜜丸 1 次 9g，大蜜丸 1 次 1 丸；1 日 2 次。

药物来源：《中华人民共和国药典》。

注意事项：①因为阴虚是本，火旺是标。因此，降火药只能暂用，虚热症状消失后应改用六味地黄丸。②虚寒性病证患者忌用，其表现为怕冷，手足凉，喜热饮。③孕妇忌服。④不宜和感冒类药同时服用。⑤本品宜空腹或饭前服用开水或淡盐水送服。⑥服药一周症状无改善，应去医院就诊。⑦忌辛辣、油腻食物。

第六节 咽异感症

咽异感症（abnormal sensation of throat）常泛指除疼痛以外的各种咽部异常感觉。为临床常见病，成年女性患者居多。本病属中医"梅核气"范畴。

中医治疗在辨证用药基础上，以行气散结为主。还应注意对患者精神上安慰和耐心解释，平时注重精神调养。

1. 肝郁气滞

【临床表现】咽喉异物感，或如梅核，或如肿物，吞之不下，吐之不出，但不碍饮食。患者常见抑郁多疑，胸胁脘腹胀满，心烦郁怒，善太息，脉弦。

【治法】疏肝理气，散结解郁。

【中成药】越鞠丸。

药物组成：香附（醋制）、川芎、栀子（炒）、苍术

（炒）、六神曲（炒）。

剂型与规格：水丸，每袋装9g。

功效与主治：理气解郁，宽中除满。用于胸脘痞闷，腹中胀满，饮食停滞，嗳气吞酸。

用法用量：口服。1次6~9g，1日2次。

药物来源：《国家基本药物目录》。

注意事项：①服药期间忌气怒，宜进食易消化之食物。②虚证郁滞者，不宜单服本药。③孕妇慎用。④服药3天后如症状未改善或加重，应停药并到医院诊治。

2. 痰气互结

【临床表现】咽喉异物感，自觉喉间多痰，咳吐不爽，时轻时重，或见咳嗽痰白，肢倦纳呆，脘腹胀满，嗳气；舌淡，苔白腻，脉弦滑。

【治法】行气导滞，散结除痰。

【中成药一】逍遥丸。

药物组成：柴胡100g，当归100g，白芍100g，白术（炒）100g，茯苓100g，炙甘草80g，薄荷20g。

剂型与规格：大蜜丸，每丸9g。浓缩丸，每8丸相当于原药材3g。

功效与主治：疏肝健脾，养血调经。用于因肝气郁结，气机失调，发音受阻；或疲劳伤神，五志过急，神不守舍，所致的有语无音。

用法用量：口服。浓缩丸，1次8丸，1日3次。大蜜丸，1次1丸，1日2次，用温开水送服。

药物来源：《中华人民共和国药典》。

不良反应：偶有过敏反应。

注意事项：①服药期间忌寒凉、生冷食物。②对本品过敏者禁用，过敏体质者慎用。③服药期间注意调节情志，不宜生气着急。④不宜与感冒类药同时服用。⑤孕妇须在医生指导下服用。⑥月经过多者不宜服用。⑦平素月经正常，突然出现月经到期不来，或少量出血淋漓不净，须到医院诊治。⑧服药2周后症状无改善，须到医院诊治。⑨长期服用或在服药过程中出现不良反应者，须咨询医生或药师。

【中成药二】金嗓散结丸。

药物组成：桃仁、红花、浙贝母、鸡内金、金银花、蒲公英、麦冬、木蝴蝶等。

剂型与规格：浓缩丸，每瓶装36g。

功效与主治：清热解毒，活血化瘀，利湿化痰。用于热毒蕴结，气滞血瘀所致的咽喉异物感，吞之不下，吐之不出，不碍饮食者。

用法用量：口服。1日2次，1次60～120粒。

药物来源：《中华人民共和国药典》。

注意事项：①忌辛辣食物。②孕妇慎用。

第七节 鼻 咽 癌

一、放疗、化疗前

1. 气血凝结

【临床表现】鼻涕带血，耳内胀闷或耳鸣耳聋，鼻塞，头痛，或胸胁胀痛，舌质暗红或有瘀斑瘀点，舌苔白或黄，脉弦细或涩缓。检查见鼻咽肿块暗红，或有血脉缠绕，触之易出血，颈部或有硬实肿块。多见于早期患者及放疗前阶段。

【治法】行气活血，软坚散结。

【中成药一】丹栀逍遥丸。

药物组成：牡丹皮、薄荷、柴胡（酒制）、白芍（酒炒）、白术（土炒）、栀子（炒焦）、当归、茯苓、甘草（蜜炙）。

剂型与规格：水丸，每袋装18g。

功效与主治：疏肝解郁，益气健脾，养血清热。用于放疗前及放化疗中的减毒增敏之用，以及拒绝放、化疗的Ⅰ、Ⅱ期鼻咽癌患者因肝郁化火出现胸胁胀痛，烦闷急躁，颊赤口干，食欲不振或有潮热者。

用法用量：口服。1次6~9g，1日2次。

药物来源：《国家医保药品目录》。

注意事项：①本方宜用于肝脾不和、肝郁化热，故凡虚寒者忌服。②服药期间少吃生冷及油腻难消化的食物。③保持情绪乐观，切忌生气恼怒。④孕妇慎用。⑤服药1周后如症状未见好转，且胸胁胀痛严重，须停药并到医院诊治。⑥本药不可长期服用。

【中成药二】平消胶囊。

药物组成：郁金、仙鹤草、五灵脂、白矾、硝石、干漆（制）、枳壳（麸炒）、马钱子粉。

剂型与规格：胶囊剂，每粒装0.23g。

药理研究：药理研究表明，平消胶囊明显具有以下作用：①抗肿瘤作用：平消胶囊可抑制荷瘤小鼠的肿瘤生长和浸润，延长小鼠的生存期，并与环磷酰胺发挥一定协同抗癌作用。②扶正和解毒作用平消胶囊可明显增强荷瘤小鼠耐高温、耐寒、耐缺氧能力，增强荷瘤小鼠的细胞免疫和体液免疫水平，增强肿瘤坏死因子的活性，并可对抗放化疗引起的骨髓抑制、粒细胞减少及肝脏损伤。③活血化瘀作用：平消胶囊可降低高黏大鼠血液黏度和血浆黏度，改善大鼠肠系膜微循环。④镇痛抗炎作用：平消胶囊可抑制热刺激和化学刺激引起的疼痛反应，减轻二甲苯引起的小鼠耳郭肿胀，减轻卵蛋白引起的大鼠后足趾肿胀。

功效与主治：活血化瘀，止痛散结，清热解毒，扶正祛邪。能抑制肿瘤生长、缩小瘤体、缓解症状、提高免疫力、延长患者的生命。

用法用量：口服。1 次 4～8g，1 日 3 次，60 天为一疗程。

药物来源：《国家医保药品目录》。

注意事项：本药应在医生指导下服用。

2. 痰浊结聚

【临床表现】鼻塞涕血，头痛头重，耳内胀闷，或痰多胸闷，体倦嗜睡，恶心纳呆，舌质淡红，舌体胖或有齿印，舌苔白或黄腻，脉弦滑。检查见鼻咽肿块色淡红或有分泌物附着，颈部多有较大肿块。

【治法】清化痰浊，行气散结

【中成药】清气化痰丸。

药物组成：瓜蒌仁（去油）、陈皮（去白）、黄芩（酒炒）、杏仁（去皮尖）、枳实（麸炒）、茯苓各 30g，胆南星、制半夏各 45g。

剂型与规格：丸剂，每丸 3g。

药理研究：主要有镇咳、祛痰、平喘、抑菌、免疫调节等作用。

功效与主治：清热化痰，散结开音。用于痰热咳嗽，咳嗽气喘，咯痰黄稠，声出不扬或声音嘶哑，胸膈痞闷，甚则气急呕恶，烦躁不宁，舌质红，苔黄腻，脉滑数。

用法用量：口服。1 次 6～9g，1 日 2 次，温开水送服，小儿酌减。亦可作汤剂，加生姜水煎服（用量按原方比例酌减）。

药物来源：《国家医保药品目录》。

注意事项：本药应在医生指导下服用。

3. 火毒困结

【临床表现】痰涕带血较多，污秽腥臭，耳鸣耳聋，头痛剧烈，或视蒙复视，咳嗽痰稠，心烦失眠，口干口苦，小便短赤，大便秘结，舌质红，脉弦滑数。鼻咽肿块溃烂，或呈菜花状，颈部或有硬实肿块。多见于中期或放疗阶段。

【治法】泻火解毒，化痰散结。

【中成药一】鼻咽清毒颗粒。

药物组成：野菊花、苍耳子、重楼、蛇泡勒、两面针、夏枯草、龙胆草、党参等。

剂型与规格：颗粒剂，每袋装10g。

功效与主治：清热解毒，化痰散结。用于热毒蕴结鼻咽，鼻咽肿痛，以及鼻咽部慢性炎症，鼻咽癌放射治疗后分泌物增多等症。

用法用量：口服。1次20g，1日2次，30日为1疗程。

药物来源：《中华人民共和国药典》。

注意事项：本药应在医生指导下服用。

【中成药二】柴胡疏肝丸。

药物组成：茯苓、枳壳（炒）、豆蔻、白芍（酒炒）、甘草、香附（醋制）、陈皮、桔梗、厚朴（姜制）、山楂（炒）、防风、薄荷、紫苏梗、木香、槟榔（炒）、三棱（醋制）、大黄（酒炒）、青皮（炒）、当归、姜半夏、乌药、莪术（制）、神曲（炒）、黄芩、柴胡。

剂型与规格：大蜜丸，每丸9g。

药理研究：①柴胡及香附的提取物能提高小鼠疼痛阈值，具有明显镇痛作用。②柴胡、陈皮、香附、甘草均有抗炎作用，柴胡、陈皮及其所含成分对多种原因引起的血管通透性增加有抑制作用，柴胡还有抗肉芽肿的作用。香附、甘草及其所含成分能抑制角叉菜胶等致炎物质所致的大鼠足趾肿。③枳壳、陈皮、白芍、甘草对胃肠平滑肌均有抑制作用，能解除平滑肌痉挛。④柴胡、甘草对四氯化碳等所致的实验性肝损伤有明显的保护作用，可使肝细胞的变化和坏死明显减轻，陈皮、柴胡尚有利胆作用，可增加胆汁排出量及胆汁内固体物质的排泄量。⑤柴胡疏肝散对家兔脑、肝阻抗血流图和心阻抗微分图的影响实验表明，柴胡疏肝散可使脑血管充盈度增加，搏动性血液供应增加，有利于改善脑循环，增加肝动脉血流量，改善肝脏血液循环，改善心肌收缩力，增加心搏出量。

功效与主治：疏肝理气，消胀止痛。用于因肝气郁积所致的失音，兼有气郁不舒，脘胁胀闷、不思饮食、呕吐酸水者。

用法用量：口服。1次1丸，1日2~3次，空腹温开水送服。

药物来源：《国家医保药品目录》。

注意事项：①孕妇及月经量多者忌服。②身体虚弱者不宜服用。③出现阴虚证者（表现为舌红少苔、口燥咽干、心烦失眠）应停药。④小儿、年老体虚者应在医生指导下服用。⑤胸胁胀痛严重者应到医院诊治。⑥服药3天后如病情无好转、症状未改善，应到医院诊治。⑦本药不可长期服用。

二、放疗、化疗后

1. 肺胃阴虚

【临床表现】口干咽燥，口渴喜饮，或口唇燥裂，鼻干少津，或口烂疼痛，干呕或呃逆，干咳少痰，胃纳欠佳，大便秘结，小便短少，舌红而干，少苔或无苔，脉细数等。鼻、鼻咽及口咽黏膜充血、干燥，或有干痂、脓痰附着。多见于放疗后的恢复阶段。

【治法】清肺养胃，润燥生津。

【中成药一】养阴清肺膏。

药物组成：地黄 100g，麦冬 60g，玄参 80g，川贝母 40g，白芍 40g，牡丹皮 40g，薄荷 25g，甘草 20g。

剂型与规格：膏剂，每瓶装 100ml。

药理研究：本品能改善感染白喉动物的神经系统症状，增进食欲，延长存活时间；对白喉毒素有解毒、"中和"效能；对白喉杆菌也有明显的抗菌作用。进一步实验发现，方中单味生药白芍、麦冬、玄参、贝母的"中和"作用最强。养阴清肺汤中生地、丹皮、白芍、甘草对白喉杆菌有很好的抑杀作用，其抑杀作用超过原方（其他 4 种药用量均比原方低）。本品尚有使血液中嗜酸性细胞减少的趋势，提示可能有促肾上腺皮质分泌的作用。

功效与主治：养阴润肺，清热利咽。用于肺阴不足，阴虚内热，表现为咽喉干燥疼痛，干咳、少痰或无痰。

用法用量：口服。1 次 10~20ml，1 日 2~3 次。

药物来源：《中华人民共和国药典》。

其他剂型：①养阴清肺丸。1 次 1 丸（9g），1 日 2 次。②养阴清肺糖浆。1 次 10~20ml，1 日 2 次。③养阴清肺口服液。1 次 10~20ml，1 日 2 次。

注意事项：①忌烟、酒及食辛辣油腻食物。②孕妇、糖尿病患者慎用。③风寒咳嗽者忌服（表现为咳嗽声重，鼻塞流清涕）。④痰湿壅盛患者忌服（表现为痰多黏稠或稠厚成块）。⑤肺心病、肺脓疡、支气管扩张的患者慎用，应在医生指导下服用。⑥服用 3 天病情无好转、症状无改善，应到医院诊治。

【中成药二】贞芪扶正胶囊。

药物组成：黄芪、女贞子等。

剂型与规格：胶囊剂，每瓶装 60 粒，每 6 粒相当于原生药 12.5g。

功效与主治：补气养阴。用于放疗后气阴不足者。

用法用量：口服。1次6粒，1日2次。

药物来源：《国家医保药品目录》。

注意事项：①忌烟、酒及食辛辣油腻食物。②须在医生指导下服用。

2. 气血亏损

【临床表现】头晕目眩，面色苍白或萎黄，咽干、鼻干少津，或涕中带血丝，气短乏力，四肢麻木，心悸怔忡，失眠多梦，甚则头发脱落，爪甲无华，口气微腥臭，舌质淡或淡暗，少津，脉细无力。口咽及鼻咽黏膜淡红而干，或有少许痂块附着。

【治法】健脾养心，益气补血正。

【中成药一】归脾丸。

药物组成：党参80g，白术（炒）160g，炙黄芪80g，炙甘草40g，茯苓160g，远志（制）160g，酸枣仁（炒）80g，龙眼肉160g，当归160g，木香40g，大枣（去核）40g。

剂型与规格：水蜜丸，每袋装6g。小蜜丸，每袋装9g。大蜜丸，每丸9g。

功效与主治：养血安神、益气健脾。用于心脾两虚，气短心悸，食欲不振，肢倦乏力，失眠多梦，头昏头晕，崩漏便血。还可治眩晕健忘，怔忡易惊，面色萎黄等属于营血不足引起之证，以及脾虚不能统血而引起的各种出血证。

用法用量：温开水或生姜汤送服，水蜜丸1次6g，小蜜丸1次9g，大蜜丸1次1丸。1日3次。宜饭前服。

药物来源：《国家基本药物目录》。

注意事项：①服药期间忌油腻食物。②忌过劳及思虑过度。③有痰湿、瘀血、外邪者，不宜服用本品。④外感风寒、风热，实热内盛者不宜服用。⑤高血压、糖尿病、小儿、孕妇须在医生指导下服用。⑥服用本品2周后如症状未明显改善，或症状加重者，应立即停药并到医院诊治。

【中成药二】十全大补丸（水蜜丸）。

药物组成：党参80g，白术（炒）80g，茯苓80g，炙甘草40g，当归120g，川芎40g，白芍（酒炒）80g，熟地黄120g，炙黄芪80g，肉桂20g。

剂型与规格：水蜜丸，每袋装6g。大蜜丸，每丸9g。

功效与主治：温补气血。用于气血两虚，表现为面色苍白、精神倦怠、四肢乏力、气短心悸、头晕自汗、四肢不温、月经不调、溃疡不敛、脓液清稀等。

用法用量：口服。水蜜丸1次6g，大蜜丸1次1丸，1日2~3次。

药物来源：《中华人民共和国药典》。

注意事项：①孕妇忌用。②外感风寒、风热，实热内盛者不宜服用。③本品中有肉桂，属温热药，因此有实热者忌用。④忌生冷、油腻食物。⑤身体壮实不虚者忌服。⑥服本药时不宜同服感冒类药、藜芦、赤石脂或其制剂。⑦本药以饭前服或进食同时服为佳。⑧小儿应在医生指导下服用。⑨如服药期间出现口干、便干、舌红、苔黄等症状应到医院诊治。

【中成药三】螺旋藻胶囊。

药物组成：螺旋藻。

剂型与规格：胶囊剂，每粒装0.35g。

功效与主治：益气养血，化痰降浊。用于气血亏虚、痰浊内蕴、面色萎黄、头昏头晕、四肢倦怠、食欲不振；病后体虚、贫血、营养不良等。

用法用量：口服。1次2~4粒，1日3次，4周为一疗程。

药物来源：《中华人民共和国药典》。

3. 脾胃失调

【临床表现】形体消瘦，胃纳欠佳，厌食，恶心呕吐，或呕吐酸水，呃逆心烦，腹胀腹痛，胸脘痞满，大便溏，舌质淡，苔白厚，脉细弱。口咽或鼻咽黏膜淡红、微干，鼻咽部或见脓涕痂块附着。

【治法】健脾益气，和胃止呕。

【中成药】香砂六君子丸。

药物组成：木香、砂仁、陈皮、制半夏、党参、白术、茯苓、炙甘草。

剂型与规格：浓缩丸，每瓶装100粒。

功效与主治：健脾益气，和胃止呕。用于胃脘胀痛、食少倦怠、或恶心呕吐等证。

用法用量：口服。1次6~9g，1日2次。

药物来源：《国家医保药品目录》。

注意事项：①服药期间饮食宜清淡，忌辛辣、生冷、油腻、荤腥食物；忌抽烟、喝酒。②小儿患者、孕妇、年老体虚者须在医生指导下服用。③服用本品3天后如症状无改善，应立即停药，并去医院诊治。

4. 肾精亏损

【临床表现】形体消瘦，眩晕耳鸣，听力下降，精神萎靡，口舌干燥，咽干欲饮，腰痠膝软，遗精滑泄，五心烦热或午后潮热，舌红少苔或无苔，脉细弱或细数。咽黏膜潮红干燥，鼻咽可有血痂或脓痂附着。

【治法】补肾固本，滋阴降火。

【中成药】六味地黄丸。

药物组成：熟地黄160g，山茱萸（制）80g，牡丹皮60g，山药80g，茯苓60g，泽泻60g。

剂型与规格：大蜜丸，每丸9g。水蜜丸，每袋装6g。小蜜丸，每袋装9g。

药理研究：六味地黄丸具有显著的抗疲劳、抗低温、耐缺氧作用，与人参相似；能激活细胞免疫及抗体生成反应，提高细胞免疫功能，促进扁桃体细胞诱生干扰素，提高血清干扰素水平；能扩张血管，对动脉狭窄性高血压有明显的降压和改善肾功能作用；能减少心肌胶原的沉着，防治高血压心血管损害；能改善血液流变性，降低全血黏度、血浆黏度、纤维蛋白原，抑制梗死心脏中氧自由基的生成，缩小梗死面积，防治冠心病、心肌梗死；可明显降低胆固醇、甘油三酯和磷脂，增加高密度脂蛋白，提高 HDL – C/TC 的比值，促进脂质代谢，长期服用有防止动脉粥样硬化的作用；有改善植物神经系统功能紊乱的作用；可改善性腺功能障碍，通过作用于下丘脑 – 垂体 – 性腺轴而改善性激素分泌，促进精子生成，提高精子活动率，增强性功能；促进肾脏对体内代谢产物尿素的排泄，保护肾排泄功能；对肝损伤有保护作用，它对正常的 ALT 活性无明显影响，但对四氯化碳、硫代乙酰胺及强的松龙所致的 ALT 活性升高有显著的降低作用；实验研究表明，它能增加小鼠体重，增强体力，延长游泳时间，使接受化学致癌物的动物脾脏淋巴小结发生中心活跃；可增强单核巨噬系统的吞噬活性，提高存活时间，提高腹水型宫颈癌 U14 细胞内的 cAMP，提高癌细胞增殖抑制率；能抑制氨基甲酸乙酯、亚硝胺的肿瘤诱发率；对于食道上皮细胞增生证，有阻断癌变作用，可预防食道癌发生，减低发病率；六味地黄丸中泽泻含锌量高，山茱萸含铬量高，对动脉粥样硬化和糖尿病有预防作用，故六味地黄丸对预防老化和早衰有一定作用；能使红细胞糖代谢恢复正常；具有抗化疗药物毒副作用，延长生存率，保护红细胞、白细胞、血小板功能，防止心、肝、肾功能的损害，保护 NK 细胞活性，增强 T、B 淋巴细胞转化功能。

功效与主治：滋阴补肾。用于肾阴不足亏损，表现为头晕耳鸣、耳鸣耳聋、腰膝酸软、骨蒸潮热、遗精盗汗、消渴、潮热、手足心热、小便淋沥等。

用法用量：口服。水蜜丸1次6g，小蜜丸1次9g，大蜜丸1次1丸，1日2次。

药物来源：《中华人民共和国药典》。

不良反应：六味地黄丸误用后可出现胸膈痞闷、脘腹胀满、口黏乏味、食欲下降、大便溏泄等。

注意事项：①忌辛辣、油腻食物。②小儿、孕妇应在医生指导下服用。③服药期间出现食欲不振、胃脘不适、大便稀、腹痛等症状时应到医院就诊。④一般可长期服用，但遇急性病症如实热证、感冒等应停药。⑤服用本品2周后病情无好转、症状未改善应到医院诊治。

第四章　喉科疾病

第一节　急性会厌炎

急性会厌炎（acute epiglottitis，AE）是一种以声门上区会厌为主的急性感染性炎症。本病可发于儿童及成人，全年均可发病，多为细菌、病毒混合感染。起病急，病情发展迅速，因发于声门上气道，故易突发喉梗阻而致窒息死亡，属耳鼻喉科急症。可归为中医"急喉风"范畴。

中医治疗重在祛邪。初期邪在肺卫，以疏解为主，采取疏风散寒或疏风清热之治法为要；邪热传里，肺胃热盛，须泻热解毒，注意通大便。内服药物与局部治疗相结合，有助于提高疗效。

1. 外邪侵袭

【临床表现】见于病变初期，以咽痛为主。病变局限于会厌，局部充血肿胀尚未成脓。常兼有表证如发热畏风；舌红，苔薄黄，脉浮等。

【治法】疏风清热，解毒消肿。

【中成药一】清咽滴丸。

药物组成：薄荷脑、青黛、冰片、诃子、甘草、人工牛黄。

剂型与规格：滴丸，每粒20mg，每瓶30粒。

药理研究：本品通过实验，其结果显示具有消炎、镇痛作用，另对金黄色葡萄球菌和白色念珠菌有一定的抗菌效应。

功效与主治：疏风清热，解毒利咽。用于风热侵袭，证见咽痛，咽干，口渴；或微恶风、发热、咽部红肿、舌边尖红、舌苔薄黄、脉浮数者。

用法用量：含服。1次2粒，连续含服4~6粒，1日3次。

药物来源：《国家医保药品目录》。

注意事项：①忌辛辣、鱼腥食物。②孕妇慎用。③不宜在服药期间同时服用温补性中成药。④本病属于急诊，应注意呼吸情况，若出现呼吸困难、吞咽疼痛者，应立即去医院就诊。

【中成药二】银翘散。

药物组成：金银花、连翘、薄荷、荆芥、淡豆豉、牛蒡子、芦根、桔梗、淡竹叶、甘草。

剂型与规格：散剂，每袋装6g。

功效与主治：辛凉透表，清热解毒。用于外感风热，发热头痛，口干咳嗽，咽喉疼痛，小便短赤。

用法用量：温开水吞服或开水泡服，1次1包，1日2~3次。

药物来源：《中华人民共和国药典》。

注意事项：①本品不适用于风寒感冒患者，其临床表现为恶寒重、发热轻、无汗，鼻塞，流清涕，口不渴，咳吐稀白痰。②本病属于急诊，应注意呼吸情况，若出现呼吸困难、吞咽疼痛者，应立即去医院就诊。③服药期间饮食宜清淡，忌辛辣、生冷、油腻、荤腥食物；忌抽烟、喝酒。④不宜同时服用滋补性中成药。⑤脾胃虚寒者慎用，其临床表现为腹痛、喜暖、泄泻等。

2. **热毒壅盛**

【临床表现】为病情极盛阶段，常为病程的 3~4 天内。以发热为主，热度高，吞咽困难显著，常有脓肿形成，或出现呼吸困难。汗出，烦渴口干，大便干结。舌质红，舌苔黄厚而带燥，脉数。

【治法】泻火解毒，消肿排脓。

【中成药一】六神丸。

药物组成：牛黄、珍珠（豆腐制）、麝香、冰片、蟾酥、雄黄（飞）。

剂型与规格：水丸，每瓶装 10 粒。

药理研究：具有强心、抗惊、镇静与增强免疫力等作用。

功效与主治：清凉解毒，消炎止痛。用于咽喉肿痛，喉风喉痈，单双乳蛾等。

用法用量：口服。1 日 3 次，温开水吞服，1 岁 1 次 1 粒，2 岁 1 次 2 粒，3 岁 1 次 3~4 粒，4~8 岁 1 次 5~6 粒，9~15 岁 1 次 8~9 粒，成年 1 次 10 粒。

药物来源：《中华人民共和国药典》。

不良反应：①过敏反应：主要表现为药疹，也有出现喉头水肿者，严重者会出现过敏性休克。②子宫收缩。③脱毛。

注意事项：①本病属于急诊，应注意呼吸情况，若出现呼吸困难、吞咽疼痛者，应立即去医院就诊。②孕妇及哺乳期妇女禁用。③小儿慎用，新生儿禁用。④本药含有雄黄，为砷的化合物，不宜与助消化药多酶片及胃蛋白酶、抗贫血药富马铁片、解痉止痛药阿托品等联用，否则会促使雄黄氧化，增加毒性反应。

【中成药二】牛黄解毒片。

药物组成：牛黄 5g，雄黄 50g，石膏 200g，大黄 200g，黄芩 150g，桔梗 100g，冰片 25g，甘草 50g。

剂型与规格：片剂，每盒 24 片。

药理研究：牛黄解毒片（丸）的配方中含有大黄、黄芩、生石膏、牛黄、冰片等药物，毒性较低，唯有雄黄毒性最强，用量又大，其主要成分为三硫化二砷，含砷75%、硫24.9%，遇热易分解氧化，变成有剧毒的三氧化二砷，即俗称的砒霜，其毒害作用可影响到神经系统、消化系统、造血系统和泌尿系统等，造成慢性的砷中毒。

功效与主治：清热解毒。用于火热内盛，咽喉肿痛，牙龈肿痛，口舌生疮，目赤肿痛。

用法用量：口服。小片 1 次 3 片，大片 1 次 2 片，1 日 2 ~ 3 次。

药物来源：《国家医保药品目录》。

其他剂型：牛黄解毒丸（大蜜丸）。每丸3g，1 次 1 丸，1日 2 ~ 3 次，温开水送服。

不良反应：该药的主要成分雄黄，含有二硫化二砷，长期服用会出现多种不良反应：①轻者表现为上腹不适、疼痛、恶心和呕吐等上消化道黏膜急性损伤，严重者可出现上消化道出血症状。②血尿、尿频、尿急和尿痛等泌尿系统反应，症状严重者则出现腰酸、腰痛、少尿和无尿等急性肾损害症状。③精神不振、头晕眼花、嗜睡难醒等神经系统反应。此外，可发生过敏反应，轻者皮肤出现丘疹、水疱等；严重者可出现固定性药疹、湿疹和剥脱性皮炎。

注意事项：①本病属于急诊，应注意呼吸情况，若出现呼吸困难、吞咽疼痛者，应立即去医院就诊。②成人服用小片每日不得超过 9 片，大片不得超过 6 片，切忌过量或长期服用。长期服用可致成瘾。③孕妇禁用。④牛黄解毒片能降低诺氟沙星的生物利用度，从而降低其疗效，因此，牛黄解毒片与诺氟沙星不可同时服用。

3. 气阴耗损，余邪未清

【临床表现】咽痛逐渐减轻，身热已平，红肿始退，咽干口渴，倦怠乏力，懒动少言；舌红或淡红，苔薄黄而干，脉细数。检查见患处红肿突起已平伏，黏膜色红欠润，或溃口未愈合。

【治法】益气养阴，清解余毒。

【中成药一】生脉饮口服液。

药物组成：党参、麦冬、五味子。

剂型与规格：口服液，每支装 10ml。

功效与主治：益气复脉，养阴生津。用于气阴两亏、心悸气短、脉微自汗等。

用法用量：口服。1 次 10ml，1 日 3 次。

药物来源：《国家基本药物目录》。

注意事项：①忌油腻食物。②凡脾胃虚弱，呕吐泄泻，腹胀便溏、咳嗽痰多者慎用。③感冒病人不宜服用。④服用本品同时不宜服用藜芦、五灵脂、皂荚或其制剂；不宜喝茶和吃萝卜，以免影响药效。⑤本品宜饭前服用。⑥按照用法用量服用，小儿、孕妇、高血压、糖尿病患者应在医师指导下服用。⑦服药两周或服药期间症状无改善，或症状加重，或出现新的严重症状，应立即停药并去医院就诊。

【中成药二】六神丸。

药物组成：牛黄、珍珠（豆腐制）、麝香、冰片、蟾酥、雄黄（飞）。

剂型与规格：水丸，每瓶装 10 粒。

药理研究：具有强心、抗惊、镇静与增强免疫力等作用。

功效与主治：清凉解毒，消炎止痛。用于咽喉肿痛，喉风喉痈，单双乳蛾等。

用法用量：口服。1 日 3 次，温开水吞服，1 岁 1 次 1 粒，

2岁1次2粒，3岁1次3~4粒，4~8岁1次5~6粒，9~15岁1次8~9粒，成年1次10粒。

药物来源：《中华人民共和国药典》。

不良反应：①过敏反应：主要表现为药疹，也有出现喉头水肿者，严重者会出现过敏性休克。②子宫收缩。③脱毛。

注意事项：①孕妇或哺乳期妇女忌服。②小儿慎用，新生儿禁用。③本药含有雄黄，为砷的化合物，不宜与助消化药多酶片及胃蛋白酶、抗贫血药富马铁片、解痉止痛药阿托品等联用，否则会促使雄黄氧化，增加毒性反应。

第二节　急　性　喉　炎

急性喉炎（acute laryngitis）是病毒与细菌感染所致之喉黏膜急性卡他性炎症。是一种常见的急性呼吸道感染性疾病，好发于冬春季节。使用嗓音较多者较易发病。如反复发病或不注意声带休息，可转变为慢性喉炎。本病属中医急喉喑范畴。

中医治疗重在祛邪开音利喉。风寒者，治宜疏风散寒，宣肺开音；风热者，治宜疏风清热，宣肺利喉；肺胃热盛者，宜泻火解毒，清咽利膈。外治法多选蒸汽吸入或超声雾化等。

1. 风寒袭肺

【临床表现】卒然声音不扬，甚则嘶哑、失音，喉微痛微痒，咳嗽声重。全身兼发热，恶寒，头身痛，无汗，鼻塞，流清涕，口不渴。检查见喉黏膜微红肿，声带充血或呈紫红色。舌苔薄白，脉浮紧。

【治法】疏风散寒，宣肺开音。

【中成药一】风寒感冒颗粒。

药物组成：麻黄、葛根、紫苏叶、防风、桂枝、白芷、陈皮、苦杏仁、桔梗、甘草、干姜。

剂型与规格：颗粒剂，每袋装 8g。

功效与主治：解表发汗，疏风散寒。用于治疗风寒感冒，主要表现为恶寒重、发热轻，无汗、头痛、关节疼痛明显，鼻塞声重、流清鼻涕，口不渴、咳嗽时吐白稀痰，咽喉肿痛不明显，或仅见咽痒，舌不红，苔薄白而润。

用法用量：温开水冲服。成人 1 次 1 袋，1 日 3 次。儿童参考剂量：7 岁以上儿童 1 次 0.5 袋；3~7 岁儿童 1 次 1/3 袋；1 日 3 次。

药物来源：《中华人民共和国药典》。

注意事项：①服药后应多饮白开水，适当保暖、避风寒，汗出勿令太多，一旦汗出病愈，立即停服。②风热感冒者不适用，其表现为发热重，微恶风，有汗，口渴，鼻流浊涕，咽喉红肿热痛，咳吐黄痰。③本病属于急诊，应注意呼吸情况，若出现呼吸困难、吞咽疼痛者，应立即去医院就诊。④不宜在服药期间同时服用滋补性中成药。⑤忌烟、酒及辛辣、生冷、油腻食物。⑥服药三天后症状无改善，或出现发热咳嗽加重，并有其他严重症状如胸闷、心悸等时应去医院就诊。⑦有高血压、心脏病、肝病、糖尿病、肾病等慢性病严重者、孕妇或正在接受其他治疗的患者，均应在医师指导下服用。

【中成药二】解热感冒片。

药物组成：荆芥穗、防风、蒲公英、板蓝根、白芷、柴胡、甘草、葛根、薄荷、苦地丁、黄芩、芦根、玄参、苦杏仁。

剂型与规格：片剂，每片 0.25g（相当于总药材 0.69g）。

功效与主治：解热解表。用于外感风寒引起的头痛，鼻塞流涕，发热怕冷，咳嗽音哑，咽喉干痛。

用法用量：口服。1 次 12 片，1 日 2 次，小儿酌减。

药物来源：《卫生部药品标准中药成方制剂》。

注意事项：①本病属于急诊，应注意呼吸情况，若出现呼吸困难、吞咽疼痛者，应立即去医院就诊。②药期间饮食宜清淡，忌食辛辣、生冷、油腻食物；忌抽烟、喝酒。③宜同时服用滋补性中成药。④妇、小儿患者、年老体虚者须在医生指导下服用。⑤服药3天后如症状无改善，或出现发热加重，或出现其他严重症状如胸闷、心悸等应立即停药，并到医院诊治。

【中成药三】荆防颗粒（冲剂）。

药物组成：荆芥、防风、羌活、独活、柴胡、前胡、川芎、枳壳、桔梗、茯苓、甘草。

剂型与规格：颗粒剂，每袋装15g。

功效与主治：发汗解表，散风祛湿。用于治疗风寒感冒，主要表现为恶寒重、发热轻，头痛、关节疼痛酸楚明显，鼻塞声重、流清鼻涕、口不渴、咳嗽时吐白稀痰，无汗，咽喉疼痛不明显，或仅见咽痒，舌不红，苔薄白而润。

用法用量：开水冲服。1次1袋，1日3次。

药物来源：《国家基本药物目录》。

注意事项：①药后适当保暖、避风寒，稍有汗出为佳，勿令太过。②本病属于急诊，应注意呼吸情况，若出现呼吸困难、吞咽疼痛者，应立即去医院就诊。③忌烟、酒及辛辣、生冷、油腻食物。④不宜在服药期间同时服用滋补性中成药。⑤风热感冒者不适用，其表现为发热重，微恶风，有汗，口渴，鼻流浊涕，咽喉红肿热痛，咳吐黄痰。⑥服药三天后症状无改善，或出现发热咳嗽加重，并有其他严重症状如胸闷、心悸等时应去医院就诊。

2. 风热犯肺

【临床表现】声音不扬，甚则嘶哑，喉痛不适，干痒而咳。全身兼发热，微恶寒，头痛。检查见喉黏膜红赤，声带焮红发亮，声带黏膜可有出血。舌边微红，苔薄黄，脉浮数。

【治法】疏风清热，利喉开音。

【中成药一】疏风散热胶囊。

药物组成：金银花、桔梗、忍冬藤、地黄、栀子、连翘、薄荷、淡竹叶、淡豆豉、牛蒡子、荆芥、甘草。

剂型与规格：胶囊剂，每粒装 0.25g。

功效与主治：清热解毒，疏风散热。用于风热感冒，发热头痛，咳嗽口干，咽喉肿痛。

用法用量：口服。1 次 3～4 粒，1 日 3 次。儿童酌减。

药物来源：《中华人民共和国药典》。

注意事项：①本病属于急诊，应注意呼吸情况，若出现呼吸困难、吞咽疼痛者，应立即去医院就诊。②服药期间忌烟、酒，忌辛辣、生冷、油腻食物；饮食宜清淡。③本品不适用于风寒感冒患者，其临床表现为恶寒重，发热轻，无汗，头痛，鼻塞，流清涕，喉痒咳嗽，舌苔薄白，脉浮或紧。④服用本品 3 天后如症状无改善，或出现发热、咳嗽加重，或有其他严重症状如胸闷、心悸等应立即停药，并去医院诊治。⑤不宜同时服用滋补性中成药。

【中成药二】银翘散。

药物组成：金银花、连翘、薄荷、荆芥、淡豆豉、牛蒡子、芦根、桔梗、淡竹叶、甘草。

剂型与规格：散剂，每袋装 6g。

功效与主治：辛凉透表，清热解毒。用于外感风热，发热头痛，口干咳嗽，咽喉疼痛，小便短赤。

用法用量：温开水吞服或开水泡服。1 次 1 袋，1 日 2～3 次。

药物来源：《中华人民共和国药典》。

注意事项：①本品不适用于风寒感冒患者，其临床表现为恶寒重、发热轻、无汗，鼻塞流清涕，口不渴，咳吐稀白痰。②本病属于急诊，应注意呼吸情况，若出现呼吸困难、吞咽疼痛者，应立即去医院就诊。③服药期间饮食宜清淡，忌辛辣、生冷、油腻、荤腥食物；忌抽烟、喝酒。④不宜同时服用滋补性中成药。⑤脾胃虚寒者慎用，其临床表现为腹痛、喜暖、泄泻等。

【中成药三】清咽丸（清音丸）。

药物组成：桔梗 100g，寒水石 100g，薄荷 100g，诃子（去核）100g，甘草 100g，乌梅（去核）100g，青黛 20g，硼砂（煅）20g，冰片 20g。

剂型与规格：大蜜丸，每丸 6g。

功效与主治：清热利咽。用于风热或火毒所致的口干舌燥，声哑失音，咽喉肿痛等。

用法用量：口服或含化。1 次 1 丸，1 日 2～3 次。

药物来源：《国家基本药物目录》。

其他剂型：①清音滴丸。1 次 4～6 粒，1 日 3 次。②清咽片。1 次 4～6 片，1 日 2 次。

注意事项：①本病属于急诊，应注意呼吸情况，若出现呼吸困难、吞咽疼痛者，应立即去医院就诊。②风寒音哑者禁用。③忌食烟、酒、辛辣、油腻食物。④肺脾气虚者，其表现为声嘶日久，逐渐加重，语音低微，倦怠乏力不宜服用。⑤急性咽炎、急性喉炎、急性扁桃体炎，发热较重，或热度持续不减者，应及时去医院就诊。⑥按照用法用量服用，儿童应在医师指导下服用。⑦一般症状在服药三天内无改善或出现发热渐高等其他症状应去医院就诊。⑧孕妇忌服。

3. 痰热壅肺

【临床表现】声音嘶哑重浊，甚则失音言语不出，咽喉痛甚，咳嗽痰黄。全身兼口渴，大便秘结。检查见喉黏膜及声带深红肿胀，声带上有黄白色分泌物附着；舌质红，苔黄厚，脉滑数。

【治法】清热泻肺，利喉开音。

【中成药一】十味龙胆花。

药物组成：龙胆花、烈香杜鹃、小檗皮等。

剂型与规格：颗粒剂，每袋装 3g。

功效与主治：清热化痰，止咳平喘。用于痰热壅肺所致的声音嘶哑重浊，甚则失音言语不出，咽喉痛甚，咳嗽痰黄，兼口渴，大便秘结者。

用法用量：口服。1 次 3g，1 日 3 次。

药物来源：《国家基本药物目录》。

不良反应：偶见轻度恶心、腹泻。

注意事项：①本病属于急诊，应注意呼吸情况，若出现呼吸困难、吞咽疼痛者，应立即去医院就诊。②服药期间饮食宜清淡，忌辛辣、生冷、油腻、荤腥食物；忌抽烟、喝酒。③不宜同时服用滋补性中成药。④本品不适用于风寒感冒患者，其临床表现为恶寒重、发热轻、无汗，鼻塞流清涕，口不渴，咳吐稀白痰。⑤脾胃虚寒者慎用，其临床表现为腹痛、喜暖、泄泻等。⑥小儿患者、孕妇、年老体虚者须在医生指导下服用。⑦服用本品 3 天后如症状无改善，或出现发热、咳嗽加重，或有其他症状如胸闷、心慌等应立即停药，并去医院诊治。

【中成药二】急支糖浆。

药物组成：鱼腥草、金荞麦、四季青、麻黄、紫菀、前胡、枳壳、甘草。

剂型与规格：膏剂，每瓶装 200ml。

功效与主治：清热化痰，宣肺止咳。用于痰热壅肺所致的声音嘶哑重浊，甚则失音言语不出，咽喉痛甚，咳嗽痰黄，兼口渴，大便秘结者。

用法用量：口服，1 次 20 ～ 30ml，1 日 3 ～ 4 次。小儿酌减。

药物来源：《年国家基本药物目录》。

注意事项：①本病属于急诊，应注意呼吸情况。若出现呼吸困难、吞咽疼痛者，应立即去医院就诊。②服药期间忌食辛辣燥热之品。③不宜同时服用温补性中成药。④咳嗽属寒者忌服。⑤脾气虚寒证见有大便溏者慎用。⑥服药 3 天后如症状无改善，或出现其他症状，须停药并到医院诊治。

【中成药三】牛黄解毒片。

药物组成：牛黄5g，雄黄50g，石膏200g，大黄200g，黄芩150g，桔梗100g，冰片25g，甘草50g。

剂型与规格：片剂，每片0.5g。

药理研究：牛黄解毒片（丸）的配方中含有大黄、黄芩、生石膏、牛黄、冰片等药物，毒性较低，唯有雄黄毒性最强，用量又大，其主要成分为三硫化二砷，含砷75%、硫24.9%，遇热易分解氧化，变成有剧毒的三氧化二砷，即俗称的砒霜，其毒害作用可影响到神经系统、消化系统、造血系统和泌尿系统等，造成慢性的砷中毒。

功效与主治：清热解毒。用于火热内盛，咽喉肿痛，牙龈肿痛，口舌生疮，目赤肿痛。

用法用量：口服。小片 1 次 3 片，大片 1 次 2 片，1 日 2 ～ 3 次。

药物来源：《国家医保药品目录》。

其他剂型：牛黄解毒丸（大蜜丸）。每丸3g，1 次 1 丸，1 日 2 ～ 3 次，温开水送服。

不良反应：该药的主要成分雄黄，含有二硫化二砷，长期服用会出现多种不良反应：①轻者表现为上腹不适、疼痛、恶心和呕吐等上消化道黏膜急性损伤，严重者可出现上消化道出血症状。②血尿、尿频、尿急和尿痛等泌尿系统反应，症状严重者则出现腰酸、腰痛、少尿和无尿等急性肾损害症状。③精神不振、头晕眼花、嗜睡难醒等神经系统反应。此外，可发生过敏反应，轻者皮肤出现丘疹、水疱等；严重者可出现固定性药疹、湿疹和剥脱性皮炎。

注意事项：①本病属于急诊，应注意呼吸情况，若出现呼吸困难、吞咽疼痛者，应立即去医院就诊。②成人服用小片每日不得超过9片，大片不得超过6片，切忌过量或长期服用。长期服用可致成瘾。③孕妇禁用。④牛黄解毒片能降低诺氟沙星的生物利用度，从而降低其疗效，因此，牛黄解毒片与诺氟沙星不可同时服用。

4. 过度用声，喉窍受损

【临床表现】因用声过度或不当，如大声说话、喊叫后，突然声嘶，咽部不适。喉黏膜充血、干燥，声门闭合时有小间隙。全身无不适。舌脉可正常。

【治法】活血化瘀，清利咽喉。

【中成药一】黄氏响声丸。

药物组成：薄荷、浙贝母、连翘、蝉蜕、胖大海、酒大黄、川芎、儿茶、桔梗、诃子肉、甘草、薄荷脑。

剂型与规格：糖衣丸，每丸0.04g。炭衣丸，每丸0.1g或0.133g。

功效与主治：利咽开音、清热化痰、消肿止痛。用于咽干涩不利，声嘶者。

用法用量：口服。炭衣丸1次8丸（每丸0.1g）或6丸（每丸0.133g），糖衣丸1次20丸，1日3次，饭后服。儿童减半。

药物来源：《中华人民共和国药典》。

注意事项：胃寒便溏者慎用。

【中成药二】血府逐瘀胶囊。

药物组成：当归、生地黄、桃红、红花、枳壳、赤芍、柴胡、川芎、桔梗、甘草、牛膝。

剂型与规格：胶囊剂，每粒装0.4g。

功效与主治：活血化瘀、理气止痛。用于气滞血瘀咽喉所致的咽干涩不利，或刺痛胀痛，舌质暗有瘀点，苔白腻，脉细涩。

用法用量：口服。1次4粒，1日2次，温开水或姜汤送下。

药物来源：《中华人民共和国药典》。

注意事项：①无瘀血证者忌用。②孕妇忌用。③服药期间忌食辛辣寒凉食物。

【中成药三】金嗓散结丸。

药物组成：桃仁、红花、浙贝母、鸡内金、金银花、蒲公英、麦冬、木蝴蝶等。

剂型与规格：浓缩丸，每瓶装36g。

功效与主治：清热解毒，活血化瘀，利湿化痰。用于热毒蕴结，气滞血瘀所致的咽喉异物感，吞之不下，吐之不出，不碍饮食者。

用法用量：口服。1日2次，1次60～120粒。

药物来源：《中华人民共和国药典》。

注意事项：①忌辛辣食物。②孕妇慎用。

第三节　慢性喉炎

中医治疗重在祛邪开音利喉。风寒者，治宜疏风散寒，宣肺开音；风热者，治宜疏风清热，宣肺利喉；肺胃热盛者，宜泻火解毒，清咽利膈。外治法多选蒸汽吸入或超声雾化等。

本病多属虚证或虚实夹杂，治疗当以扶正祛邪为要，并配合利喉开音法。

1. 肺肾阴虚

【临床表现】声音嘶哑日久，咽喉干涩微痛，喉痒干咳，痰少而黏，时时清嗓，症状以下午明显。可兼有颧红唇赤、头晕耳鸣、虚烦少寐、腰膝酸软、手足心热等症。检查见喉黏膜及声带微红肿或暗红，声带边缘肥厚，或喉黏膜及声带干燥、变薄。舌红少津，脉细数。

【治法】滋阴降火，润喉开音。

【中成药一】百合固金丸（水蜜丸）。

药物组成：百合 100g，地黄 200g，熟地黄 300g，麦冬150g，玄参 80g，川贝母 100g，当归 100g，白芍 100g，桔梗80g，甘草 100g。

剂型与规格：大蜜丸，每丸 9g。水蜜丸，每袋装 6g。

功效与主治：养阴润肺，化痰止咳。用于肺肾阴虚，表现为咽喉干燥，灼热微痛，痒咳少痰，常有"清嗓"习惯，声音嘶哑，午后加重，或咯痰带血，手足心热，咽干喉痛，舌红少苔等。

用法用量：口服。水蜜丸 1 次 6g，大蜜丸 1 次 1 丸，1 日2 次。

药物来源：《中华人民共和国药典》。

其他剂型：百合固金口服液。每支 20ml。口服，1 次 1支，1 日 3 次，小儿酌减。疗程 2 周。

注意事项：①饮食宜清淡，忌腥冷、油腻、辛辣食物；忌烟酒。②风寒咳嗽者忌服（表现为咳嗽声重，鼻塞流清涕）。③脾胃虚弱，食少腹胀，大便稀溏者忌服。④痰湿壅盛患者忌服（表现为痰多黏稠或稠厚成块）。⑤小儿、孕妇、年老体虚者须在医生指导下服用。⑥支气管扩张、肺脓肿、肺结核、肺心病及糖尿病的患者慎用，应在医生指导下服用。⑦服用3天后病情无好转、症状无改善，应去医院诊治。

【中成药二】知柏地黄丸（水蜜丸）。

药物组成：知母40g，黄柏40g，熟地黄160g，山茱萸（制）80g，牡丹皮60g，山药80g，茯苓60g，泽泻60g。

剂型与规格：大蜜丸，每丸9g。水蜜丸，每袋装6g。小蜜丸，每袋装9g。

药理研究：具有抗菌，抗炎，镇静，降血糖，降血压等作用。

功效与主治：滋阴清热。用于阴虚火旺，表现为潮热虚烦、骨蒸盗汗、口干咽燥、耳鸣遗精小便短赤，或口舌生疮、咽喉干痛等。

用法用量：口服。水蜜丸1次6g，小蜜丸1次9g，大蜜丸1次1丸；1日2次。

药物来源：《中华人民共和国药典》。

注意事项：①因为阴虚是本，火旺是标。因此，降火药只能暂用，虚热症状消失后应改用六味地黄丸。②虚寒性病证患者忌用，其表现为怕冷，手足凉，喜热饮。③孕妇忌服。④不宜和感冒类药同时服用。⑤本品宜空腹或饭前服用开水或淡盐水送服。⑥服药一周症状无改善，应去医院就诊。⑦忌辛辣、油腻食物。

【中成药三】金果饮。

药物组成：地黄、玄参、胖大海等。

剂型与规格：糖浆剂，每瓶装165ml。

功效与主治：养阴生津，清热利咽，润肺开音。用于阴虚肺燥所致的声嘶、咽喉干痒、焮热感、咳嗽之证。

用法用量：口服。1 次 15ml，1 日 3 次。

药物来源：《中华人民共和国药典》。

注意事项：①本药服用宜缓缓含咽。②糖尿病患者禁服。

2. 肺脾气虚

【临床表现】声嘶日久，语音低沉，高音费力，不能持久，劳则加重，上午症状明显。可兼有少气懒言、倦怠乏力、纳呆便溏、面色萎黄等证。检查见喉黏膜色淡不红，声带肿胀或不肿胀，松弛无力，声门闭合不全。舌体胖有齿痕，苔白，脉细弱。

【治法】补益肺脾，益气开音。

【中成药一】补中益气丸。

药物组成：炙黄芪 200g，党参 60g，炙甘草 100g，白术（炒）60g，当归 60g，升麻 60g，柴胡 60g，陈皮 60g。

剂型与规格：水丸，每袋装 6g。

功效与主治：补中益气，升阳举陷。用于脾胃虚弱，中气不足，表现为久病鼻涕清稀；或耳鼻牙龈出血，血液渗渗而出，色淡红；或咽部微痛、咽黏膜淡红或微肿；或声嘶日久，语音低沉、不能持久，劳动后加重，咳嗽声低。伴有神疲倦怠、面白少华、少气懒言、自汗畏风、食少腹胀、大便溏稀；或气虚下陷病证，如久痢、久泻、脱肛、内脏下垂。

用法用量：口服。1 次 6g，1 日 2～3 次。以空腹或饭前服为佳，亦可在进食同时服。

药物来源：《中华人民共和国药典》。

注意事项：①恶寒发热表证者、暴饮暴食脘腹胀满实证者忌服。②不宜和感冒类药同时服用。③高血压患者慎服。④服本药时不宜同时服用藜芦或其制剂。⑤本品以空腹或饭前服为佳，亦可在进食同时服。⑥按照用法用量服用，小儿应在医师指导下服用。⑦服药期间出现头痛、头晕、复视等证，或皮疹、面红者，以及血压有上升趋势，应立即停药。⑧忌食生冷食物。

【中成药二】参苓白术散。

药物组成：人参、茯苓、白术（炒）、山药、砂仁、甘草、白扁豆（炒）、莲子、薏苡仁（炒）、桔梗。

剂型与规格：散剂，每袋装6g。

功效与主治：健脾益气，渗湿止泻。用于脾胃虚弱，表现为食少便溏或泄、体倦乏力，胸脘闷胀、形体瘦弱、面色萎黄等。

用法用量：口服。1次6~9g，1日2~3次。7岁以上儿童服成人的1/2量；3~7岁儿童服成人的1/3量。饭前服用或进食同时服用。

药物来源：《国家医保药品目录》。

其他剂型：参苓白术胶囊。每粒装0.5g，口服，1次3粒，1日3次。

注意事项：①忌生冷食物。②妊娠期妇女忌服。泄泻伴有大便不通畅、肛门有下坠感者忌服。③不宜同时服用感冒类药、藜芦、五灵脂、皂荚或其制剂。不宜喝茶和吃萝卜以免影响药效。④高血压、心脏病、肾脏病、糖尿病患者慎用，应在医生指导下服用。⑤小儿、年老体虚者应在医生指导下服用。⑥服药2周后病情无好转应到医院诊治。

【中成药三】十全大补丸。

药物组成：党参80g，白术（炒）80g，茯苓80g，炙甘草40g，当归120g，川芎40g，白芍（酒炒）80g，熟地黄120g，炙黄芪80g，肉桂20g。

剂型与规格：大蜜丸，每丸9g。水蜜丸，每袋装6g。

功效与主治：温补气血。用于气血两虚，表现为面色苍白、精神倦怠、四肢乏力、气短自汗、头晕自汗、四肢不温、月经不调、溃疡不敛、脓液清稀等。

用法用量：口服。水蜜丸 1 次 6g，大蜜丸 1 次 1 丸，1 日 2～3 次。

药物来源：《中华人民共和国药典》。

注意事项：①孕妇忌用。②外感风寒、风热，实热内盛者不宜服用。③本品中有肉桂，属温热药，因此有实热者忌用。④忌生冷、油腻食物。⑤身体壮实不虚者忌服。⑥服本药时不宜同服感冒类药、藜芦、赤石脂或其制剂。⑦本药以饭前服或进食同时服为佳。⑧小儿应在医生指导下服用。⑨如服药期间出现口干、便干、舌红、苔黄等症状应到医院诊治。

3. 血瘀痰凝

【临床表现】声嘶日久，讲话费力，喉内异物感或有痰黏着感，常需清嗓，胸闷不舒。检查见喉黏膜及声带、杓间暗红肥厚，或声带边缘有小结及息肉状组织突起，常有黏液附其上。舌质暗红或有瘀点，苔薄白或薄黄，脉细涩。

【治法】行气活血，化痰开音。

【中成药一】血府逐瘀胶囊。

药物组成：当归、生地黄、桃红、红花、枳壳、赤芍、柴胡、川芎、桔梗、甘草、牛膝。

剂型与规格：胶囊剂，每粒装 0.4g。

功效与主治：活血化瘀，理气止痛。用于气滞血瘀咽喉所致的咽干涩不利，或刺痛胀痛，舌质暗有瘀点，苔白腻，脉细涩。

用法用量：口服。1 次 4 粒，1 日 2 次，温开水或姜汤送下。

药物来源：《中华人民共和国药典》。

注意事项：①无瘀血证者忌用。②孕妇忌用。③服药期间忌食辛辣寒凉食物。

【中成药二】六君子丸。

药物组成：党参、白术（麸炒）、陈皮、半夏（制）、茯苓、甘草（蜜炙）。

剂型与规格：水丸，每20丸1g。

功效与主治：补脾益气，燥湿化痰。用于脾胃虚弱，食量不多，消化不良，腹胀便溏。

用法用量：口服。1次9g，1日2次，温开水送服。7岁以上儿童服成人的1/2量。

药物来源：《国家医保药品目录》。

注意事项：①服药期间饮食宜清淡，忌生冷、油腻及煎炸等不易消化的食物，以免损伤脾胃。②孕妇忌服。③本品不适用于脾胃阴虚者，其临床表现为口干、舌少津、大便干。④服用本品3天后如症状无改善，或出现其他症状时，应立即停药，并到医院诊治。⑤小儿、年老体虚者须在医生指导下服用。

【中成药三】金嗓散结丸。

药物组成：桃仁、红花、浙贝母、鸡内金、金银花、蒲公英、麦冬、木蝴蝶等。

剂型与规格：浓缩丸，每瓶装36g。

功效与主治：清热解毒，活血化瘀，利湿化痰。用于热毒蕴结，气滞血瘀所致的咽喉异物感，吞之不下，吐之不出，不碍饮食者。

用法用量：口服。1日2次，1次60～120粒。

药物来源：《中华人民共和国药典》。

注意事项：①忌辛辣食物。②孕妇慎用。

第四节　功能性失音

1. 肝郁失音

【临床表现】声嘶常由情志所致，表现为突然失音，精神抑郁，或伴胸胁胀满不适，口苦咽干，舌质稍偏红，舌苔薄，脉弦。

【治法】疏肝解郁通窍。

【中成药一】柴胡疏肝丸。

药物组成：茯苓、枳壳（炒）、豆蔻、白芍（酒炒）、甘草、香附（醋制）、陈皮、桔梗、厚朴（姜制）、山楂（炒）、防风、薄荷、紫苏梗、木香、槟榔（炒）、三棱（醋制）、大黄（酒炒）、青皮（炒）、当归、姜半夏、乌药、莪术（制）、六神曲（炒）、黄芩、柴胡。

剂型与规格：大蜜丸，每丸9g。

药理研究：①柴胡及香附的提取物能提高小鼠疼痛阈值，具有明显镇痛作用。②柴胡、陈皮、香附、甘草均有抗炎作用，柴胡、陈皮及其所含成分对多种原因引起的血管通透性增加有抑制作用，柴胡还有抗肉芽肿的作用。香附、甘草及其所含成分能抑制角叉菜胶等致炎物质所致的大鼠足趾肿。③枳壳、陈皮、白芍、甘草对胃肠平滑肌均有抑制作用，能解除平滑肌痉挛。④柴胡、甘草对四氯化碳等所致的实验性肝损伤有明显的保护作用，可使肝细胞的变化和坏死明显减轻。陈皮、柴胡尚有利胆作用，可增加胆汁排出量及胆汁内固体物质的排泄量。⑤柴胡疏肝散对家兔脑、肝阻抗血流图和心阻抗微分图的影响实验表明，柴胡疏肝散可使脑血管充盈度增加，搏动性血液供应增加，有利于改善脑循环，增加肝动脉血流量，改善肝脏血液循环，改善心肌收缩力，增加心搏出量。

功效与主治：疏肝理气，消胀止痛。用于因肝气郁积所致的失音，兼有气郁不舒，脘胁胀闷、不思饮食、呕吐酸水者。

用法用量：口服。1次1丸，1日2~3次，空腹温开水送服。

药物来源：《国家医保药品目录》。

注意事项：①孕妇及月经量多者忌服。②身体虚弱者不宜服用。③出现阴虚证者（表现为舌红少苔、口燥咽干、心烦失眠）应停药。④小儿、年老体虚者应在医生指导下服用。⑤胸胁胀痛严重者应到医院诊治。⑥服药3天后如病情无好转、症状未改善，应到医院诊治。⑦本药不可长期服用。

【中成药二】逍遥丸（浓缩丸）。

药物组成：柴胡100g，当归100g，白芍100g，白术（炒）100g，茯苓100g，炙甘草80g，薄荷20g。

剂型与规格：大蜜丸，每丸9g；浓缩丸，每8丸相当于原药材3g。

功效与主治：疏肝健脾，养血调经。用于因肝气郁结，气机失调，发音受阻；或疲劳伤神，五志过急，神不守舍，所致的有语无音。

用法用量：口服。浓缩丸，1次8丸，1日3次。大蜜丸，1次1丸，1日2次，用温开水送服。

药物来源：《中华人民共和国药典》。

注意事项：①服药期间忌寒凉、生冷食物。②服药期间注意调节情志，不宜生气着急。③不宜与感冒类药同时服用。④孕妇须在医生指导下服用。⑤月经过多者不宜服用。⑥平素月经正常，突然出现月经到期不来，或少量出血淋漓不净，须到医院诊治。⑦服药2周后症状无改善，须到医院诊治。⑧长期服用或在服药过程中出现不良反应者，须咨询医生或药师。

2. 心虚失音

【临床表现】失音不语，精神恍惚，或伴心悸，失眠，舌质稍偏淡红，舌苔薄，脉弦细或脉涩者。多见于女性。

【治法】养心安神通窍。

【中成药】归脾丸。

药物组成：党参80g，白术（炒）160g，炙黄芪80g，炙甘草40g 茯苓160g，远志（制）160g，酸枣仁（炒）80g，龙眼肉160g，当归160g，木香40g，大枣（去核）40g。

剂型与规格：小蜜丸，每瓶装125g。大蜜丸，每丸9g。

功效与主治：养血安神，益气健脾。用于心脾两虚，气短心悸，食欲不振，肢倦乏力，失眠多梦，头昏头晕，崩漏便血。还可治眩晕健忘，怔忡易惊，面色萎黄等属于营血不足引起之证，以及脾虚不能统血而引起的各种出血证。

用法用量：用温开水或生姜汤送服。水蜜丸1次6g，小蜜丸1次9g，大蜜丸1次1丸，1日3次。宜饭前服。

药物来源：《国家基本药物目录》。

注意事项：①服药期间忌油腻食物。②忌过劳及思虑过度。③有痰湿、瘀血、外邪者，不宜服用本品。④外感风寒、风热，实热内盛者不宜服用。⑤高血压、糖尿病、小儿、孕妇须在医生指导下服用。⑥服用本品2周后如症状未明显改善，或症状加重者，应立即停药并到医院诊治。

第五节　声带小结与息肉

1. 阴虚喉窍失濡

【临床表现】声嘶日久，咽喉干燥或灼热微痛，喉痒，干咳少痰。咽喉黏膜干燥，声带暗红增厚并形成结节。全身兼见咽干，颧红，头昏耳鸣，虚烦失眠，腰膝酸软。舌红，少苔，脉细而数。

【治法】滋肾润肺，降火开音。

【中成药一】百合固金丸。

药物组成：百合 100g，地黄 200g，熟地黄 300g，麦冬 150g，玄参 80g，川贝母 100g，当归 100g，白芍 100g，桔梗 80g，甘草 100g。

剂型与规格：大蜜丸，每丸 9g。水蜜丸，每袋装 6g。

功效与主治：养阴润肺，化痰止咳。用于肺肾阴虚，表现为咽喉干燥，燋热微痛，痒咳少痰，常有"清嗓"习惯，声音嘶哑，午后加重，或咯痰带血，手足心热，咽干喉痛，舌红少苔等。

用法用量：口服。水蜜丸 1 次 6g，大蜜丸 1 次 1 丸，1 日 2 次。

药物来源：《中华人民共和国药典》。

其他剂型：百合固金口服液。每支 20ml。口服，1 次 1 支，1 日 3 次，小儿酌减。疗程 2 周。

注意事项：①饮食宜清淡，忌腥冷、油腻、辛辣食物，忌烟酒。②风寒咳嗽者忌服（表现为咳嗽声重，鼻塞流清涕）。③脾胃虚弱，食少腹胀，大便稀溏者忌服。④痰湿壅盛患者忌服（表现为痰多黏稠或稠厚成块）。⑤小儿、孕妇、年老体虚者须在医生指导下服用。⑥支气管扩张、肺脓肿、肺结核、肺心病及糖尿病的患者慎用，应在医生指导下服用。⑦服用 3 天后病情无好转、症状无改善，应去医院诊治。

【中成药二】知柏地黄丸。

药物组成：知母 40g，黄柏 40g，熟地黄 160g，山茱萸（制）80g，牡丹皮 60g，山药 80g，茯苓 60g，泽泻 60g。

剂型与规格：大蜜丸，每丸 9g。水蜜丸，每袋装 6g。小蜜丸，每袋装9g。

药理研究：具有抗菌，抗炎，镇静，降血糖，降血压等作用。

功效与主治：滋阴清热。用于阴虚火旺，表现为潮热虚烦、骨蒸盗汗、口干咽燥、耳鸣、遗精、小便短赤、或口舌生疮、咽喉干痛等。

用法用量：口服。水蜜丸1次6g，小蜜丸1次9g，大蜜丸，1次1丸；1日2次。

药物来源：《中华人民共和国药典》。

注意事项：①因为阴虚是本，火旺是标。因此，降火药只能暂用，虚热症状消失后应改用六味地黄丸。②虚寒性病证患者忌用，其表现为怕冷，手足凉，喜热饮。③孕妇忌服。④不宜和感冒类药同时服用。⑤本品宜空腹或饭前服用开水或淡盐水送服。⑥服药一周症状无改善，应去医院就诊。⑦忌辛辣、油腻食物。

2. 痰湿积聚喉窍

【临床表现】声嘶缠绵日久，发声不扬，声音沉闷，有如破裂音。喉黏膜淡白肿胀，声带增厚，有如水渍，或形成息肉，形如卧蚕。全身兼倦怠乏力，面黄腹胀，咳咯白痰。舌淡，苔腻，脉细缓无力。

【治法】健脾益气，涤痰开音。

【中成药】六君子丸。

药物组成：党参、白术（麸炒）、陈皮、半夏（制）、茯苓、甘草（蜜炙）。

剂型与规格：水丸，每20丸1g。

功效与主治：补脾益气，燥湿化痰。用于脾胃虚弱，食量不多，消化不良，腹胀便溏。

用法用量：口服。1次9g，1日2次，温开水送服。7岁以上儿童服成人的1/2量。

药物来源：《国家医保药品目录》。

注意事项：①服药期间饮食宜清淡，忌生冷、油腻及煎炸等不易消化的食物，以免损伤脾胃。②孕妇忌服。③本品不适用于脾胃阴虚者，其临床表现为口干、舌少津、大便干。④服用本品3天后如症状无改善，或出现其他症状时，应立即停药，并到医院诊治。⑤小儿、年老体虚者须在医生指导下服用。

3. 肺热结聚喉窍

【临床表现】声出不扬或声音嘶哑，日久不愈，喉部微痛，干燥不适，常有"吭喀"清嗓动作。喉黏膜显得比较干燥，声带微红，边缘有结节样突起，表面附有黏液。伴有咳嗽，痰黏稠难出，心烦失眠。舌质红，苔薄黄或黄腻，脉滑数。

【治法】清热化痰，散结开音。

【中成药】清气化痰丸。

药物组成：瓜蒌仁（去油）、陈皮（去白）、黄芩（酒炒）、杏仁（去皮尖）、枳实（麸炒）、茯苓各30g，胆南星、制半夏各45g。

剂型与规格：丸剂，每袋装9g。

药理研究：主要有镇咳、祛痰、平喘、抑菌、免疫调节等作用。

功效与主治：清热化痰，散结开音。用于痰热咳嗽，咳嗽气喘，咯痰黄稠，声出不扬或声音嘶哑，胸膈痞闷，甚则气急呕恶，烦躁不宁，舌质红，苔黄腻，脉滑数。

用法用量：口服。1次6~9g，1日2次，温开水送服，小儿酌减。亦可作汤剂加生姜水煎服（用量按原方比例酌减）。

药物来源：《国家医保药品目录》。

注意事项：本药应在医生指导下服用。

4. 气血痰凝喉窍

【临床表现】声音嘶哑，缠绵日久，语声低沉，时出破音，喉内干涩疼痛。喉黏膜暗淡，声带暗红或增厚，息肉或白或红，小结紧束质硬。可伴有胸中烦闷，颈前有紧束感。舌质暗红，边有瘀点，脉涩。

【治法】行气活血，化痰散结。

【中成药一】血府逐瘀胶囊。

药物组成：当归、生地黄、桃红、红花、枳壳、赤芍、柴胡、川芎、桔梗、甘草、牛膝。

剂型与规格：胶囊剂，每粒装0.4g。

功效与主治：活血化瘀，理气止痛。用于气滞血瘀咽喉所致的咽干涩不利，或刺痛胀痛，舌质暗有瘀点，苔白腻，脉细涩。

用法用量：口服。1次4粒，1日2次，温开水或姜汤送下。

药物来源：《中华人民共和国药典》。

其他剂型：血府逐瘀丸。蜜丸（每丸9g），口服，1次1~2丸，1日2次，空腹用红糖水送服。

注意事项：①无瘀血证者忌用。②孕妇忌用。③服药期间忌食辛辣寒凉食物。

【中成药二】金嗓散结丸。

药物组成：桃仁、红花、浙贝母、鸡内金、金银花、蒲公英、麦冬、木蝴蝶等。

剂型与规格：浓缩丸，每瓶装36g。

功效与主治：清热解毒，活血化瘀，利湿化痰。用于热毒蕴结，气滞血瘀所致的咽喉异物感，吞之不下，吐之不出，不碍饮食者。

  用法用量：口服。1 日 2 次，1 次 60～120 粒。

  药物来源：《中华人民共和国药典》。

  注意事项：①忌辛辣食物。②孕妇慎用。

第五章 口腔科疾病

第一节 牙本质过敏症

肾阴亏损

【临床表现】牙齿痿弱，遇冷则甚，遇热亦感不适，甚则咀嚼无力；全身兼见眠差、头昏、腰酸等；舌红，苔薄黄，脉细数。

【治法】滋阴补肾，益髓健齿。

【中成药】补肾固齿丸。

药物组成：熟地黄，生地黄，鸡血藤，紫河车，骨碎补（盐炙），漏芦，丹参（酒炙），五味子（酒炙），山药，郁金（醋炙），炙黄芪，牛膝，野菊花，茯苓，枸杞子，牡丹皮，泽泻，肉桂。

剂型与规格：丸剂，每30丸1g。

功效与主治：补肾固齿，活血解毒。用于肾虚火旺所致的牙齿酸软、松动移位、龈肿渗血；慢性牙周炎见上述证候者。

用法与用量：口服。1次4g，1日2次。

药物来源：《中华人民共和国药典》。

注意事项：①忌烟、酒及辛辣、油腻食物。不要吃过硬食品。②有高血压、心脏病、肝病、糖尿病、肾病等慢性病严重

者应在医师指导下服用。③孕妇、年老体弱者应在医师指导下
服用。④服药时最好配合口腔科治疗。

第二节　根尖周炎

1. 风热外袭

【临床表现】牙龈肿胀，疼痛不已，咀嚼疼痛，妨碍饮食，
头痛乏力，身热恶寒，鼻塞口干，口渴欲饮，苔薄黄，脉浮数。

【治法】疏风清热，解毒消肿。

【中成药】银翘解毒丸。

药物组成：金银花 200g，连翘 200g，薄荷 120g，荆芥
80g，淡豆豉 100g，牛蒡子（炒）120g，桔梗 120g，淡竹叶
80g，甘草 100g。

剂型与规格：浓缩丸，每丸 3g。

功效与主治：疏风解表，清热解毒。证见发热头痛、牙龈
疼痛、咽喉疼痛。

用法与用量：芦根汤或温开水送下，1 次 1 丸，1 日 2 ~
3 次。

药物来源：《中华人民共和国药典》。

不良反应：曾有报道服用银翘解毒丸偶致皮疹，过敏反
应。

注意事项：①忌烟、酒及辛辣、生冷、油腻食物。②不宜
在服药期间同时服用滋补性中成药。③风寒感冒者不适用。
④有高血压、心脏病、肝病、糖尿病、肾病等慢性病严重者、
孕妇或正在接受其他治疗的患者，均应在医师指导下服用。

2. 热结阳明

【临床表现】牙齿疼痛剧烈，或跳疼难耐，不敢咬物，患

牙浮起，齿龈红肿，肿连腮颊，口渴欲冷饮，口气热臭，大便燥结，苔黄厚，脉洪数。

【治法】清胃泻火，消肿止痛。

【中成药】清胃黄连丸。

药物组成：黄连80g，石膏80g，桔梗80g，甘草40g，知母80g，玄参80g，地黄80g，牡丹皮80g，天花粉80g，连翘80g，栀子200g，黄柏200g，黄芩200g，赤芍80g。

剂型与规格：大蜜丸，每丸9g。

功效与主治：清胃泻火，解毒消肿。用于肺胃火盛所致的口舌生疮、齿龈肿痛。

用法与用量：口服。1次1~2丸，1日2次。

药物来源：《中华人民共和国药典》。

注意事项：①忌烟、酒及辛辣食物。②不宜在服药期间同时服用滋补性中药。③有高血压、心脏病、肝病、糖尿病、肾病等慢性病严重者应在医师指导下服用。④服药后大便次数增多且不成形者，应酌情减量。⑤孕妇慎用。儿童、哺乳期妇女、年老体弱及脾虚便溏者应在医师指导下服用。

3. 气血不足

【临床表现】牙龈有瘘口，时有脓血渗出，龈肉色淡，口唇不荣，神疲乏力，面色萎黄，舌淡苔薄，脉细弱。

【治法】益气养血，健齿利龈。

【中成药】十全大补丸。

药物组成：党参80g，白术（炒）80g，茯苓80g，炙甘草40g，当归120g，川芎40g，白芍（酒炒）80g，熟地黄120g，炙黄芪80g，肉桂20g。

剂型与规格：大蜜丸，每丸9g。水蜜丸，每袋装6g。

功效与主治：温补气血。用于牙龈有瘘口，时有脓血渗出，龈肉色淡，全身有气血两虚，面色苍白，体倦乏力，四肢不温等症状。

用法与用量：口服。水蜜丸 1 次 6g，大蜜丸 1 次 1 丸，1 日 2 ~3 次。

药物来源：《中华人民共和国药典》。

注意事项：①忌食生冷、油腻食物。②外感风寒、风热，实热内盛者不宜服用。③不宜和感冒类药同时服用。④服本药时不宜同时服用藜芦、赤石脂或其制剂。⑤本品中有肉桂，属温热药，因此实热者忌用。⑥本品宜饭前服用或进食同时服。⑦服药期间出现口干，便干，舌红，苔黄等证应去医院就诊。

第三节 牙 周 病

1. 脾胃湿热证

【临床表现】牙龈红肿，有深牙周袋，牙周袋溢脓，牙龈出血，口干、口渴喜饮，胃内嘈杂易饥，口臭，大便秘结，尿黄，舌苔黄厚，脉数。

【治法】清泻胃火，消肿止痛。

【中成药】清火栀麦片。

药物组成：穿心莲 800g，栀子 100g，麦冬 100g。

剂型与规格：片剂，每片 0.5g。

功效与主治：清热解毒，凉血消肿。用于肺胃热盛所致的咽喉肿痛、发热、牙痛、目赤。

用法与用量：口服，1 次 2 片，1 日 2 次。

药物来源：《中华人民共和国药典》。

注意事项：①忌烟、酒及辛辣食物。②不宜在服药期间同时服用滋补性中药。③有高血压、心脏病、肝病、糖尿病、肾病等慢性病严重者应在医师指导下服用。④儿童、孕妇、哺乳期妇女、年老体弱及脾虚便溏者应在医师指导下服用。⑤发热体温超过38.5℃的患者，应去医院就诊。⑥服药3天症状无缓解，应去医院就诊。

2. 肾阴亏损证

【临床表现】牙龈微红肿，齿牙疏豁、动摇，齿根外露，咀嚼无力，牙周袋深，袋内溢脓、渗血，头晕目眩，耳鸣，腰膝酸软，五心烦热，溲黄便燥，舌红、苔少，脉细数。

【治法】滋阴补肾，益髓固本。

【中成药】补肾固齿丸。

药物组成：熟地黄，地黄，鸡血藤，紫河车，骨碎补（盐炙），漏芦，丹参（酒炙），五味子（酒炙），山药，郁金（醋炙），炙黄芪，牛膝，野菊花，茯苓，枸杞子，牡丹皮，泽泻，肉桂。

剂型与规格：丸剂，每30丸1g。

功效与主治：补肾固齿，活血解毒。用于肾虚火旺所致的牙齿酸软、松动移位、龈肿渗血；慢性牙周炎见上述证候者。

用法与用量：口服。1次4g，1日2次。

药物来源：《中华人民共和国药典》。

注意事项：①忌烟、酒及辛辣、油腻食物。不要吃过硬食品。②有高血压、心脏病、肝病、糖尿病、肾病等慢性病严重者应在医师指导下服用。③孕妇、年老体弱者应在医师指导下服用。④服药时最好配合口腔科治疗。⑤服药7天症状无缓解，应去医院就诊。

3. 气血不足证

【临床表现】齿龈萎缩，淡白，牙根宣露，牙齿松动，龈缝间偶有少量脓血溢出，咀嚼无力，面色无华，失眠多梦，舌质淡，苔薄白，脉沉细。

【治法】补血益气，养龈健齿。

【中成药】八珍丸。

药物组成：党参 100g，白术（炒）100g，茯苓 100g，甘草 50g，当归 150g，白芍 100g，川芎 75g，熟地黄 150g。

剂型与规格：大蜜丸，每丸 9g。水蜜丸，每袋装 6g。小蜜丸，每袋装 9g。

功效与主治：补气益血。用于气血两虚，面色萎黄，食欲不振，四肢乏力及牙周病患者见以上证候者。

用法与用量：口服。水蜜丸 1 次 6g，小蜜丸 1 次 9g，大蜜丸 1 次 1 丸，1 日 2 次。

药物来源：《中华人民共和国药典》。

注意事项：①孕妇慎用。②不宜和感冒类药同时服用。③服本药时不宜同时服用藜芦或其制剂。④本品为气血双补之药，性质较黏腻，有碍消化，故咳嗽痰多，脘腹胀痛，纳食不消，腹胀便溏者忌服。⑤本品宜饭前服用或进食同时服。⑥服药期间出现食欲不振，恶心呕吐，腹胀便溏者应去医院就诊。

第四节　复发性口疮

1. 心火上炎

【临床表现】溃疡多位于舌尖、舌前部或舌侧缘，数目较多，面积较小，局部红肿疼痛明显伴口干口渴，心中烦热，小便黄赤，舌尖红，苔薄黄，脉略数。

【治法】清心导赤，解毒理疮。

【中成药】导赤丸。

药物组成：连翘 12g，黄连 60g，栀子（姜炒）120g，木通 60g，玄参 120g，天花粉 120g，赤芍 60g，大黄 60g，黄芩 120g，滑石 120g。

剂型与规格：大蜜丸，每丸 3g。

功效与主治：清心泻火，利尿通便。用于火毒内盛所致的口舌生疮、咽喉疼痛、心胸烦热、小便短赤，大便秘结。

用法与用量：口服。1 次 1 丸，1 日 2 次；1 周岁以内小儿酌减。

药物来源：《中华人民共和国药典》。

注意事项：①忌烟、酒及辛辣食物。②不宜在服药期间同时服用滋补性中药。③高血压、心脏病、肝病、糖尿病、肾病等慢性病严重者应在医师指导下服用。④服药后大便次数增多且不成形者，应酌情减量。⑤儿童、孕妇、哺乳期妇女、年老体弱及脾虚便溏者应在医师指导下服用。⑥严格按用法用量服用，本品不宜长期服用。

2. 胃肠积热

【临床表现】溃疡多位于唇、颊、口底部位，溃疡形状不规则，基底色深黄，周围充血范围较大，伴口干口臭，大便秘结，小便黄赤，舌红绛，苔黄腻，脉滑数。

【治法】清胃泻火。

【中成药】清胃黄连丸。

药物组成：黄连 80g，石膏 80g，桔梗 80g，甘草 40g，知母 80g，玄参 80g，地黄 80g，牡丹皮 80g，天花粉 80g，连翘 80g，栀子 200g，黄柏 200g，黄芩 200g，赤芍 80g。

剂型与规格：大蜜丸，每丸 9g。

功效与主治：清胃泻火，解毒消肿。用于肺胃火盛所致的口舌生疮，齿龈、咽喉肿痛。

用法与用量：口服。1 次 9g，1 日 2 次。

药物来源：《中华人民共和国药典》。

注意事项：①忌烟、酒及辛辣食物。②不宜在服药期间同时服用滋补性中药。③有高血压、心脏病、肝病、糖尿病、肾病等慢性病严重者应在医师指导下服用。④服药后大便次数增多且不成形者，应酌情减量。⑤孕妇慎用。儿童、哺乳期妇女、年老体弱及脾虚便溏者应在医师指导下服用。

3. 肝郁化火证

【临床表现】溃疡数目大小不一，周围黏膜充血发红，常随月周期而发作或加重，可伴有胸肋胀闷，心烦易怒，口苦咽干，失眠不寐，舌尖红或略红，苔薄黄，脉弦数。

【治法】疏肝理气。

【中成药】逍遥丸。

药物组成：柴胡100g，当归100g，白芍100g，白术100g，茯苓100g，炙甘草80g，薄荷20g。

剂型与规格：丸剂，每袋装9g。

功效与主治：疏肝健脾，养血调经。用于口腔溃疡数目大小不一，周围黏膜充血发红，全身伴肝郁脾虚所致的郁闷不舒、胸肋胀痛、头晕目眩、食欲减退等症状。

用法与用量：口服。1次6~9g，1日1~2次。

药物来源：《中华人民共和国药典》。

注意事项：①忌生冷及油腻难消化的食物。②服药期间要保持情绪乐观，切忌生气恼怒。③有高血压、心脏病、肝病、糖尿病、肾病等慢性病严重者应在医师指导下服用。④儿童、年老体弱、孕妇、哺乳期妇女及月经量多者应在医师指导下服用。

其他剂型：大蜜丸。每丸9g，口服，1次1丸，1日1~2次。

4. 阴虚火旺证

【临床表现】溃疡数目少，分散，边缘清楚，基底平坦，呈灰黄色，周围绕以狭窄红晕，有轻度灼痛，常伴有头晕目眩，五心烦热，口干咽燥，唇赤颧红，舌红，脉细数。

【治法】滋补心肾，降火敛疮。

【中成药】口炎清颗粒。

药物组成：天冬，麦冬，玄参，金银花，甘草。

剂型与规格：颗粒剂。

功效与主治：滋阴清热，解毒疗疮。用于阴虚火旺所致的口腔炎症。

用法与用量：口服。1次2袋，1日1~2次。

药物来源：《中华人民共和国药典》。

注意事项：①忌烟、酒及辛辣、油腻食物。②糖尿病患者及有高血压、心脏病、肝病、肾病等慢性病严重者应在医师指导下服用。③儿童、孕妇、哺乳期妇女、年老体弱、脾虚便溏者应在医师指导下服用。④服药3天症状无缓解，应去医院就诊。

5. 脾虚湿困证

【临床表现】溃疡数目少，面积较大，基底深凹，呈灰黄或灰白色，边缘水肿，红晕不明显，常伴头身困重，口黏不渴，食欲不振，胃脘胀满，时有便溏，舌质淡，有齿痕，苔白滑腻，脉沉缓。

【治法】健脾祛湿。

【中成药】参苓白术散。

药物组成：人参100g，茯苓100g，白术（炒）100g，山药100g，白扁豆（炒）75g，莲子50g，薏苡仁（炒）50g，砂仁50g，桔梗50g，甘草100g。

剂型与规格：散剂，每袋装9g。

功效与主治：补脾胃，益肺气。用于脾胃虚弱，食少便溏，气短咳嗽，肢倦乏力及口疮患者见以上症状者。

用法与用量：口服，1次6~9g，1日2~3次。

药物来源：《中华人民共和国药典》。

注意事项：①忌食不易消化食物。②感冒发热病人不宜服用。③有高血压、心脏病、肝病、糖尿病、肾病等慢性病严重者应在医师指导下服用。④儿童、孕妇、哺乳期妇女应在医师指导下服用。⑤服药4周症状无缓解，应去医院就诊。

6. 脾肾阳虚证

【临床表现】溃疡量少分散，表面紫暗，四周苍白，疼痛轻微，或仅在进食时疼痛，遇劳即发，可伴有面色㿠白，形寒肢冷，下利清谷，少腹冷痛，小便多，舌质淡，苔白，脉沉弱无力。

【治法】温补脾肾，引火归原。

【中成药】桂附理中丸。

药物组成：肉桂30g，附片30g，党参90g，白术（炒）90g，炮姜90g，炙甘草90g。

剂型与规格：大蜜丸，每丸9g。

功效与主治：补肾助阳，温中健脾。用于溃疡量少分散，四周苍白，疼痛轻微，全身伴有肾阳衰弱，脾胃虚寒，脘腹冷痛，四肢不温等证。

用法与用量：姜汤或温开水送服。1次1丸，1日2次。

药物来源：《中华人民共和国药典》。

注意事项：①忌食不易消化食物。②感冒发热病人不宜服用。③有高血压、心脏病、肝病、糖尿病、肾病等慢性病严重者应在医师指导下服用。④孕妇慎用，哺乳期妇女、儿童应在医师指导下服用。⑤吐泻严重者应及时去医院就诊。⑥严格按用法用量服用，本品不宜长期服用。⑦服药2周症状无缓解，应去医院就诊。

第五节 颌面部蜂窝织炎

1. 风热外袭证

【临床表现】颌面部局部红热肿痛，全身可见发热，微恶寒，舌红，苔薄白或薄黄，脉浮数。

【治法】疏风清热，解毒消肿。

【中成药】齿痛消炎灵颗粒。

药物组成：石膏200g，荆芥80g，防风80g，青皮100g，牡丹皮100g，地黄150g，青黛100g，细辛60g，白芷50g，甘草60g。

剂型与规格：颗粒剂，每袋装20g（有蔗糖）或10g（无蔗糖）。

功效与主治：疏风清热，凉血止痛。用于风热上攻所致的头痛身热、口干口臭、大便燥结、牙龈肿痛及颌面部蜂窝织炎见上述证候者。

用法与用量：开水冲服。1次1袋，1日3次。首次加倍。

药物来源：《中华人民共和国药典》。

注意事项：①忌烟、酒及辛辣、油腻食物。②虚火牙痛者不适用，其表现为牙齿隐痛，牙龈红肿不明显。③有高血压、心脏病、肝病、糖尿病、肾病等慢性病严重者应在医师指导下服用。④用药三天后症状无改善，或牙痛、牙龈肿痛加重者，应去医院就诊。⑤按照用法用量服用，小儿、年老体弱者应在医师指导下服用。⑥不宜在服药期间同时服用滋补性中成药。⑦服药同时要配合牙科治疗。

2. 脾胃积热证

【临床表现】颌面部局部红，肿，热，疼痛剧烈，呈凹陷性水肿，有波动感，张口受限，全身伴壮热，便结溲赤，舌苔黄腻，脉洪数。

【治法】清脾泻热，解毒排脓。

【中成药】牛黄解毒片。

药物组成：人工牛黄 5g，雄黄 50g，石膏 200g，大黄 200g，黄芩 150g，桔梗 100g，冰片 25g，甘草 50g。

剂型与规格：大蜜丸，每丸 3g。

功效与主治：清热解毒。用于火热内盛，咽喉肿痛，牙龈肿痛及颌面部蜂窝织炎见上述证候者。

用法与用量：口服。1 次 1 丸，1 日 2~3 次。

药物来源：《中华人民共和国药典》。

不良反应：①皮肤反应：皮肤反应主要表现为全身皮肤丘疹样斑块、瘙痒，脸部、躯干部较重。部分病例为固定性斑疹，分布在脸、颈部。如蚕豆大红斑伴瘙痒；部分病例为过敏性单状疱疹、剥脱性皮炎和慢性砷中毒、黑变病。②过敏性休克：过敏性休克主要表现为呼吸急促、胸闷、呼吸困难、面色苍白、四肢厥冷、大汗淋漓、烦躁不安、神志不清、大小便失禁、腱反射消失及呼吸停止。③消化系统反应：主要为上消化道黏膜损伤。表现为上腹饱胀不适、疼痛、恶心、呕吐，呕吐物呈咖啡色，随后便血。胃镜检查，镜下见胃黏膜充血、水肿，有糜烂面和出血点。部分病例为药物性肝病、急性黄疸及肝功能损害。④泌尿系统反应：主要为出血性膀胱炎、血尿。症状表现为腰部酸痛、尿频、尿急、血尿，小便检查潜血，部分病例伴有鼻衄，重者可引起肾实质器官的损害。⑤血液系统反应：主要为血小板减少症状和单纯红细胞再生障碍性贫血等。临床表现为鼻衄、口腔黏膜溃疡、牙龈出血，颜面、上肢、躯干皮肤出现出血点。⑥呼吸系统反应：临床表现为支气管哮喘样症状，呼吸急促、呼吸困难、胸闷、咳嗽，咳咯物为白色泡沫液，面色苍白、口唇发绀、心悸、不能平卧。⑦神经系统反应：临床表现为嗜睡、呕吐、面色发灰、气急、皮肤弹性差、肢端发凉、或呼吸困难、神志不清、四肢抽搐、神志失常，时而静坐寡言，时而语无伦次，答非所问。

注意事项：孕妇禁用。

附录一

疾病与对应中成药

三　画

干眼症

肺阴不足　养阴清肺丸（颗粒剂、糖浆剂、膏剂、口服液）

肝肾阴虚　杞菊地黄丸

气阴两虚　生脉饮

四　画

开角型青光眼

痰湿内停　五苓散（散剂、丸剂）

肝郁化火　丹栀逍遥片（水丸、蜜丸、口服液）

阴虚风动　天麻钩藤颗粒

肝肾亏虚　左归丸（水蜜丸）、复明片

中心性浆液性脉络膜视网膜病变

肝郁气滞　逍遥丸（浓缩丸、颗粒剂、合剂、散剂、口服液）

痰湿化热　茵栀黄注射液（口服液）

肝肾不足　六味地黄丸（胶囊、浓缩丸、颗粒剂、口服液、片剂）

心脾两虚　人参养荣丸（膏剂）

分泌性中耳炎

风邪外袭，痞塞耳窍　银翘解毒丸（片剂、胶囊、颗粒剂）

肝胆湿热，上蒸耳窍　龙胆泻肝丸（水丸、冲剂、片剂、口服液）

脾虚失运，湿浊困耳　参苓白术散（丸剂）

邪毒滞留，气血瘀阻　益气聪明丸

化脓性中耳炎

风热外侵　银翘解毒丸（片剂、胶囊、颗粒剂）

肝胆火盛　龙胆泻肝丸（水丸、冲剂、片剂、口服液）

脾虚湿困　托里消毒散

肾元亏损　肾阴虚（知柏地黄丸）、肾阳虚（金匮肾气丸）

贝尔面瘫

风邪阻络　牵正散

气虚血瘀　复方丹参片

化脓性鼻窦炎

肺经风热　利鼻片、千柏鼻炎片、鼻渊舒口服液、鼻炎滴剂

肝胆郁热　龙胆泻肝丸（颗粒剂、口服液、蜜丸、片剂）、鼻炎康片、藿胆鼻炎胶囊、滴通鼻炎水

脾胃湿热　藿胆丸、鼻窦炎口服液、甘露消毒丸

肺气虚寒　通窍鼻炎片、辛芩颗粒、玉屏风口服液

脾气虚弱　参苓白术散、人参健脾丸、六君子丸

牙本质过敏症

肾阴亏损　补肾固齿丸

牙周病

脾胃湿热　清火栀麦片

肾阴亏损　补肾固齿丸

气血不足　八珍丸

五　画

外耳湿疹

风热湿邪犯耳　龙胆泻肝丸

血虚生风化燥　八珍丸

外耳道疖及外耳道炎

风热邪毒外侵　清热解毒口服液（颗粒剂）

肝胆湿热上蒸　龙胆泻肝丸（水丸、冲剂、片剂、口服液）

功能性耳聋

肝郁气滞　柴胡疏肝丸

功能性失音

肝郁失音　柴胡疏肝丸、逍遥丸

心虚失音　归脾丸

六　画

衣原体性结膜炎（沙眼）

风热客睑　银翘解毒片（颗粒剂、蜜丸、合剂、浓缩丸）

热毒壅盛　三黄片　清胃黄连丸

年龄相关性黄斑变性

气血亏虚　十全大补丸（浓缩丸、片剂、颗粒剂、膏剂）

肝肾阴虚　杞菊地黄丸（蜜丸、口服液）

痰湿蕴结　二陈丸（浓缩丸、合剂）

痰瘀互结　血府逐瘀丸（胶囊、颗粒剂、口服液）

年龄相关性白内障

肝热上扰　拨云退翳丸

肝肾不足　杞菊地黄丸、明目地黄丸、复明片、石斛夜

光丸

　　脾气虚弱　四君子丸、补中益气丸、障眼明片

巩膜炎

　　火毒蕴结　一清颗粒、导赤丸

　　肺阴不足　养阴清肺丸

先天性耳前瘘管

　　禀赋缺损，复感邪毒　清热解毒口服液

　　气血耗伤，邪毒滞留　托里消毒散

耳带状疱疹

　　邪毒外袭　银翘解毒丸（片剂、胶囊、颗粒剂）

　　肝胆湿热　龙胆泻肝丸（水丸、冲剂、片剂、口服液）

耳鸣

　　风热外袭　银翘解毒丸（片剂、胶囊、颗粒剂）

　　肝火上扰　龙胆泻肝丸（水丸、冲剂、片剂、口服液）

　　痰火郁结　清气化痰丸

　　气滞血瘀　金纳多片

　　肾精亏损　耳聋左慈丸

　　气血亏虚　归脾丸

耳眩晕

　　风热外袭　桑菊感冒片（丸剂、合剂、冲剂、散剂）

　　痰浊中阻　半夏天麻丸

　　肝阳上扰　龙胆泻肝丸（水丸、冲剂、片剂、口服液）

　　寒水上泛　五苓散（丸剂）

　　髓海不足　杞菊地黄丸（口服液）

　　上气不足　归脾丸

七　画

角膜软化症

肝脾亏虚　参苓白术散（片剂、口服液、丸剂）

脾虚肝热　肥儿丸

中焦虚寒　附子理中丸

声带小结与息肉

阴虚喉窍失濡　百合固金丸、知柏地黄丸

痰湿积聚喉窍　六君子丸

肺热结聚喉窍　清气化痰丸

气血痰凝喉窍　血府逐瘀胶囊（丸）、金嗓散结丸

八　画

泡性结膜炎

肺阴不足　养阴清肺丸（颗粒剂、糖浆、膏剂、口服液）

肺脾亏虚　参苓白术散（散剂、口服液、片剂、水丸）、六君子丸

细菌性结膜炎

风热外袭　银翘解毒片（水丸、浓缩丸、颗粒剂、口服液、合剂、蜜丸、散剂、冲剂）、明目上清丸（片剂）

单纯疱疹病毒性角膜炎

风热客目　柴胡注射液、板蓝根颗粒（胶囊、注射液）

肝胆火炽　当归龙荟丸（片剂）、黄连羊肝丸

湿热犯目　龙胆泻肝丸（颗粒剂、片剂）、抗病毒口服液

阴虚夹风　知柏地黄丸

细菌性角膜炎

风热壅盛证　双黄连口服液、银黄口服液

肝胆火炽证　龙胆泻肝丸、当归龙荟丸

热盛腑实证　防风通圣丸、黄连上清丸、清热解毒口服液

视神经炎

肝经实热　龙胆泻肝丸（水丸、颗粒剂、口服液）

肝郁气滞　逍遥丸合血府逐瘀丸

阴虚火旺　知柏地黄丸（浓缩丸、颗粒剂、口服液）

气血两虚　人参养荣汤丸

视神经萎缩

肝肾不足　左归丸

气血不足　八珍丸（浓缩丸、合剂、茶剂）

肝气郁结　丹栀逍遥丸（片剂）

气血瘀滞　血府逐瘀丸（口服液、胶囊）

视网膜动脉阻塞

气血瘀阻　醒脑静注射液、麝香保心丸

痰热上壅　贝羚胶囊、礞石滚痰丸

肝阳上亢　清脑降压片

气虚血瘀　消栓通颗粒、消栓口服液

视网膜静脉阻塞

气滞血瘀　血府逐瘀丸（胶囊、颗粒剂、口服液）、复方丹参滴丸（片剂、胶囊、颗粒剂、气雾剂、注射液）

阴虚阳亢　天麻钩藤冲剂

痰瘀互结　二陈丸（浓缩丸、合剂）

心脾两虚　归脾丸（片剂、糖浆剂、合剂、膏剂、浓缩丸）

视网膜静脉周围炎

肝胆火炽　龙胆泻肝丸（浓缩丸、口服液、蜜丸、颗粒剂、片剂）

阴虚火旺　知柏地黄丸（浓缩丸、片剂、胶囊）

心脾两虚　归脾丸（片剂、糖浆剂、合剂、膏剂、浓缩丸）

视网膜脱离

脾虚湿泛　参苓白术散（丸剂、片剂、胶囊、口服液）

脉络瘀滞　血府逐瘀口服液（胶囊、颗粒剂、丸剂）

肝肾阴虚　杞菊地黄丸（蜜丸、口服液、胶囊）

视网膜色素变性

脾气虚弱　补中益气丸（浓缩丸、片剂、膏剂、合剂）

肾阳不足　金匮肾气丸（片剂、散剂、胶囊、口服液）

肝肾阴虚　明目地黄丸

视疲劳

阴血亏虚　天王补心丹

肝肾不足　杞菊地黄丸

变应性鼻炎

肺气虚弱，感受风寒　辛芩颗粒（冲剂）、通窍鼻炎片、玉屏风口服液、滴通鼻炎水

脾气虚弱，清阳不升　参芪片（糖浆剂）、补中益气丸（水丸、口服液、合剂）、六君子丸

肾阳不足，温煦失职　桂附地黄丸（胶囊）、龟鹿补肾丸（胶囊）、健脾益肾颗粒

肺经伏热，上犯鼻窍　辛夷鼻炎丸、鼻炎康片、藿胆鼻炎胶囊、滴通鼻炎水

九　画

急性泪囊炎

风热上攻　银翘解毒片（水丸、浓缩丸、颗粒剂、口服液、合剂、蜜丸、散剂、冲剂）、京制牛黄解毒片、牛黄上清胶囊（片剂、蜜丸）热毒炽盛　清热解毒颗粒、黄连清胃丸、一清胶囊（颗粒剂）

正虚邪留　生肌八宝散、生肌散

急性闭角型青光眼

肝火炽盛　当归龙荟丸、泻青丸

痰火郁结　礞石滚痰丸（片剂）

肝郁气滞　加味逍遥丸（片剂、口服液）

玻璃体混浊

肝肾亏损　明目地黄丸（浓缩丸）、首乌丸气血亏虚　八珍丸（胶囊、颗粒剂、膏剂、合剂）、十全大补丸（口服液、膏剂、酒剂、颗粒剂）

气滞血瘀　血府逐瘀口服液、复方丹参片、血塞通注射液

急性鼻炎

风寒犯鼻　感冒软胶囊、通宣理肺丸、感冒清热颗粒、滴通鼻炎水

风热犯鼻　鼻炎片、千柏鼻炎片、鼻渊舒口服液、鼻炎滴剂

急性咽炎

风热犯咽　银翘解毒片、银翘散、桑菊感冒片、疏风散热胶囊、银柴颗粒。

风寒犯咽　风寒感冒颗粒（冲剂）、解热感冒片、荆防颗粒（冲剂）

肺胃热盛，上攻咽喉　黄连上清丸、利咽解毒颗粒（含糖型）、双黄连口服液（冲剂、片剂、咀嚼片、含片）

急性扁桃体炎

风热外袭，肺经有热　银黄口服液、银蒲解毒片、板蓝根颗粒（冲剂）、羚翘解毒丸

邪热传里，肺胃热盛　黄连上清丸、牛黄上清丸、喉痛灵片、西瓜霜、六神丸

咽异感症

肝郁气滞　越鞠丸

痰气互结 逍遥丸、金嗓散结丸

急性会厌炎

外邪侵袭 清咽滴丸、银翘散

热毒壅盛 六神丸、牛黄解毒片

气阴耗损，余邪未清 生脉饮口服液、六神丸

急性喉炎

风寒袭肺 风寒感冒颗粒、解热感冒片、荆防颗粒

风热犯肺 疏风散热胶囊、银翘散、清咽丸（清音丸）

痰热壅肺 十味龙胆花、急支糖浆、牛黄解毒片（丸）

过度用声，喉窍受损 黄氏响声丸、血府逐瘀胶囊、金嗓散结丸

复发性口疮

心火上炎 导赤丸

胃肠积热 清胃黄连丸

肝郁化火 逍遥丸

阴虚火旺 口炎清颗粒

脾虚湿困 参苓白术散

脾肾阳虚 桂附理中丸

十 画

真菌性角膜炎

湿重于热 四妙丸

热重于湿 龙胆泻肝丸

病毒性睑皮炎

脾经风热 黄连清胃丸、牛黄上清胶囊（片剂、蜜丸）、牛黄清胃丸

风火上攻 清火解毒丸、防风通圣丸（蜜丸、浓缩丸）、连翘败毒丸（片剂、膏剂）

风湿热毒　湿毒清胶囊、拨云锭

肝脾毒热　龙胆泻肝颗粒（口服液、片剂、蜜丸、水丸、浓缩丸）、一清胶囊（颗粒剂）

病毒性结膜炎

初感疠气　银翘解毒片（水丸、浓缩丸、颗粒剂、口服液、合剂、蜜丸、散剂、冲剂）、桑菊银翘散

热毒炽盛　一清胶囊（颗粒剂）、清开灵颗粒（胶囊）、抗病毒胶囊（口服液）

疫热伤络　抗病毒胶囊（口服液）、清解冲剂（颗粒剂、片剂）、清火解毒丸

弱视

禀赋不足　杞菊地黄丸

脾胃虚弱　参苓白术丸

根尖周炎

风热外袭　银翘解毒丸

热结阳明　清胃黄连丸

气血不足　十全大补丸

十一画

眼球钝挫伤

撞击络伤　十灰散、血府逐瘀丸（胶囊、口服液）

血瘀气滞　血府逐瘀丸（胶囊、口服液）

眼化学伤　黄连解毒丸合犀角地黄丸

麻痹性斜视

风邪中络　再造丸

风痰阻络　半夏天麻丸

脉络瘀阻　血府逐瘀丸（胶囊、口服液）

萎缩性鼻炎

燥热犯肺　秋燥感冒颗粒、养阴清肺膏（糖浆剂、口服液、丸剂）

肺肾阴虚　百合固金丸（蜜丸、口服液）、二冬膏、六味地黄丸（颗粒剂、浓缩丸、胶囊）

脾气虚弱　补中益气丸（水丸、口服液、合剂）、人参健脾丸（片剂）

十二画

睑腺炎

风热外袭　银翘解毒片（水丸、浓缩丸、颗粒剂、口服液、合剂、蜜丸、散剂、冲剂）、桑菊银翘散热毒上攻　清热解毒颗粒、牛黄解毒丸（片剂、水丸）脾虚夹实　健脾八珍膏、参苓白术胶囊（颗粒剂、口服液、散剂、片剂、水丸）、参苓健脾丸

睑缘炎

风热偏重　明目上清丸、牛黄上清胶囊（片剂、蜜丸）、白敬宇眼药

湿热偏重　一清胶囊（颗粒剂）、白敬宇眼药、马应龙八宝眼膏

心火上炎　清心牛黄片、导赤丸、白敬宇眼药

葡萄膜炎

肝经风热　清热解毒口服液（口服液）

肝胆火炽　龙胆泻肝丸（浓缩丸、口服液、蜜丸、片剂、颗粒剂）

风湿夹热　茵栀黄注射液（口服液）

虚火上炎　知柏地黄丸（浓缩丸、胶囊、片剂）

颌面部蜂窝织炎

风热外袭　齿痛消炎灵颗粒

脾胃积热　牛黄解毒片

十三画

溢泪

肝血不足，外感风邪　复方石斛片

气血不足，收摄失司　当归养血丸、参归养血口服液、归脾片（膏剂、合剂、蜜丸、浓缩丸、口服液）

肝肾两虚，约束无权　杞菊地黄胶囊（蜜丸、片剂、口服液）、明目地黄丸（蜜丸）复明片、明目羊肝丸

十四画

鼻前庭疖

邪毒外袭，火毒上攻　牛黄上清胶囊（丸）、黄连上清丸、牛黄解毒片（丸）、紫金锭

火毒炽盛，内陷营血　芩连片、清开灵注射液（口服液）

鼻前庭炎

肺经蕴热，邪毒外袭　防风通圣丸、银翘解毒丸（片剂、颗粒剂、胶囊）

鼻前庭湿疹

脾胃失调，湿热郁蒸　萆薢分清丸

阴虚血燥，鼻窍失养　养阴清肺膏（糖浆、口服液）

慢性鼻炎

肺经郁热，邪壅鼻窍　鼻炎康片、辛芳鼻炎胶囊、辛夷鼻炎丸　鼻炎滴剂

肺脾气虚，邪滞鼻窍　通窍鼻炎片、香菊胶囊、参苓白术散、滴通鼻炎水

邪毒久留，血瘀鼻窍　元胡止痛片（软胶囊、颗粒剂、口服液、滴丸）、血府逐瘀丸（胶囊、口服液）

鼻出血

肺经风热　桑菊感冒片（颗粒剂、合剂）、羚羊清肺丸、断血流片（颗粒剂、胶囊）、景天三七糖浆

胃热炽盛　清胃黄连丸（水蜜丸、片剂）、清火栀麦片（胶囊）、四红丹

肝火上逆　龙胆泻肝丸（颗粒剂、口服液、大蜜丸、片剂）、清热地黄丸、荷叶丸、裸花紫珠片

心火亢盛　一清颗粒、万氏牛黄清心丸（浓缩丸）、景天三七糖浆、荷叶丸

肝肾阴虚　知柏地黄丸（浓缩丸）、归芍地黄丸、二至丸、血美安胶囊、荷叶丸

脾不统血　归脾丸（浓缩丸、合剂）、益气止血颗粒、三七片

慢性咽炎

肺肾阴虚，虚火上炎　养阴清肺膏（丸剂、糖浆剂、口服液）、六味地黄丸、知柏地黄丸、百合固金丸（口服液）、杞菊地黄丸（水蜜丸、大蜜丸、浓缩丸、口服液、片剂、胶囊）

脾胃虚弱，咽喉失养　补中益气丸（水丸）

脾肾阳虚，咽失温煦　附子理中丸、桂附地黄丸（大蜜丸）

痰凝血瘀，结聚咽喉　四物合剂、二陈丸、血府逐瘀胶囊（丸）

慢性扁桃体炎

肺肾阴虚，虚火上炎　养阴清肺膏（丸剂、糖浆剂、口服液）、六味地黄丸、知柏地黄丸、百合固金丸（口服液）、杞菊地黄丸（水蜜丸、大蜜丸、浓缩丸、口服液、片剂、胶囊）

脾胃虚弱，喉核失养　六君子丸、参苓白术散

痰瘀互结，凝聚喉核四物合剂、二陈丸、血府逐瘀胶囊（丸）

鼻咽炎

风热侵袭颃颡　银翘解毒片（颗粒剂、合剂、丸剂、浓缩丸）、银翘散

肺胃热壅颃颡　利咽解毒颗粒、牛黄上清丸、双黄连口服液（颗粒剂、片剂、咀嚼片、气雾剂、含片）、六神丸

肺肾阴虚　养阴清肺膏、知柏地黄丸

鼻咽癌

一、放疗、化疗前

气血凝结　丹栀逍遥丸、平消胶囊

痰浊结聚　清气化痰丸

火毒困结　鼻咽清毒颗粒、柴胡疏肝丸

二、放疗、化疗后

肺胃阴虚　养阴清肺膏（丸剂、糖浆剂、口服液）、贞芪扶正胶囊

气血亏损　归脾丸、十全大补丸、螺旋藻胶囊

脾胃失调　香砂六君子丸

肾精亏损　六味地黄丸

慢性喉炎

肺肾阴虚　百合固金丸（口服液）、知柏地黄丸、金果饮

肺脾气虚　补中益气丸、参苓白术散（胶囊）、十全大补丸

血瘀痰凝　血府逐瘀胶囊、六君子丸、金嗓散结丸

十六画

糖尿病性视网膜病变

阴虚燥热　玉泉丸（浓缩丸、胶囊、冲剂、散剂）

气阴两虚　生脉饮（胶囊、注射液、泡茶剂）

脾肾阳虚　肾气丸（片剂、散剂、口服液、胶囊）

瘀血内阻　血府逐瘀丸（胶囊、颗粒剂、口服液）、复方丹参滴丸（片剂、胶囊、颗粒剂、注射液、气雾剂）

痰瘀互结　二陈丸（浓缩丸、合剂）

龋病

胃火上炎　牙痛一粒丸

肾阴亏损　六味地黄丸

附录二

中成药名汉语拼音索引

B

G

H

J

主要参考文献

1. 陈奇. 中成药名方药理与临床. 北京：人民卫生出版社.

2. 朱圣和，陈建裕. 中成药商品学. 北京：人民卫生出版社.

3. 李锦开，梅全喜，董玉珍. 现代中成药手册. 北京：中国中医药出版社.

4. 金世元. 中成药的合理使用. 北京：人民卫生出版社.

5. 李飞. 中医药学高级丛书·方剂学（上、下册）. 北京：人民卫生出版社.

6. 丁淑华，席淑新. 五官科护理学. 北京：中国中医药出版社.

7. 张家铨. 西医临床中成药手册. 北京：人民军医出版社.

8. 丁淑华. 中医五官科学. 北京：中国中医药出版社.

9. 段俊国. 中西医结合眼科学. 北京：中国中医药出版社.

10. 曾庆华. 中医眼科学. 第 2 版，北京：中国中医药出版社.

11. 邹节明，张家铨. 中成药的药理与应用. 上海：复旦大学出版社.

12. 张家铨. 西医临床中成药手册. 北京：人民卫生出版社.

13. 任德权. 临床实用中成药. 北京：人民卫生出版社.

14. 季宇彬. 复方中药药理与应用. 北京：中国医药科技出版社.

15. 程兆胜、王坤根. 现代中成药. 南昌：江西科学技术出版社.

16. 刘德仪. 中药成药学. 天津：天津科学技术出版社.

17. 高学敏、李庆业. 实用中成药学. 北京：中国科学技术出版社.

18. 王丽霞. 中成药安全应用手册. 北京：化学工业出版社.

19. 任德权. 临床实用中成药. 北京：人民卫生出版社.

20. 季绍良、陈易新. 临床常用方药应用鉴别·中成药分册. 北京：

人民卫生出版社.

21. 王士贞. 中医耳鼻咽喉科学. 北京：中国中医药出版社.

22. 李锦开. 现代中成药手册. 北京：中国中医药出版社.

23. 任华益，药品名称用途用法用量速查手册. 北京：科学技术文献出版社.

24. 陈奇，中成药名方药理与临床. 北京：人民卫生出版社.

25. 徐治鸿. 实用中医口腔病学. 天津：天津科技翻译出版公司.